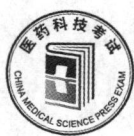

2024 国家执业药师职业资格考试
冲刺卷

药学专业知识（二）

主 编 齐赤虹

中国健康传媒集团
中国医药科技出版社

目 录
CONTENTS

冲刺卷一

一、最佳选择题（共 40 题，每题 1 分，每题的备选项中，只有 1 个最符合题意）

1. 下列有关水合氯醛的描述，正确的是
   A. 对消化道无刺激性，大剂量用药可抑制心律收缩力
   B. 口服吸收慢
   C. 长期用药可产生依赖性及耐受性
   D. 催眠作用温和，无抗惊厥作用
   E. 有后遗作用与蓄积性

2. 与 GABA 受体结合，延长氯离子通道开放时间的抗癫痫药物为
   A. 地西泮   B. 加巴喷丁
   C. 苯妥英钠   D. 乙琥胺
   E. 苯巴比妥

3. 属于去甲肾上腺素能及特异性 5-HT 能抗抑郁药的是
   A. 氟西汀   B. 舍曲林
   C. 西酞普兰   D. 米氮平
   E. 艾司西酞普兰

4. 存在脑保护作用，对缺血性脑血管病起到一定的改善作用，为我国自主研究的一类新药是
   A. 依达拉奉   B. 米氮平
   C. 氟西汀   D. 阿米替林
   E. 帕罗西汀

5. 具有较强的 α 受体拮抗作用和血管扩张作用，治疗缺血性脑血管病的药物是
   A. 尼麦角林   B. 丁苯酞
   C. 倍他司汀   D. 舍曲林
   E. 氟西汀

6. 阿片类镇痛药可致生理或心理依赖性，突然停药可出现戒断症状。本类药中较难成瘾的是
   A. 喷他左辛   B. 布托啡诺
   C. 吗啡   D. 芬太尼
   E. 可待因

7. 为 DA 的前体物质，本身并无药理活性，帕金森病对症治疗最有效的药物是
   A. 恩他卡朋   B. 苯海索
   C. 左旋多巴   D. 司来吉兰
   E. 金刚烷胺

8. 丙磺舒的作用机制是
   A. 抑制近端肾小管对尿酸盐的重吸收，降低血尿酸，增加尿酸水平
   B. 抑制黄嘌呤氧化酶，减少尿酸生成
   C. 抑制粒细胞浸润和白细胞趋化
   D. 抑制磷脂酶 A_2，减少单核细胞和中性白细胞释放前列腺素和白三烯
   E. 促进尿酸形成结晶后沉积在关节及其他组织内

9. 需每日使用并长时间维持应用，属于控制症状类平喘药物的是
   A. 短效口服 β_2 受体激动剂
   B. 缓释茶碱
   C. 短效茶碱
   D. 吸入性抗胆碱能药物
   E. 色甘酸钠

10. 应用高剂量 β_2 肾上腺素受体激动剂，应告诫患者哪种不良反应有造成心律不齐的可能
    A. 低钠血症   B. 低钙血症
    C. 低磷血症   D. 低氯血症
    E. 低钾血症

11. 枸橼酸铋钾的药理作用不包括
    A. 碱性环境中形成弥散性的保护层覆盖于溃疡面
    B. 阻止胃酸、酶及食物对溃疡的侵袭
    C. 促进黏膜释放前列腺素，保护胃黏膜
    D. 对幽门螺杆菌具有杀灭作用
    E. 在肾脏中与铋金属结合蛋白结合，因此铋剂有一定的肾毒性

12. 为人工合成的罂粟碱衍生物，只有针对胆道和泌尿系统平滑肌痉挛的适应证，无心血管痉挛方面适应证的药物是
    A. 屈他维林
    B. 东莨菪碱
    C. 匹维溴铵
    D. 曲美布汀
    E. 消旋卡多曲

13. 关于消化道促分泌药治疗便秘的说法，错误的是
    A. 鲁比前列酮是前列腺素 E_1 衍生物
    B. 可选择性激活位于肠上皮细胞顶膜的 2 型氯离子通道
    C. 作用机制为刺激肠液分泌，增加粪便含水量以软化疏松粪便
    D. 加快排便频率，改变粪便性状，减轻排便费力感
    E. 利那洛肽可用于妊娠期及哺乳期妇女

14. 作用强而迅速，目前不主张老年患者长期服用，建议仅作为补救措施，短期或间断性使用的泻药是
    A. 刺激性泻药
    B. 渗透性泻药
    C. 容积性泻药
    D. 润滑性泻药
    E. 微生态制剂

15. 降低交感神经效应，减慢窦性节律，减慢房室传导，抗心律失常的药物是
    A. β 受体拮抗剂
    B. 呋塞米
    C. 多巴胺
    D. 米力农
    E. 毒毛花苷 K

16. 关于 ACEI 的药物代谢动力学特点，错误的是
    A. 多数 ACEI 可每日给药 1 次
    B. 许多 ACEI 是含酯的前药，口服生物利用度高
    C. 多数 ACEI 的起效时间在 1h，作用时间可以维持 24h
    D. 大部分 ACEI 及其代谢产物主要经肾排泄
    E. 卡托普利的半衰期较短，需一日给药 3 ~ 4 次

17. 下列哪个不是硝酸酯类药物的作用特点
    A. 为心绞痛急性发作的首选药
    B. 舌下含服生物利用度可达 80%
    C. 用药期间禁与西地那非等 5 - 型磷酸二酯酶抑制剂联合使用
    D. 舒张血管可减少心肌膜下区域血液供应
    E. 舒张血管可引起搏动性头痛

18. 他汀类药物调血脂的作用机制是
    A. 抗氧化
    B. 在肠道与胆汁酸结合，减少食物中脂类的吸收
    C. 抑制 HMG - CoA 还原酶，减少内源性胆固醇的合成
    D. 胆固醇吸收抑制剂，有效减少肠内外源性胆固醇吸收
    E. 增强脂蛋白酶活性，加速脂蛋白分解

19. 不属于强心苷作用特点的是
    A. 用于心力衰竭的主要治疗获益是减轻症状和改善心功能
    B. 适用于心力衰竭伴有心室率加快的心房颤动患者
    C. 胃肠道反应是强心苷中毒最常见的早期症状
    D. 血清地高辛的浓度为 0.5 ~ 1.0ng/ml

是相对安全的

E. 可以凭药物浓度来判定是否中毒

20. 沙库巴曲缬沙坦中的沙库巴曲属于
    A. 肾素抑制剂
    B. β 受体拮抗剂
    C. 血管紧张素 I 转换酶抑制剂
    D. 脑啡肽酶抑制剂
    E. $Na^+ - K^+$ ATP 酶抑制剂

21. 关于维生素 K 拮抗剂的作用特点，不正确的是
    A. 可使凝血因子合成减少，对已生成的凝血因子无抑制作用
    B. 醋硝香豆素口服吸收迅速而完全，是双香豆素类抗凝效力最强的
    C. R - 华法林的抗凝作用约是 S - 华法林的 5 倍
    D. 华法林钠口服生物利用度 >90%，白蛋白结合率高
    E. 华法林钠严重出血可静脉注射维生素 K 10～20mg

22. 下列药物作用特点错误的是
    A. 华法林有致畸性
    B. 低分子肝素不会通过胎盘
    C. 普通肝素不会在乳汁中积聚
    D. 低分子肝素主要通过抗凝血因子 X a 发挥作用
    E. 肝素为妊娠期首选的抗凝药

23. 伊达赛珠单抗可用于解救哪个抗凝血药过量的出血
    A. 替罗非班   B. 华法林
    C. 普通肝素   D. 达比加群酯
    E. 阿司匹林

24. 对各种因素诱发的血小板聚集有可逆的抑制作用，目前最强的抗血小板的药物是
    A. 阿司匹林   B. 替罗非班
    C. 双嘧达莫   D. 西洛他唑

E. 噻氯匹定

25. 以下抗出血药的作用特点，不正确的是
    A. 口服维生素 K_1 由胃肠道经小肠淋巴管吸收
    B. 甲型血友病替代治疗应增加血浆因子Ⅷ水平
    C. 酚磺乙胺主要通过降低毛细血管壁的通透性，使毛细血管收缩，促进血小板释放凝血活性物质
    D. 艾曲泊帕乙醇胺是一种口服的、小分子血小板生成素受体抑制剂
    E. 蛇毒血凝酶可促进纤维蛋白原转化为纤维蛋白，而发挥止血作用

26. 留钾利尿剂作用最强的是
    A. 阿米洛利   B. 氨苯蝶啶
    C. 螺内酯   D. 坎利酮
    E. 依普黄酮

27. 对磺胺类药物有严重过敏史的患者可选择的利尿剂是
    A. 布美他尼   B. 依他尼酸
    C. 呋塞米   D. 托拉塞米
    E. 吲达帕胺

28. 生长激素的药理作用不包括
    A. 可用于内源性生长激素缺乏引起的生长迟缓
    B. 可用于高蛋白血症的治疗
    C. 能加速伤口愈合
    D. 禁用于骨骺已闭合的儿童
    E. 增加抗感染能力

29. 关于左甲状腺素的作用，描述错误的是
    A. 作用较慢而持久，服药后 1 个月疗效明显
    B. 每日口服 1 次，不必分次服
    C. 可能出现心动过速、心悸、心律不齐、心绞痛

D. 治疗非毒性的甲状腺肿

E. 哺乳期妇女及婴儿禁用

30. 用于绝经后及老年痛性骨质疏松症，应将其使用时间限制在 6 个月以内的药物是

A. 阿仑膦酸钠　　B. 降钙素

C. 帕米膦酸二钠　D. 雷洛昔芬

E. 唑来膦酸

31. 关于青霉素作用特点的描述，不正确的是

A. 对繁殖期细菌作用明显，对静止期细菌影响较小

B. 当血药浓度增加至 4 ~ 5 倍 MIC 时，继续增加药物浓度并不增加抗菌活性

C. 当%T > MIC 达到 40% ~ 50%，可显示满意的杀菌效果

D. 给药方法一般为每隔 6h 给药 1 次

E. 在高渗环境中虽致细菌细胞壁损伤，仍可生存，具致病力

32. 关于碳青霉烯的作用特点，描述错误的是

A. 亚胺培南有中枢神经不良反应，不适用于脑膜炎的治疗

B. 亚胺培南更不宜用于预防用药

C. 亚胺培南适用于治疗社区获得性感染

D. 厄他培南的抗菌谱比亚胺培南或美罗培南窄，在脑脊液中浓度低，不推荐用于中枢神经系统感染

E. β - 内酰胺酶高度稳定，与青霉素和头孢无交叉耐药性

33. 关于万古霉素，描述错误的是

A. 可用于耐青霉素的金黄色葡萄球菌引起的严重感染

B. 肾功能不全者无需调整剂量

C. 作用机制是阻碍细菌细胞壁的合成

D. 属于快速杀菌药

E. 用苯海拉明和减慢滴注速度可避免红人综合征的发生

34. 可用于妊娠期间首次诊断慢性乙肝患者和大于 12 岁慢性乙肝儿童患者的药物是

A. 聚乙二醇干扰素 α2a

B. 奥司他韦

C. 替诺夫韦酯

D. 索磷布韦

E. 利巴韦林

35. 为抗利什曼原虫药，可用于黑热病病因治疗的药物是

A. 葡萄糖酸锑钠　B. 奥硝唑

C. 替硝唑　　　　D. 甲硝唑

E. 氯硝柳胺

36. 化疗指数较高，为小细胞肺癌首选的治疗药物是

A. 伊立替康　　　B. 依托泊苷

C. 羟喜树碱　　　D. 多柔比星

E. 顺铂

37. 不属于 PDE - 5 抑制剂作用特点的是

A. 是目前治疗勃起功能障碍最常用的药物

B. 治疗勃起功能障碍、肺动脉高压症

C. 西地那非禁用于正在使用硝酸酯类的男性

D. 与 α₁ 受体拮抗剂合用，原则上可增加发生低血压的风险，但他达拉非与坦洛新（0.4mg/d）合用例外

E. 可致视觉障碍和眼症状，蓝绿色分辨不清，光感增强，多见于使用他达拉非或伐地那非的患者

38. 玻璃酸钠滴眼液的作用特点，错误的是

A. 广泛存在于动物和人体内的生理

活性物质

B. 是由 N – 乙酰氨基葡萄糖和葡糖醛酸组成的高分子黏多糖

C. 无毒，无色，抗原性低，不引起炎症反应

D. 替代泪液，促进角膜上皮细胞再生

E. 滴入结膜囊，一次 1~2 滴，一日 4~6 次

39. 过氧苯甲酰的用药注意事项不包括

A. 若出现严重刺激反应应立即停药，症状消退后可重新恢复治疗

B. 本品不得用于眼睛周围或黏膜处

C. 本品能漂白毛发，不宜用在有毛发的部位

D. 不宜用于皮肤皱褶部位

E. 用药期间用药部位应配合一定光照，提高皮肤的光敏反应

40. 下列哪个不是皮肤抗真菌药的作用机制

A. 直接作用于真菌细胞膜，破坏细胞膜脂质结构及功能

B. 影响真菌细胞膜麦角甾醇的生物合成，使真菌细胞膜的通透性发生改变，使细胞重要内容物漏失

C. 干扰真菌的核酸合成及功能

D. 可兴奋氧化酶和过氧化酶的活性，导致过氧化氢在细胞内过度聚积，引起真菌亚细胞结构变性和细胞坏死

E. 作用于真菌细胞壁，影响细胞壁功能

二、配伍选择题（共 60 题，每题 1 分。题目分为若干组，每组题目对应同一组备选项，备选项可重复选用，也可不选用。每题只有 1 个最符合题意）

[41 – 42]

A. 金诺芬　　　　B. 对乙酰氨基酚

C. 柳氮磺吡啶　　D. 双氯芬酸

E. 双醋瑞因

41. 儿童发热安全有效，2 个月以上婴幼儿可使用的解热镇痛药物是

42. 起效迅速，可用于痛经及拔牙后止痛的药物是

[43 – 47]

A. 奥美拉唑　　　　B. 西咪替丁

C. 普芦卡必利　　　D. 伏诺拉生

E. 地芬诺酯

43. 属于钾竞争性酸阻滞剂的药物是

44. 属于质子泵抑制剂的药物是

45. 属于 H_2 受体拮抗剂的药物是

46. 属于 5 – HT_4 受体激动剂的药物是

47. 属于阿片受体激动剂的药物是

[48 – 52]

A. 地尔硫䓬　　　　B. 索他洛尔

C. 普鲁卡因胺　　　D. 尼可地尔

E. 胺碘酮

48. 延长动作电位时程，用于室上性、室性心律失常的 β 受体拮抗剂是

49. 属于钾通道开放的抗心律失常药物是

50. 属于 I a 类适度阻滞钠通道，长期使用可致狼疮样综合征的抗心律失常药物是

51. 主要副作用为甲状腺改变的抗心律失常药物是

52. 选择性地作用于 L – 型钙通道，减低窦房结自律性从而减慢心率的药物是

[53 – 55]

A. 维生素 K　　　　B. 鱼精蛋白

C. 氨基己酸　　　　D. 达比加群酯

E. 阿替普酶

53. 华法林用药过量引起出血可对抗的药物是

54. 肝素用药过量引起出血可对抗的药物是

55. 链激酶过量引起出血可对抗的药物是

[56－58]
　　A. 乙酰唑胺　　　B. 特拉唑嗪
　　C. 甘露醇　　　　D. 螺内酯
　　E. 非那雄胺

56. 静脉给药后可提高血浆渗透压，具有减轻组织水肿，降低眼内压、颅内压作用的药物是

57. α₁受体拮抗剂，用于治疗良性前列腺增生症改善下尿路症状时易引起直立性低血压的药物是

58. 5α还原酶抑制剂，常见性欲减退、阳痿等不良反应的药物是

[59－62]
　　A. 联合应用
　　B. 大剂量冲击疗法
　　C. 一般剂量长期疗法
　　D. 小剂量替代疗法
　　E. 不宜选用

59. 糖皮质激素对于严重中毒性感染及各种休克应

60. 糖皮质激素对于结缔组织病、肾病综合征、顽固性支气管哮喘、中心视网膜炎、各种恶性淋巴瘤、淋巴细胞白血病等应

61. 糖皮质激素对于原发性肾上腺皮质功能不全时应

62. 糖皮质激素对一般感染应

[63－65]
　　A. 卡比马唑片
　　B. 复方碘口服液
　　C. 甲巯咪唑片
　　D. 左甲状腺素片
　　E. 丙硫氧嘧啶片

63. 可引起胰岛素自身免疫综合征的药物是

64. 可引起中性粒细胞胞浆抗体相关性血管炎的药物是

65. 可引起甲状腺功能亢进、甲状腺肿大的药物是

[66－69]
　　A. 罗格列酮　　　B. 格列吡嗪
　　C. 西格列汀　　　D. 二甲双胍
　　E. 阿卡波糖

66. 在小肠上部通过竞争性抑制α-葡萄糖苷酶的活性而减慢淀粉等多糖分解为单糖，延缓单糖吸收，降低餐后血糖的药物是

67. 作用于肠道，抑制肠壁细胞摄取葡萄糖，提高胰高血糖素样肽-1（GLP-1）水平的药物是

68. 激活PPAR-γ受体，可降血糖，尤其适用于胰岛素抵抗者的药物是

69. 可使胰岛素分泌增加，胰高血糖素分泌减少，中效、稳定地降低糖化血红蛋白的药物是

[70－74]
　　A. 庆大霉素　　　B. 阿奇霉素
　　C. 多黏菌素　　　D. 环丙沙星
　　E. 利福平

70. 可与核糖体50S亚单位结合，阻断肽链延伸过程，终止细菌蛋白质合成的药物是

71. 可抑制蛋白质合成全过程，具繁殖期和静止期杀菌作用的药物是

72. 可干扰细菌DNA回旋酶或拓扑异构酶Ⅳ，影响细菌DNA合成的药物是

73. 抑制敏感菌DNA依赖性RNA多聚酶，阻碍mRNA合成的药物是

74. 可致细胞膜通透性增加，细菌膨胀、溶解死亡的药物是

[75－79]
　　A. 美罗培南　　　B. 链霉素
　　C. 红霉素　　　　D. 利奈唑胺
　　E. 四环素

75. 与丙戊酸钠合用时，可促使丙戊酸钠代谢，导致其血药浓度降低至有效浓度以下的药物是

76. 碱性环境可增强其抗菌活性的药物是

77. 广泛分布于除脑组织和脑脊液外的各种组织和体液中的药物是

78. 具有轻度可逆的、非选择性的单胺氧化酶抑制剂作用的药物是

79. 能与多种金属离子形成不溶性螯合物，引起牙釉质变黄，且有致畸作用的药物是

[80 – 81]

    A. 特比萘芬

    B. 复方磺胺甲噁唑

    C. 卡泊芬净

    D. 头孢美唑

    E. 依立替康

80. 对大多数超广谱 β – 内酰胺酶稳定，且对厌氧菌具有抗菌活性的药物是

81. 目前治疗肺孢子菌病首选的药物是

[82 – 85]

    A. 甲苯咪唑　　　B. 吡喹酮

    C. 乙胺嘧啶　　　D. 三苯双脒

    E. 双碘喹啉

82. 对肠内阿米巴、无症状的肠阿米巴（带包囊状态），首选的药物是

83. 广谱肠道驱虫药，用于治疗钩虫（尤其是美洲钩虫）、蛔虫感染的药物是

84. 治疗蛔虫病、蛲虫病、钩虫病和鞭虫病的首选药是

85. 广泛用于各种血吸虫病的治疗，还能用于绦虫病的药物是

[86 – 89]

    A. 长春新碱　　　B. 顺铂

    C. 西安昔单抗　　D. 甲氨蝶呤

    E. 来曲唑

86. 典型不良反应为恶心、呕吐、肾毒性和耳毒性，骨髓功能抑制相对较轻，常用于非小细胞肺癌等实体瘤的药物是

87. 静注后常见骨髓抑制、神经毒性、消化道反应、脱发以及注射局部刺激等不良反应，对外周神经系统毒性较大的药物是

88. 与糖皮质激素长期合用可引起膀胱移行细胞癌的药物是

89. 80% 可引起皮肤反应，15% 症状严重，主要表现为粉刺样皮疹，其次为指甲病的药物是

[90 – 91]

    A. 麻黄碱　　　　B. 羟甲唑啉

    C. 色甘酸钠　　　D. 塞曲司特

    E. 西地碘

90. 属于肥大细胞膜稳定剂的药物是

91. 属于血栓素 A_2 受体拮抗剂的药物是

[92 – 96]

    A. 复方氨基酸注射液 9AA

    B. 肠内营养粉剂

    C. 二磷酸果糖

    D. 乳酸钠

    E. 肠内营养乳剂

92. 用于心肌缺血缺氧性疾病急救的药物是

93. 静脉滴注用于代谢性酸中毒，碱化体液或尿液的药物是

94. 贮存于阴凉、干燥处，一旦打开，应该在 3 周内用完的药物是

95. 为咀嚼和吞咽障碍糖尿病患者提供全部肠内营养的药物是

96. 可用于急性、慢性肾功能不全患者肠外营养支持的药物是

[97 – 98]

    A. 戈那瑞林　　　B. 溴隐亭

    C. 米非司酮　　　D. 醋酸棉酚

    E. 利托君

97. 属于多巴胺受体激动剂，可用于产后退乳、防治溢乳症，还能治疗帕金森病的药物是

98. 属于促性腺激素释放激素类似物，可影响垂体功能，可用于治疗垂体肿瘤、垂体器官损伤的药物是

[99－100]

　　A. 过氧苯甲酰　　B. 林旦
　　C. 异维A酸　　　D. 丙酸氯倍他索
　　E. 阿达帕林

99. 家庭成员、集体宿舍成员密切接触者应同时接受治疗的药物是

100. 外用可直接使血管收缩，减轻组织水肿，长期大面积外用可发生库欣综合征的药物是

三、综合分析选择题（共10题，每题1分，题目分若干组，每组题目基同一个临床情景、病例、实例或案例背景信息遂题展开，每题的备选项中，只有1个最符合题意）

[101－103]

　　患儿，男，7岁，体重22kg，以咳嗽、发热2天门诊治疗，临床诊断为"急性支气管炎"，溴己新口服治疗。第三天发热，咳嗽症状加重，再次去医院就诊，经CT检查诊断为"大叶性肺炎"，住院治疗。治疗用药：吸入用硫酸沙丁胺醇、盐酸氨溴索、异丙托溴胺、布地奈德，注射用阿莫西林克拉维酸钾、热毒宁注射液。

101. 溴己新、氨溴索的作用特点不包括

　　A. 同为黏痰溶解药
　　B. 可分解黏蛋白、糖蛋白多肽链上二硫键，使分子变小
　　C. 可分解痰液中的黏性成分，使黏痰液化，易于咳出
　　D. 氨溴索的祛痰作用比溴己新强
　　E. 溴己新口服吸收迅速、完全，1小时起效，作用持续6～8小时
　　R. 氨溴索雾化吸入1小时起效，作用持续3～6小时

102. 异丙托溴胺的作用特点为

　　A. 中枢镇咳药，可与祛痰药合用
　　B. 为阿托品衍生物，选择性拮抗迷走神经的M_3受体

　　C. 为黄嘌呤类药，具有松弛气道平滑肌作用
　　D. 为H_1受体拮抗剂，可抑制组胺诱导的气道高反应性
　　E. 为β_2受体激动剂

103. 布地奈德的用药注意事项，错误的是

　　A. 布地奈德属于中效肾上腺糖皮质激素
　　B. 吸入给药患者可能引起口腔、咽喉部的白假丝酵母菌感染，表现为声音嘶哑、咽部不适
　　C. 吸药后立即用水漱口及局部应用抗霉菌药物
　　D. 长期大剂量应用可引起骨质疏松、高血压、糖尿病
　　E. 预防激素对儿童生长发育的影响，长期使用肾上腺糖皮质激素（包括吸入剂）的患儿应定期监测身高

[104～106]

　　患者，女，55岁，晨练时突发窦性心动过速，症状持续不缓解，紧急入院，查体：138/90mmHg，心率120次/分，眼压高，医嘱普萘洛尔治疗。

104. 选择普萘洛尔治疗的依据是

　　A. β_1受体兴奋，心脏兴奋
　　B. β_1受体拮抗剂可以增加交感神经兴奋所致的肾素释放
　　C. β受体拮抗剂具有内在拟交感活性
　　D. β受体拮抗剂具有膜稳定作用
　　E. β受体拮抗剂对于交感神经张力较高时（如运动、激动）的心脏作用比较显著

105. 普萘洛尔的作用特点为

　　A. 胃肠道吸收不完全
　　B. 较易进入中枢神经系统，可致神经系统不良反应

C. 以原型药物肾脏排泄

D. 中度透过血 - 脑屏障

E. 很少透过血 - 脑屏障

106. 下列作用正确的是

    A. 老年高血压患者一般首选 β 受体拮抗剂

    B. 糖脂代谢异常时首选 β 受体拮抗剂

    C. 长期应用者突然停药可发生反跳现象

    D. 作为一级预防，降低心肌梗死死亡率

    E. 不用于控制甲状腺功能亢进症患者的心率过快

[107～110]

    患儿，女，8 岁，长期发热，伴有精神不振、头痛、胸闷气短等症状，诊断为草绿色链球菌引起的心内膜炎。

107. 青霉素和下列哪种药物合用可治疗草绿色链球菌心内膜炎

    A. 四环素　　　　B. 喹诺酮类

    C. 氨基糖苷类　　D. 头孢菌素类

    E. 大环内酯类

108. 青霉素的抗菌机制是

    A. 干扰细菌细胞壁合成

    B. 与细菌 30S 核糖体结合，抑制蛋白质合成

    C. 与细菌 50S 核糖体结合，抑制蛋白质合成

    D. 干扰 DNA 的合成

    E. 抑制二氢叶酸合成酶

109. 下列不属于青霉素作用特点的是

    A. 青霉素的血浆半衰期短暂，约 30min

    B. 全身大剂量使用可引起青霉素脑病

    C. 大剂量用于螺旋体感染时可引起吉海反应

D. 大剂量可干扰凝血机制，导致出血倾象

E. 口服给药不需做皮肤敏感试验

110. 青霉素在使用时，溶剂应选择

    A. 0.5% 氯化钠注射液

    B. 0.7% 氯化钠注射液

    C. 0.9% 氯化钠注射液

    D. 1.5% 氯化钠注射液

    E. 2.0% 氯化钠注射液

四、多项选择题（共 10 题，每题 1 分。每题的备选项中，有 2 个或 3 个以上符合题意，错选或少选均不得分）

111. 解热镇痛药的作用特点有

    A. 可抑制中枢前列腺素的合成和释放，使发热病人的体温接近正常，对正常体温没有影响

    B. NSAID 产生中等程度的镇痛作用，镇痛作用部位主要在外周

    C. 对乙酰氨基酚有解热镇痛作用而无抗炎作用

    D. 非选择性 COX 抑制剂对预防结直肠癌有一定作用

    E. 通过抑制血小板的环氧化酶，减少前列腺素的生成，抑制血小板聚集

112. 卡托普利治疗高血压的作用机制包括

    A. 抑制血管紧张素转换酶活性

    B. 多数为内酯型前药，需在肝开环才能产生作用

    C. 减少醛固酮分泌，升高缓激肽水平

    D. 改善左心功能，降低血管僵硬程度

    E. 可通过胎盘进入胎儿体内，妊娠妇女禁用

113. 维生素 K 影响的凝血因子有

    A. 凝血因子 Ⅱ

B. 凝血因子Ⅶ

C. 凝血因子Ⅴ

D. 凝血因子Ⅸ

E. 凝血因子Ⅹ

114. 属于常用慢作用抗风湿药的是
 A. 甲氨蝶呤
 B. 柳氮磺吡啶
 C. 英夫利西单抗
 D. 双醋瑞因
 E. 羟氯喹

115. 左甲状腺素的适应证有
 A. 甲状腺肿切除术后服用，以预防甲状腺肿复发
 B. 治疗各种原因引起的甲状腺功能减退
 C. 甲状腺癌甲状腺切除术后
 D. 甲状腺功能亢进症
 E. 用于治疗心动过速、心悸

116. 治疗老年骨质疏松症的常用药物包括
 A. 钙制剂   B. 维生素 D
 C. 维生素 E   D. 阿仑膦酸钠
 E. 左甲状腺素钠

117. 下列抗癌药的作用机制，正确的是
 A. 影响 DNA 结构和功能
 B. 干扰核酸生物合成

C. 干扰转录阻止 RNA 合成

D. 增加体内激素分泌

E. 抑制蛋白质合成与功能

118. 下列哪些药物与磺胺药有交叉过敏反应
 A. 呋塞米   B. 氨苯砜
 C. 噻嗪类   D. 磺酰脲类
 E. 乙胺嘧啶

119. 下述用于催产、引产的药物是
 A. 垂体后叶素   B. 麦角新碱
 C. 缩宫素   D. 米索前列醇
 E. 普拉睾酮

120. 下列有关皮肤及外用治疗药物的描述中，正确的是
 A. 长期局部用糖皮质激素制剂，用药的局部皮肤可出现毛细血管扩张、色素增加问题
 B. 中、强效激素不能用于皮肤薄嫩处
 C. 皮肤吸收药物的能力因部位不同而有所差别
 D. 对于刺激性药物，应从低浓度开始，逐渐递增
 E. 用药部位一旦出现刺激症状，应注意减少药物用量

冲刺卷二

1. 关于地西泮的应用注意事项，错误的是
   A. 可通过胎盘屏障，在妊娠初期 3 个月内有增加胎儿致畸的风险
   B. 呼吸困难的重症肌无力者病情会加重
   C. 静注可引起静脉血栓或静脉炎，静注速度过快可引起呼吸暂停、低血压
   D. 嗜酒、吸烟者半衰期明显缩短，镇静作用减弱
   E. 与茶水或咖啡同服可发生药理性拮抗作用，疗效降低

2. 下列哪个不属于苯妥英钠的药动学特点
   A. 口服吸收较快，刺激性大
   B. 诱发肝药酶活性，加速自身代谢
   C. 肌内注射吸收不完全，且不规律，不宜肌内注射
   D. 血浆蛋白结合率高，主要是白蛋白
   E. 小剂量按一级动力学消除，大剂量按零级动力学消除

3. 下列不属于抗抑郁药的表述是
   A. 应用因人而异，须全面考虑患者症状特点、年龄、躯体状况、药物的耐受性、有无合并症，予以个体化合理用药
   B. 应从小剂量开始，逐增剂量，尽可能采用最小有效量，使不良反应减至最少，以提高服药依从性
   C. 倘若患者的经济条件允许，最好使用每日服用 1 次、不良反应轻微、起效较快的新型抗抑郁药
   D. 大多数药物起效需要一定的时间，一般 4～6 周方显效，若无效可考虑换药
   E. 对难治性抑郁（经过 2 种或多种抗抑郁药足量足疗程治疗后无明显疗效）可以联合用药以增加疗效

4. 属于 H_1 受体激动剂，主要用于内耳眩晕症的药物是
   A. 丁苯酞
   B. 多奈哌齐
   C. 尼麦角林
   D. 舍曲林
   E. 倍他司汀

5. 镇痛药的合理用药原则不包括
   A. 尽可能选择口服给药
   B. "按时给药"，而不是"按需给药"
   C. 按阶梯给药，对于轻度疼痛者首选弱阿片类
   D. 用药剂量个体化，根据患者需要由小剂量开始，逐渐加大剂量
   E. 阿片类用药应剂量个体化；不应对药量限制过严，导致用量不足，影响疗效

6. 治疗帕金森病药的作用特点不包括
   A. 药物治疗为首选，且是整个治疗过程中的主要治疗手段，对症治疗最有效的药物是左旋多巴
   B. 左旋多巴可通过血-脑脊液屏障，脱羧转化为多巴胺，可补充脑内缺乏的 DA
   C. 外周脱羧酶抑制剂卡比多巴、苄丝肼等可与左旋多巴合用，避免左旋多巴在外周脱羧
   D. 儿茶酚氧位甲基转移酶（COMT）

抑制剂恩他卡朋、硝替卡朋与左旋多巴合用增加左旋多巴进入脑组织的药量，延长左旋多巴的消除半衰期

E. 单胺氧化酶抑制剂苯海索可提高多巴胺的活性，改善帕金森病的相关症状，特别适用于治疗运动波动

7. 第一代抗精神病药常见的不良反应是

A. 高泌乳素血症

B. 体重增加

C. 糖脂代谢异常

D. 诱发癫痫发作

E. 锥体外系反应

8. 非布司他的作用与应用特点不包括

A. 适用于痛风患者高尿酸血症的长期治疗，不推荐用于无症状的高尿酸血症

B. 服用初期，经常出现发作频率增加，可同时服用秋水仙碱

C. 痛风性关节炎的患者在症状稳定前，不建议使用

D. 可用于正在接受硫唑嘌呤或巯嘌呤治疗的患者

E. 初始剂量为 20mg，一日 1 次给药

9. 不属于中枢性镇咳药不良反应特点的是

A. 患者重复使用中枢性镇咳药可产生耐药性

B. 久用有成瘾性

C. 乙醇及其他中枢系统抑制剂可增强中枢性镇咳药的中枢抑制作用，故用药期间不宜饮酒

D. 通常可透过胎盘屏障，使胎儿成瘾，引起新生儿的戒断症状

E. 含有可待因的咳嗽感冒药禁用于 18 岁以下青少年儿童患者

10. 关于 PPI 的用药，不正确的是

A. 泮托拉唑合用氯吡格雷会使血小板抑制作用降低

B. 对基础胃酸分泌和各种刺激因素引起的胃酸分泌均有很强的抑制作用

C. PPI 为前药，在酸性环境中，转换为活性形式

D. 右兰索拉唑对氯吡格雷的影响是所有 PPI 中最小的

E. 具有引起高胃泌素血症风险

11. 患者，男，34 岁，晨起出现上腹部剧烈疼痛，考虑为胃肠道平滑肌痉挛，适宜该患者使用的治疗药物是

A. 溴吡斯的明　　B. 山莨菪碱

C. 多潘立酮　　　D. 替加色罗

E. 莫沙必利

12. 为治疗功能性胃肠病药，可使胃排空功能减弱得到改善，还可使胃肠功能亢进得到抑制的是

A. 曲美布汀　　　B. 苯海拉明

C. 劳拉西泮　　　D. 多库酯钠

E. 米索前列醇

13. 多库酯钠属于

A. 刺激性泻药　　B. 渗透性泻药

C. 容积性泻药　　D. 润滑性泻药

E. 促分泌药

14. 聚乙二醇 4000 用于便秘特点正确的是

A. 伴有小肠或结肠疾病便秘患者可使用

B. 伴有溃疡性结肠炎便秘患者可使用

C. 伴有中毒性巨结肠或肠扭转便秘患者可使用

D. 为便秘患儿一线治疗药物

E. 果糖不能耐受的便秘患儿可使用

15. 关于 β 受体拮抗剂的表述，不正确的是

A. 可分为非选择性和选择性β受体拮抗剂

B. 对于交感神经张力较高时的心脏作用比较显著，因此可用于治疗心律失常

C. 阻断支气管平滑肌的β₂受体，引起支气管平滑肌收缩，因此支气管哮喘者禁用β受体拮抗剂

D. β受体拮抗剂一般不影响正常人的血糖水平，也不影响胰岛素的降糖作用，可掩盖低血糖症状

E. 非选择性β受体拮抗剂影响脂肪代谢，减少患冠状动脉粥样硬化性心脏病的风险

16. 关于 ARB 药代药动学的叙述，错误的是

A. 除厄贝沙坦和替米沙坦外，其他口服药口服生物利用度都较低

B. 轻、中度肝功能损害者避免使用厄贝沙坦

C. 所有 ARB 的起效时间均在 2 小时左右

D. 所有 ARB 的蛋白结合率均大于96%

E. 所有 ARB 的作用持续时间均在24h 以上

17. 不属于他汀类作用特点的是

A. 抑制内源性 HMG – CoA 还原酶，主要降低内源性胆固醇 TC 和 LDL

B. 洛伐他汀为内酯环型前药，需在肝脏水解开环方有药理作用

C. 阿托伐他汀因半衰期长，可在一天任何时间用药，并不受进餐的影响

D. 可用于各型高胆固醇血症和混合型高脂血症，最好在晚餐后服用

E. 所有他汀类均有肾毒性

18. 伊伐布雷定是一种单纯降心率药物，只针对心脏哪个部位产生作用

A. 左心房　　　　B. 右心房

C. 窦房结　　　　D. 左心室

E. 右心室

19. 沙库巴曲缬沙坦的严重不良反应是

A. 心率减慢　　　B. 血管性水肿

C. 低血压　　　　D. 粒细胞减少

E. 高钾血症

20. 使用华法林的患者需进行择期手术时应停药

A. 1 日　　　　　B. 2 日

C. 3 日　　　　　D. 5 日

E. 7 日

21. 关于普通肝素与低分子肝素特点的描述，错误的是

A. 普通肝素与低分子肝素的作用靶点相同

B. 普通肝素与低分子肝素都不是单一成分

C. 普通肝素与低分子肝素代谢途径不同

D. 那屈肝素钙皮下注射很快吸收，且吸收可以达到近100%，不建议在妊娠期间使用

E. 鱼精蛋白不太容易使低分子肝素失活

22. 关于溶栓药的作用特点，描述不正确的是

A. 阿替普酶治疗急性缺血性脑卒中，应在症状发作后的 6 小时内开始

B. 重组人尿激酶原在常用溶栓药物中血浆消除半衰期最长，消除过程为非线性动力学

C. 相较于阿替普酶，替奈普酶具有更好的纤维蛋白特异性，用于发病6 小时以内的急性心肌梗死患者的溶栓治疗

D. 基因工程制备的"重组链激酶"，

减少了致敏性

    E. 有高危出血倾向者禁用

23. 与奎尼丁、胺碘酮合用，可使药物血浆浓度提高约50%，致出血风险增加的药物是

    A. 华法林　　　　B. 达比加群酯

    C. 低分子肝素　　D. 肝素钠

    E. 维生素K

24. 抗血小板药的作用特点不包括

    A. 阿司匹林通过与COX-1活性部位的羟基发生不可逆的乙酰化，导致COX-1失活，继而阻断花生四烯酸转化为TXA_2的途径，从而抑制TXA_2途径的血小板聚集

    B. 噻氯匹定为P2Y12拮抗剂，抑制ADP介导的血小板聚集

    C. Ⅱb/Ⅲa拮抗剂通过与GPⅡb/Ⅲa受体结合，抑制血小板聚集，是目前最强的抗血小板药物

    D. 双嘧达莫通过抑制血小板的腺苷酸环化酶，使血小板内的环磷酸腺苷增多，抑制血小板聚集

    E. 西洛他唑抑制磷酸二酯酶活性，使血小板内环磷酸腺苷浓度上升，抑制血小板聚集

25. 叶酸的作用特点不包括

    A. 是一种脂溶性维生素

    B. 在二氢叶酸还原酶作用下转化为四氢叶酸

    C. 适用于缺乏叶酸或维生素B_{12}而导致巨幼细胞贫血

    D. 用于严重病例在血红蛋白恢复正常时，可出现血钾降低

    E. 妊娠期、哺乳期妇女预防给药

26. 关于中效利尿药作用特点的叙述，错误的是

    A. 属于排钾利尿药

    B. 作用依赖于前列腺素的产生，利

尿作用可被非甾体抗炎药抑制

    C. 对碳酸酐酶有一定的抑制作用

    D. 噻嗪类和类噻嗪利类尿药没有注射剂型

    E. 可作为基础降压药，还可用于高钙血症的治疗

27. 甘露醇的作用特点不包括

    A. 为高渗溶液，无药理作用

    B. 静脉注射后不易通过毛细血管进入组织

    C. 能迅速提高血浆渗透压

    D. 不易从肾小球滤过

    E. 在肾小管内不被重吸收，能提高肾小管内渗透压

28. 目前已知唯一直接参与膀胱收缩的重要受体是

    A. M_1　　　　　　B. M_2

    C. M_3　　　　　　D. β_1

    E. β_2

29. 硫脲类抗甲状腺药的主要药理作用是

    A. 影响碘的摄取

    B. 抑制甲状腺素的释放

    C. 干扰甲状腺素的作用

    D. 干扰甲状腺素的生物合成

    E. 干扰促甲状腺素的分泌

30. 不属于胰岛素作用特点的是

    A. 可用于1型糖尿病

    B. 精蛋白锌胰岛素更接近人的体液pH，溶解度更低

    C. 可致低血糖反应，一般于注射后发生

    D. 可致脂肪萎缩与肥厚，使用人胰岛素更易引起

    E. 酒精能直接导致低血糖，应用胰岛素时应避免饮酒

31. 钩端螺旋体引起的感染宜选用的药物是

A. 链霉素　　　　　B. 两性霉素 B

C. 红霉素　　　　　D. 青霉素

E. 氯霉素

32. 因可降低线粒体内膜上铁螯合酶的活性，抑制血红蛋白的合成，骨髓中红细胞空泡形成而致再生障碍性贫血的药物是

A. 氯霉素　　　　　B. 万古霉素

C. 氨曲南　　　　　D. 阿奇霉素

E. 庆大霉素

33. 关于替加环素作用特点的说法，错误的是

A. 替加环素为新一代四环素类药

B. 作用机制为抑制细菌蛋白质合成

C. 具有广谱抗菌活性，对铜绿假单胞菌有抗菌作用

D. 可导致牙齿永久性变色

E. 替加环素为抑菌剂

34. 奥司他韦的作用机制是

A. 蛋白酶抑制

B. 整合酶抑制

C. 融合抑制

D. 神经氨酸酶抑制

E. 多巴胺受体激动

35. 可选择性地抑制虫体肌肉中的琥珀酸脱氢酶，使延胡索酸不能还原为琥珀酸的药品是

A. 阿苯达唑　　　　B. 甲苯咪唑

C. 左旋咪唑　　　　D. 氯硝柳胺

E. 三苯双脒

36. 关于甲氨蝶呤治疗过程中的叙述，不正确的是

A. 成人用于急性白血病一次 10～30mg，一周 1～2 次

B. 大剂量疗法需要住院并随时监测其血浆药物浓度

C. 滴注时间需大于 6h

D. 粉针应溶于 5% 或 10% 葡萄糖，静脉滴注给药

E. 大剂量引起中毒时可用亚叶酸钙解救，未准备好解救药亚叶酸钙，未充分进行液体补充或碱化尿液时，禁用大剂量

37. 关于毛果芸香碱作用特点的说法，错误的是

A. 直接作用于 M 胆碱受体

B. 缩瞳引起前房角间隙扩大，房水易回流，使眼压下降

C. 治疗原发性青光眼，包括开角型与闭角型青光眼

D. 具有调节痉挛睫状肌收缩作用

E. 出现出汗、流涎、恶心、呕吐、腹泻等毒性反应可用噻吗洛尔对抗

38. 为外用抗生素，常称"百多邦"，可逆性地与异亮氨酸转移 RNA 合成酶结合，阻止异亮氨酸渗入，终止细胞内含异亮氨酸的蛋白质合成而起作用的药物是

A. 莫匹罗星　　　　B. 苯甲酸苄酯

C. 林旦　　　　　　D. 克罗米通

E. 过氧苯甲酰

39. 为炎症痤疮首选的外用抗菌用药是

A. 林旦霜　　　　　B. 硫黄软膏

C. 克罗米通　　　　D. 过氧苯甲酰

E. 苯甲酸苄酯

40. 配合一定光照可提高皮肤的光敏反应，对白癜风有一定治疗作用的药物是

A. 醋酸氧化可的松

B. 氟轻松

C. 卤米松

D. 丙酸氯倍他索

E. 甲氧沙林

二、配伍选择题（共 60 题，每题 1 分。题目分为若干组，每组题目对应同一组备选项，备选项可重复选用，也可不选用。每题只有 1 个最符合题意）

[41 – 42]

    A. 柳氮磺吡啶   B. 来氟米特

    C. 甲氨蝶呤   D. 别嘌醇

    E. 羟氯喹

41. 抑制合成嘧啶的二氢乳清酸脱氢酶，使活化淋巴细胞的生长受抑的慢作用抗风湿药物是

42. 为黄嘌呤氧化酶（XOR）抑制剂，阻止嘌呤代谢为尿酸，降血尿酸和尿酸水平的药物是

[43 – 47]

    A. 甲氧氯普胺   B. 消旋卡多曲

    C. 莫沙必利   D. 利那洛肽

    E. 昂丹司琼

43. 属于鸟苷酸环化酶激动剂的药物是

44. 属于有中枢和外周多巴胺 D_2 受体抑制作用的药物是

45. 属于脑啡肽酶抑制剂的药物是

46. 属于 5 – HT_4 受体激动剂的药物是

47. 属于 5 – HT_3 受体拮抗剂的药物是

[48 – 50]

    A. 肾上腺素   B. 硝苯地平

    C. 呋塞米   D. 螺内酯

    E. 普萘洛尔

48. 与卡托普利合用加重高钾血症的药物是

49. 卡托普利使用过程若出现血管神经性水肿应停用，并迅速皮下注射的药物是

50. 与单胺氧化酶抑制药合用可引起极度低血压的药物是

[51 – 52]

    A. 普萘洛尔   B. 甲基多巴

    C. 硝苯地平   D. 阿利吉仑

    E. 卡托普利

51. 属于肾素抑制剂的药物是

52. 属于二氢吡啶类 CCB 的药物是

[53 – 55]

    A. 达比加群酯   B. 华法林

    C. 利伐沙班   D. 西洛他唑

    E. 阿替普酶

53. 直接凝血酶抑制剂中唯一可口服的药物是

54. 可减少有功能的凝血因子 II、VII、IX、X 合成的药物是

55. 属于口服直接因子 Xa 抑制剂的药物是

[56 – 58]

    A. 溶解性很差，容易发生肾结石

    B. 性欲减退、阳痿、射精量减少

    C. 过敏反应，可在给药后的几分钟内发生

    D. 直立性低血压

    E. 口干、便秘、头痛、视物模糊

56. α_1 肾上腺素受体拮抗剂最严重的不良反应是

57. 5α 还原酶抑制剂常见的不良反应是

58. 奥昔布宁常见的不良反应是

[59 – 60]

    A. 生长激素

    B. 生长抑素

    C. 促皮质激素

    D. 醋酸去氨加压素

    E. 盐皮质激素

59. 禁用于习惯性或精神性烦渴症者的药物是

60. 可减少胰腺的内分泌和外分泌，用于预防和治疗胰腺外科手术后并发症的药物是

[61 – 64]

    A. 36h   B. 72h

C. 1~2个月　　　D. 3~5个月

E. 6~9个月

61. 泼尼松可抑制下丘脑－垂体－肾上腺轴（HPA轴）约

62. 地塞米松可抑制下丘脑－垂体－肾上腺轴（HPA轴）约

63. 停用激素后，垂体分泌ACTH的功能恢复需

64. 停用激素后，肾上腺皮质对ACTH起反应功能恢复需

[65－68]

A. 瑞格列奈　　　B. 阿卡波糖

C. 西格列汀　　　D. 达格列净

E. 格列喹酮

65. 对心肌SUR2A的结合力低，适用于有肾功能轻度不全糖尿病者的药物是

66. 适用于合并慢性肾脏病或低血糖风险特别高的糖尿病患者的药物是

67. 无肾脏功能不全者使用的禁忌，安全用于慢性肾脏病患者的药物是

68. 可促进肾脏对葡萄糖的排泄，中度肾功能不全的患者可以减量使用的药物是

[69－71]

A. 阿仑膦酸钠

B. 降钙素

C. 帕米膦酸二钠

D. 雷洛昔芬

E. 唑来膦酸

69. 为第三代氨基双膦酸盐类骨代谢调节剂，骨内的半衰期长，约10年以上的药物是

70. 为第二代钙代谢调节药，最大的优点是作用更为持久和抑制新骨形成作用极低，骨内半衰期最长可达300日的药物是

71. 每年一次静脉给药，通常连续治疗三年后停药，输注时间应在15min以上

的药物是

[72－74]

A. 红霉素　　　　B. 克拉霉素

C. 阿奇霉素　　　D. 氨曲南

E. 庆大霉素

72. 易被胃酸破坏，口服吸收少，常用其肠衣片或酯化物的药物是

73. 其缓释混悬液应空腹服用的药物是

74. 缓释片剂应与食物同服的药物是

[75－79]

A. 利奈唑胺　　　B. 磺胺嘧啶

C. 链霉素　　　　D. 万古霉素

E. 红霉素

75. 葡萄糖－6－磷酸脱氢酶缺乏者应用可发生溶血的药物是

76. 用药超过1周，引起血小板减少，用药超过2周会引起白细胞计数减少的药物是

77. 快速滴注时可出现血压降低，甚至心跳骤停，上部躯体发红、胸背部肌肉痉挛的药物是

78. 常见消化道反应，如呕吐、腹胀、腹痛、腹泻；还可引起肝毒性的药物是

79. 可致耳毒性、肾毒性、神经－肌肉阻断作用和过敏反应的药物是

[80－84]

A. 纳武利尤单抗

B. 曲妥珠单抗

C. 厄洛替尼

D. 紫杉醇

E. 多柔比星

80. 利用人体自身的免疫系统抵御、抗击癌症，通过阻断PD－1/PD－L1信号通路使癌细胞凋亡的药物是

81. 药物在癌细胞外与生长因子竞争结合受体，阻断信号传导，从而阻止癌细胞的生长和扩散的药物是

82. 竞争性抑制EGFR酪氨酸激酶活性，

起到抑制肿瘤细胞增殖的作用的药物是

83. 能促进微管聚合，同时抑制微管的解聚，从而使纺锤体失去正常功能，细胞有丝分裂停止的药物是

84. 抑制 DNA 复制和 RNA 合成，从而阻碍 DNA 复制和转录过程，阻止 mRNA 形成的药物是

[85－86]

　　A. 角膜软化、夜盲症

　　B. 成人佝偻病

　　C. 脚气病

　　D. 粗糙皮病

　　E. 坏血病

85. 维生素 A 缺乏时引起

86. 维生素 B_1 缺乏时引起

[87－90]

　　A. 聚甲酚磺醛　　B. 溴隐亭

　　C. 甲羟孕酮　　　D. 黄体酮

　　E. 己烯雌酚

87. 妊娠早期不要使用，全身用药可能导致胎儿畸形的药物是

88. 以往不能口服，近来已有经微粒化后的产品，可以口服，但生物利用度很低，仅为 2% 的药物是

89. 在阴道内可杀死多种病原微生物，如厌氧菌、滴虫和念珠菌，又能维持阴道酸性环境的药物是

90. 小剂量时激动突触前膜 D_3 受体，使垂体催乳激素及生长激素释放减少；既可用于产后退乳，也可防治乳溢症的药物是

[91－93]

　　A. 孕二烯酮

　　B. 双炔失碳酯

　　C. 炔诺酮

　　D. 去氧孕烯

　　E. 左炔诺孕酮

91. 孕激素活性比炔诺酮强 18 倍的避孕药是

92. 孕激素作用最强而使用剂量最低，孕激素活性为左炔诺孕酮 2 倍的避孕药是

93. 雌激素活性为炔雌醇的 1/36，无孕激素活性，具有抗着床作用的避孕药是

[94－97]

　　A. 过氧苯甲酰　　B. 特比萘芬

　　C. 甲氧沙林　　　D. 阿莫罗芬

　　E. 制霉菌素

94. 禁用于儿童，尤其是婴幼儿的药物是

95. 12 岁以下儿童禁用的药物是

96. 5 岁以下儿童慎用的药物是

97. 2 岁以下儿童慎用的药物是

[98－100]

　　A. 桃金娘油　　　B. 氯己定

　　C. 酮替芬　　　　D. 麻黄碱

　　E. 度米芬

98. 属于纤毛激动药与黏液促排药的是

99. 属于双胍类表面活性剂型的杀菌药是

100. 属于季铵盐类阳离子型表面活性剂的是

三、综合分析选择题（共 10 题，每题 1 分，题目分若干组，每组题目基同一个临床情景、病例、实例或案例背景信息遂题展开，每题的备选项中，只有 1 个最符合题意）

[101－103]

　　患者，女，67 岁，体重 55kg。患者主诉持续咳嗽、反复发作喘息、胸闷，晚上需半坐入眠，临床诊断为"慢性支气管炎"。可以选择的治疗用药：糖皮质激素、β_2 受体激动剂、白三烯受体拮抗剂、抗胆碱能药和茶碱。

101. 患者突然出现胸闷、呼吸困难等急性哮喘症状，应首选的药物是

　　A. 多索茶碱　　　B. 沙丁胺醇

C. 孟鲁司特　　D. 布地奈德

E. 异丙托溴铵

102. 白三烯受体拮抗剂为长期治疗和预防用药，其作用原理是

A. 抑制组胺诱导的气道高反应性，减轻急、慢性哮喘反应

B. 拮抗白三烯受体，诱导炎症细胞凋亡，抑制炎症介质释放，减轻白三烯诱导的哮喘症状

C. 稳定肺组织肥大细胞膜，降低急、慢性哮喘反应

D. 直接拮抗组胺和白三烯的支气管平滑肌收缩作用

E. 抑制参与哮喘发病的多种炎症介质及免疫细胞

103. 预防夜间哮喘发作和控制日间哮喘不稳定的药物是

A. 沙美特罗　　B. 噻托溴铵

C. 色甘酸钠　　D. 布地奈德

E. 氨茶碱

[104 – 106]

患者，女，76 岁，因冠心病发作入院，入院前常规服用氯吡格雷 75mg，qd。经检查发现 ADP 抑制率低于 30%，此指标提示氯吡格雷抗血小板作用不足。

104. 氯吡格雷的作用特点为

A. 抑制血栓素 A_2（TXA_2）途径的血小板聚集

B. 抑制 ADP 介导的血小板聚集

C. 抑制血小板聚集过程中的最后过程

D. 抑制磷酸二酯酶活性，抑制血小板聚集

E. 刺激血小板的腺苷酸环化酶，抑制血小板聚集

105. 氯吡格雷抗血小板作用不足者的原因可能是

A. 因氯吡格雷是前药，口服后吸收迅速，只有 50% 药物被吸收

B. 氯吡格雷经主要代谢酶 CYP2C19 代谢活化

C. CYP2C19 * 2 和 CYP2C19 * 3 等位基因为功能缺失代谢酶，亚洲人中占 99%，代谢活化能力不足

D. 氯吡格雷因慢代谢导致抗血小板作用不足

E. 每日服用氯吡格雷 75mg，对 ADP 诱导的血小板聚集平均抑制水平为 40% ~ 60%，抑制水平不足

106. 使氯吡格雷抗血小板作用增加可采取的措施是

A. 与 CTP2C19 酶抑制剂奥美拉唑合用

B. 与 CYP3A4 酶抑制剂西咪替丁合用

C. 与阿司匹林合用

D. 与华法林合用

E. 与肝素合用

[107 – 108]

患者，男，63 岁。5 天前洗澡受凉后出现寒战，体温高达 40℃，伴咳嗽，无胸痛、咽痛、关节痛等症状，门诊给予双黄连和退热止咳药后，体温仍在 38℃ ~ 40℃ 间波动，临床诊断为肺炎球菌感染引起的肺炎。

107. 可首选用于治疗肺炎球菌引起肺炎的药物是

A. 四环素类　　B. 喹诺酮类

C. 氨基糖苷类　　D. 青霉素类

E. 酰胺醇类

108. 连续 3 天治疗效果不佳，有可能是肺炎球菌耐药，可更换的药物是

A. 亚胺培南　　B. 氨曲南

C. 头孢曲松　　D. 多黏菌素

E. 呋喃妥因

[109－110]

患者，女，29岁，没有避孕且在危险期同房，为防止意外怀孕第二天去医院就诊。

109. 患者应选择的紧急避孕药是

A. 炔诺酮　　　　B. 地屈孕酮

C. 炔雌醇　　　　D. 去氧孕烯

E. 左炔诺孕酮

110. 紧急避孕药的作用特点是

A. 口服可用于终止停经49日内的妊娠

B. 常与米索前列醇合用

C. 避孕失误的紧急补救避孕药，不是引产药

D. 对子宫内膜孕酮受体的亲和力比黄体酮强5倍

E. 可作为非手术性抗早孕药

四、多项选择题（共10题，每题1分。每题的备选项中，有2个或3个以上符合题意，错选或少选均不得分）

111. 苯海索的作用特点有

A. 最常用的抗胆碱能药物

B. 对于年龄在70岁以下、有震颤问题困扰、不伴明显运动徐缓及步态障碍的PD患者，抗胆碱能药物作为单一疗法最有用

C. 对于经左旋多巴或DA治疗后仍有持续性震颤的较晚期PD患者也有用

D. 抗帕金森病的总疗效不及左旋多巴、金刚烷胺

E. 抗胆碱能药物的不良反应较普遍，常限制其应用

112. 下列关于苯溴马隆的描述，正确的有

A. 配合大量饮水，能够促进尿酸排泄

B. 急性痛风发作结束之前，不要

用药

C. 中、重度肾功能不全或肾结石者禁用

D. 服后一般24小时起效，2～4周下降最为明显

E. 妊娠期、哺乳期禁用

113. 白三烯受体拮抗剂的作用特点有

A. 半胱氨酰白三烯是白细胞重要的趋化剂和激动剂，是哮喘发病机制的重要强效炎症介质之一

B. 白三烯受体拮抗剂抑制炎症介质释放，显著改善哮喘炎症指标

C. 起效慢，一般连续应用4周显效

D. 作用较弱，相当于色甘酸钠

E. 白三烯受体拮抗剂通常不宜用于治疗急性哮喘发作

114. 关于依折麦布作用特点的叙述，正确的有

A. 可单独或联合应用于原发性高胆固醇血症的治疗

B. 不适于或不能耐受他汀类治疗的高胆固醇血症患者，可用依折麦布

C. 中、重度高胆固醇血症患者可联合应用依折麦布与常规剂量他汀类

D. 效果仅次于他汀类，可在一日内任何时间服用，可空腹或与食物同时服用

E. 抑制位于小肠胆固醇转运蛋白的活性，使外源性小肠胆固醇的吸收减少50%

115. β－内酰胺酶抑制剂有

A. 克拉维酸　　　B. 舒巴坦

C. 丙磺舒　　　　D. 他唑巴坦

E. 氨曲南

116. 可覆盖毛霉菌属的药物有

A. 泊沙康唑　　　B. 伯氨喹

C. 艾沙康唑　　D. 葡萄糖酸锑钠

E. 双碘喹啉

117. 阿昔洛韦的用药注意事项有

A. 静脉滴注给药，每次滴注时间应在 1 小时以上

B. 对更昔洛韦过敏者对本品也过敏

C. 静脉给药可能引起肾毒性，用药前应检查肾功能

D. 新生儿不宜以含苯甲醇的稀释液配制滴注液

E. 本品呈酸性，应尽量避免配伍使用

118. 下列哪些患者禁用氨基酸注射液

A. 严重氮质血症患者

B. 严重肝功能不全者

C. 氨基酸代谢障碍者

D. 肾功能不全及无尿患者

E. 酸中毒未纠正前

119. 抗组胺药的作用特点有

A. 组胺 H_1 受体与过敏性疾病的关系最为密切，是抗过敏药最主要的作用靶点

B. 抗组胺药新定义为组胺受体反向激动剂

C. 第一代抗组胺药不易透过血 - 脑屏障，对 H_1 受体选择性高

D. 第二代抗组胺药易透过血 - 脑屏障，有明显的镇静作用

E. 第一代抗组胺药受体选择性差，易透过血 - 脑屏障

120. 葡萄糖的适应证包括

A. 补充能量和体液

B. 糖尿病酮症酸中毒

C. 低糖血症

D. 高钾血症

E. 降低眼内压

冲刺卷三

1. 下列不属于镇静催眠药分类及作用特点的是
   A. 地西泮、夸西泮、氟西泮为长效药，在体内易蓄积
   B. 氯硝西泮、艾司唑仑、劳拉西泮、替马西泮为中效药，不易蓄积，后遗作用小
   C. 三唑仑为短效
   D. 佐匹克隆、唑吡坦为非苯二氮草类，具较弱的镇静催眠作用，抗惊厥、抗焦虑、肌肉松弛作用强
   E. 长期用药可产生耐药性和依赖性，应交替使用，并尽量避免长期使用同一种药

2. 以下不属于抗癫痫药作用机制的为
   A. 增强钠通道灭活效能，阻断神经递质释放
   B. 改善内源性 GABA 介导的抑制作用
   C. 减少钠内流，产生膜稳定作用，阻滞异常放电向周围正常组织的扩散
   D. 抑制钙内流，增加超极化
   E. 延长氯离子通道开放时间，抑制氯离子内流

3. 关于抗抑郁药帕罗西汀作用特点的说法，错误的是
   A. 可增加口服抗凝血药华法林和强心苷的药效
   B. 帕罗西汀为起效较快，不良反应轻的新型抗抑郁药
   C. 用药期间不宜从事高速高空作业
   D. 因半衰期较长，用药时不易出现戒断症状
   E. 服用本药应避免饮酒

4. 患者，女，33 岁。1 年前因下岗心情低落，对事情不感兴趣，临床诊断为"抑郁症"，予以氟西汀 20mg/d 治疗，3 周前患者感到已恢复正常，遂自行停药，近 1 周症状反复，再次到医院就诊，如需更换药物，此时不能更换的药物是
   A. 吗氯贝胺   B. 米氮平
   C. 氟西汀   D. 阿米替林
   E. 帕罗西汀

5. 抑制胆碱酯酶活性，阻止乙酰胆碱水解，提高脑内乙酰胆碱含量，用于治疗阿尔茨海默症的药物是
   A. 多奈哌齐   B. 丁苯酞
   C. 倍他司汀   D. 舍曲林
   E. 氟西汀

6. 下列镇痛药的作用特点，错误的是
   A. 分为麻醉性镇痛药、非麻醉性镇痛药及其他机制镇痛药
   B. μ_1 受体兴奋产生镇痛、欣快和依赖性
   C. μ_2 受体兴奋引起呼吸抑制、心动过缓、恶心呕吐
   D. κ 受体兴奋引起镇痛、镇静、抑制呼吸
   E. δ 受体兴奋引起止咳、血压下降、缩瞳

7. 为 5 - HT - DA 系统稳定剂的抗精神病药是
   A. 氯氮平   B. 奥氮平
   C. 阿立哌唑   D. 齐拉西酮
   E. 喹硫平

8. 以下抗痛风药的作用特点，错误的是
   A. 丙磺舒促进近端肾小管对尿酸盐的重吸收，降低血尿酸，增加尿尿酸水平
   B. 急性痛风发作主要用秋水仙碱和NSAID治疗
   C. 慢性痛风发作主要用丙磺舒和别嘌醇治疗
   D. 秋水仙碱常见尿道刺激症状
   E. 丙磺舒因升高尿酸，可见尿频、肾结石

9. 属于缓解症状类的平喘药，又称急救药物，急性发作时可按需使用的药物是
   A. 长效 β_2 受体激动剂
   B. 缓释茶碱
   C. 短效茶碱
   D. 白三烯受体拮抗剂
   E. 色甘酸钠

10. 以下不属于 H_2 受体拮抗剂作用特点的是
   A. 能竞争性地拮抗组胺与胃壁细胞上的 H_2 受体结合
   B. 抑制基础胃酸分泌及由组胺和食物刺激后引起的胃酸分泌
   C. 雷尼替丁、法莫替丁与西咪替丁因结构差异不属于肝药酶抑制剂
   D. 雷尼替丁可能干扰磺酰脲类口服降糖药的药效，导致低血糖或高血糖
   E. H_2 受体拮抗剂与硫糖铝合用，疗效增加

11. 胃黏膜保护药的药理作用不包括
   A. 硫糖铝可用于胃及十二指肠溃疡、慢性胃炎及胃酸过多引起的胃痛、烧心、反酸，一日3次，餐前1小时及睡前服用
   B. 吉法酯可用于胃及十二指肠溃疡、

急慢性胃炎、胃酸过多、胃灼热等，有前列腺素类药物禁忌者（如青光眼患者）慎用
   C. 枸橼酸铋钾服药期间，口中可能带有氨味并可使舌苔及大便呈灰黑色
   D. 枸橼酸铋钾能保护胃黏膜，可用于幽门螺杆菌根除治疗
   E. 在肾脏中与铋金属结合蛋白结合，因此铋剂有一定的肾毒性

12. 下列哪个不是促胃肠动力药的作用特点
   A. 常用促胃肠动力药大多以多巴胺 D_2 受体或 5-羟色胺 5-HT_3 受体为作用靶点
   B. 甲氧氯普胺兼有中枢和外周多巴胺 D_2 受体抑制作用
   C. 甲氧氯普胺易透过血-脑屏障，常引起锥体外系反应
   D. 莫沙必利口服后主要分布在胃肠道和肝肾组织，脑内几乎没有分布
   E. 多潘立酮用药应注意会导致血清泌乳素水平升高、溢乳、男子乳房女性化、女性月经不调等；泌乳素瘤、嗜铬细胞瘤、乳腺癌患者禁用

13. 关于止吐药的作用特点，错误的是
   A. 5-HT_3 受体拮抗剂昂丹司琼能高效预防 CINV，是中、高度致吐性化疗药物引起的急性呕吐治疗方案的基础药物
   B. 阿瑞匹坦是口服的 NK-1 受体拮抗剂，为 CYP3A4 的抑制剂，也是 CYP2C9 的诱导剂
   C. 东莨菪碱是抗胆碱能药物，易通过血-脑屏障，能有效预防晕动症，可抗晕船、晕车引起的呕吐

D. 苯二氮䓬类药物单独应用时止吐作用相对较弱，最常用的是劳拉西泮和阿普唑仑，主要作为辅助药物

E. 奥氮平具有拮抗 5-HT₃ 受体和多巴胺 D₂ 受体的作用，对预防 CINV 有效

14. 与肠壁有高亲和力，可抑制乙酰胆碱和前列腺素释放，减少推进性蠕动，用于控制急慢性腹泻的药物是
    A. 洛哌丁胺
    B. 消旋卡多曲
    C. 次水杨酸铋
    D. 地芬诺酯
    E. 蒙脱石

15. 轻度阻滞钠通道，对短动作电位时程心房肌无效，仅用于室性心律失常的药物是
    A. 利多卡因   B. 索他洛尔
    C. 奎尼丁   D. 胺碘酮
    E. 维拉帕米

16. 下列哪个是 ACEI 引起咳嗽不良反应的原因
    A. 直接刺激呼吸道引起咳嗽
    B. 兴奋咳嗽中枢，引起咳嗽
    C. 通过迷走神经传入呼吸中枢，引起咳嗽
    D. 可引起组胺释放，刺激呼吸道引起咳嗽
    E. 可导致缓激肽、P 物质堆积，引起咳嗽等不良反应

17. 关于钙拮抗剂作用特点的叙述，错误的是
    A. 二氢吡啶类药物能明显舒张血管，主要舒张静脉，对动脉影响较小
    B. 尼莫地平舒张脑血管作用较强，能增加脑血流量
    C. 硝苯地平对血压的控制时间短，

很难实现 24 小时有效覆盖，需一日 3 次给药

D. 非二氢吡啶类 CCB 对窦房结和房室结处的钙通道具有选择性，其扩张血管强度弱于二氢吡啶类 CCB

E. 负性频率和负性传导、降低交感神经活性作用是二氢吡啶类 CCB 不具备的

18. 在血管平滑肌内释放 NO，使 cGMP 增多导致钙离子从细胞内释放，松弛血管平滑肌，扩张静脉，还能扩张冠状动脉，用于防治心绞痛，禁用于已使用西地那非者的药物是
    A. 钙通道阻滞剂
    B. β 受体拮抗剂
    C. 硝酸酯类
    D. 醛固酮受体拮抗剂
    E. 脑啡肽酶抑制剂

19. 下列哪个不是抗心力衰竭药
    A. 能够充分控制心力衰竭患者的液体潴留的利尿剂
    B. 可抑制心肌重构，改善左室功能的 β 受体拮抗剂
    C. 可显著降低 HFrEF 患者心力衰竭恶化风险的钠-葡萄糖协同转运蛋白 2（SGLT2）抑制剂
    D. 对重度心力衰竭有利的醛固酮受体拮抗剂
    E. 增加脂蛋白酶活性，加速脂蛋白分解的贝丁酸类药

20. 下列哪个是沙库巴曲缬沙坦中的适应证
    A. 心衰伴有快速心室率的房颤
    B. 只特异性对窦房结起作用，单纯降低心率
    C. 洋地黄、利尿剂、血管扩张药治疗无效或欠佳的急、慢性顽固性

心力衰竭

D. 射血分数降低的慢性心力衰竭
（NYHA Ⅱ～Ⅳ级，LVEF≤40%）
成人患者，原发性高血压

E. 心衰并发快速心室率诱发的慢性
心力衰竭失代偿

21. 对维生素 K 拮抗剂作用特点的说法，
不正确的是

A. 双香豆素口服吸收慢，吸收不规
则、不完全

B. 应用广谱抗生素抑制肠道细菌，
相应会增强 VKA 的药效

C. 合用阿司匹林等抗血小板药能产
生拮抗作用

D. 水合氯醛、羟基保泰松、甲苯磺
丁脲、奎尼丁等能与 VKA 竞争血
浆蛋白，使 VKA 作用加强

E. 出血是 VKA 最常见的不良反应

22. 下列哪个不是低分子肝素的应用特点

A. 在外科手术中和术后，预防静脉
血栓栓塞

B. 治疗已形成的深静脉血栓

C. 联合阿司匹林，用于心肌梗死急
性期的治疗

D. 血液透析中预防体外循环中的血
凝块形成

E. 妊娠期首选那屈肝素钙

23. 利伐沙班的作用特点为

A. 口服吸收慢而不完全，高剂量时
生物利用度和吸收随着剂量增高
而下降

B. 显示溶出限制性吸收，这一现象
在饱食状态下比空腹更为明显

C. 利伐沙班血药浓度增加与肾功能
减退相关，但肾功能减退患者不
需要调整用药剂量

D. 用于择期髋关节或膝关节置换手
术的成年患者预防静脉血栓形成

E. 不适用于治疗成人深静脉血栓形
成和肺栓塞

24. ≤100mg 剂量可作为抗血小板药使
用，0.3g 和 0.5g 的大剂量可作为解
热镇痛药使用的抗血小板药物是

A. 阿司匹林　　　　B. 替罗非班
C. 双嘧达莫　　　　D. 西洛他唑
E. 噻氯匹定

25. 可增强毛细血管对损伤的抵抗力，缩
短止血时间，但不影响凝血过程，对
大出血和动脉出血基本无效的抗出血
药是

A. 氨甲苯酸　　　　B. 卡络磺钠
C. 鲨肝醇　　　　　D. 维生素 K_1
E. 蛇毒血凝酶

26. 下列哪个不是螺内酯的作用特点

A. 醛固酮的竞争性拮抗药，作用与
体内醛固酮水平无关

B. 主要作用于远曲小管末端与集
合管

C. 为留钾利尿药中最先上市的药物

D. 可有效治疗各种水肿，对醛固酮
升高相关的顽固性水肿、肝硬化
和肾病综合征水肿更有效

E. 常见高钾血症，少见男性乳房女
性化，严重不良反应为高氯性酸
中毒和急性肾衰竭

27. 袢利尿剂的适应证不包括

A. 心脏性水肿、肾性水肿

B. 原发性高血压

C. 急性肺水肿的迅速有效治疗药

D. 急、慢性肾衰竭

E. 高钙血症和高钾血症治疗

28. 下列哪个是促皮质素的适应证

A. 可用于严重急性食管静脉曲张
出血

B. 用于活动性风湿病、类风湿关节

炎、红斑性狼疮

    C. 严重急性胃或十二指肠溃疡出血

    D. 糖尿病酮症酸中毒的辅助治疗

    E. 胰腺外科术后并发症的预防和治疗

29. 关于甲状腺激素的作用，描述错误的是

    A. 左甲状腺素（L-T_4）为人工合成的四碘甲状腺原氨酸

    B. 大多数T_3是外周组织中T_4脱碘转化而来，少部分T_3由甲状腺直接分泌

    C. T_3含量是T_4含量的 1/80 ~ 1/50，但T_3的生物活性是T_4的 5 ~ 10 倍

    D. T_3作用快而强，排泄亦快，维持时间短，为主要生理活性物质

    E. 含铝药物、铁剂和碳酸钙可增强左甲状腺素的作用

30. 奥利司他的作用特点不包括

    A. 目前首选的口服减肥药

    B. 长效和强效的特异性胃肠道脂肪酶激动剂

    C. 吸收量极微，代谢主要集中在胃肠道壁

    D. 引起令人不适的胃肠道副作用，患者常无法耐受

    E. 禁用于药物过敏者，器质性肥胖患者，如甲状腺功能减退者

31. 关于头孢菌素类作用特点的描述不正确的是

    A. 第一代主要作用于 G^+ 菌感染的治疗，和第二代头孢菌素类在围手术期可用于预防感染，有一定的肾毒性

    B. 第一代血浆半衰期长，第三代血浆半衰期短

    C. 第三代肾毒性低，但对于重度肾衰患者，除头孢曲松外，所有头孢类药物的剂量均需调整

    D. 患者应用头孢结构中含有甲硫四氮唑基团药物时饮酒可引起双硫仑样反应

    E. 患者对一种头孢菌素过敏者，对其他头孢菌素也可能过敏

32. 关于苄星青霉素的作用特点，描述错误的是

    A. 苄星青霉素为半合成青霉素

    B. 苄星青霉素为长效青霉素

    C. 用于预防风湿热，成人一次 60 万 ~ 120 万 U，每 2 ~ 4 周 1 次

    D. 治疗梅毒螺旋体感染，成人一次 240 万 U，每周 1 次，深部肌肉注射，连用 2 ~ 3 周

    E. 可用于控制链球菌感染的流行

33. 氢氧化铝、乳酸钙与下列药物配伍后发生螯合，导致吸收量减少的是

    A. 头孢唑啉   B. 环丙沙星

    C. 阿莫西林   D. 头孢克肟

    E. 万古霉素

34. 属于细胞血凝素抑制剂的抗流感病毒药是

    A. 金刚烷胺   B. 奥司他韦

    C. 阿比多尔   D. 帕拉米韦

    E. 索磷布韦

35. 具有广谱抗微生物作用，其疗效可能与抑制肠内共生性细菌的间接作用有关的抗阿米巴药物是

    A. 葡萄糖酸锑钠   B. 奥硝唑

    C. 替硝唑   D. 甲硝唑

    E. 双碘喹啉

36. 属于雌激素受体拮抗剂的药物是

    A. 伊立替康   B. 他莫昔芬

    C. 羟喜树碱   D. 多柔比星

    E. 顺铂

37. 属于 $β_2$ 受体激动剂的抗早产药是

A. 醋酸棉酚　　　B. 硫前列酮

C. 地诺前列酮　　D. 硫酸镁

E. 利托君

38. 对眼部用药的叙述，错误的是

    A. β受体拮抗剂可用于原发性开角型青光眼

    B. α_2受体激动剂溴莫尼定可促进房水流出和减少房水形成

    C. 曲伏前列素治疗青光眼，用药后眼部颜色变化，眼的睫毛变长

    D. 治疗干眼症药物阿柏西普为人工泪液类，具有亲水性和成膜性

    E. 碳酸酐酶抑制剂布林佐胺减少房水生成

39. 克罗米通的药理作用是

    A. 有特异杀灭疥螨作用

    B. 可作用于疥螨神经系统，使疥螨麻痹

    C. 有局部麻醉作用

    D. 可治疗各种瘙痒症

    E. 可用于急性渗出性皮肤病

40. 外用糖皮质激素的禁忌证不包括

    A. 不能用于皮肤溃疡或有皮肤萎缩的地方

    B. 不能用于局部有明显细菌、真菌感染的疾病

    C. 卤米松禁用于水痘、脓疱病、口周炎等患者

    D. 任何激素都可谨慎地长期、大面积使用

    E. 强效、超强效激素停药应缓慢

二、配伍选择题（共60题，每题1分。题目分为若干组，每组题目对应同一组备选项，备选项可重复选用，也可不选用。每题只有1个最符合题意）

[41-42]

    A. 金诺芬　　　B. 塞来昔布

C. 柳氮磺吡啶　　D. 氟比洛芬

E. 双醋瑞因

41. 抑制COX-2或抑制PG生成的药物是

42. 可减轻内脏平滑肌痛感的药物是

[43-47]

    A. β_2受体激动剂

    B. M受体拮抗剂

    C. 白三烯调节剂

    D. H_1受体拮抗剂

    E. 吸入型肾上腺糖皮质激素

43. 与β_2受体激动剂合用有效防止β_2受体数目的向下调节，减轻耐药性的是

44. 激活腺苷酸环化酶，使细胞内的cAMP含量增加，游离Ca^{2+}减少的是

45. 长期使用可引起龋齿，不推荐小于18岁患者使用的是

46. 适用于对阿司匹林敏感的哮喘以及预防运动诱发的支气管收缩的是

47. 具有局部抗炎作用强、全身不良反应少的优点，被国内外权威的哮喘诊治指南推荐为治疗哮喘的一线药物的是

[48-52]

    A. 利福昔明　　　B. 复方地芬诺酯

C. 蒙脱石散　　　D. 番泻叶

E. 地衣芽孢杆菌

48. 是哌替啶的衍生物，对肠道作用类似吗啡，直接作用于肠平滑肌的止泻药物是

49. 长期使用可致结肠黑变病的药物是

50. 不溶于水，需要一定量的水形成混悬液，通常建议每个包装（3g）至少需要50ml水稀释的药物是

51. 为活菌制剂，但无需冷藏，室温贮藏即可，溶解时水温不宜超过40℃；避免与抗菌药同服的药物是

52. 有效治疗由非侵袭性大肠埃希菌菌株引起的旅行者腹泻的药物是

[53－55]

   A. Ang I   B. AT_1

   C. 缓激肽   D. Ang II

   E. ACE

53. 血管紧张素转换酶抑制剂的作用靶点是

54. 血管紧张素 II 受体抑制剂的作用靶点是

55. 血管紧张素转换酶抑制剂引起干咳与何种物质在体内堆积有关

[56－58]

   A. 乙酰唑胺   B. 氨苯蝶啶

   C. 甘露醇   D. 螺内酯

   E. 氢氯噻嗪

56. 与醛固酮受体竞争性结合，拮抗醛固酮作用的保钾排钠药物是

57. 主要作用于远曲小管和集合管、直接阻止钠通道而抑制 Na^+-k^+ 交换，与体内醛固酮水平无关的药物是

58. 可致高血糖、高血脂的利尿药物是

[59－62]

   A. Cushing 综合征体型

   B. 骨质疏松症

   C. 精神病

   D. 糖尿病

   E. 再生障碍性贫血

59. 糖皮质激素早期常见的不良反应是

60. 糖皮质激素大剂量应用引起的不良反应是

61. 糖皮质激素隐匿的或延迟的不良反应是

62. 糖皮质激素少见及不可预测的不良反应是

[63－65]

   A. 普通胰岛素注射液

   B. 精蛋白锌胰岛素注射液

   C. 德谷门冬胰岛素注射液

   D. 甘精胰岛素注射液

   E. 门冬胰岛素注射液

63. 属于速效胰岛素/胰岛素类似物是

64. 属于双胰岛素类似物的是

65. 属于长效胰岛素类似物是

[66－69]

   A. 吡格列酮   B. 阿卡波糖

   C. 格列齐特   D. 达格列净

   E. 格列本脲

66. 与心肌、血管平滑肌细胞的 SUR2A 和 SUR2B 等受体结合，对缺血心肌可能有害的药物是

67. 配合饮食控制用于 2 型糖尿病，降低糖耐量异常者餐后血糖的药物是

68. 有一定的 PPAR－α 激动作用，故有心脏的不良反应的药物是

69. 常见不良反应为生殖泌尿道感染，还可降低血压、减轻体重的药物是

[70－72]

   A. 前庭神经毒性

   B. 血小板减少

   C. 灰婴综合征

   D. 神经－肌肉接头阻滞作用

   E. 低血糖

70. 庆大霉素等氨基苷类不可快速静脉滴注给药，以避免的不良反应是

71. 米诺环素是因为哪个不良反应不用于脑膜炎感染的治疗

72. 新生儿、哺乳期、妊娠期禁用氯霉素是因其可引发

[73－77]

   A. 磺胺甲噁唑   B. 磷霉素

   C. 青霉素   D. 万古霉素

   E. 异烟肼

73. 作用于 PBPs，影响细胞壁黏肽合成的药物是

74. 可与催化肽聚糖合成的磷酸烯醇丙酮酸转移酶不可逆性结合，抑制细菌细胞壁早期的合成而发挥抗菌作用的药

物是

75. 与细胞壁前体肽聚糖形成复合物，干扰甘氨酸五肽连接，抑制细胞壁合成的药物是

76. 阻碍细菌细胞壁中磷酯和分枝菌酸合成的药物是

77. 作用于二氢叶酸合成酶，干扰叶酸合成第一步的药物是

[78-80]
  A. 氨曲南   B. 亚胺培南
  C. 万古霉素   D. 甲硝唑
  E. 利福平

78. 对革兰阳性菌、革兰阴性菌、需氧菌、厌氧菌，包括产 ESBL 菌株均有很强的抗菌活性的药物是

79. 仅对需氧革兰阴性菌有效，与青霉素类没有交叉过敏反应，可用于青霉素、头孢菌素过敏替代的药物是

80. 对厌氧菌具有强大抗菌作用，对所有的需氧菌无抗菌活性，为肠道和肠外阿米巴病治疗的药物是

[81-83]
  A. 三氯苯达唑   B. 乙胺嗪
  C. 氨苯砜   D. 呋喃嘧酮
  E. 伊维菌素

81. 6 岁及以上儿童、成人用于人肝吸虫病的治疗的药物是

82. 用于治疗班氏丝虫、马来丝虫和罗阿丝虫感染的药物是

83. 与二氢叶酸还原酶抑制剂合用，起双重阻断作用的药物是

[84-86]
  A. 使用 β 受体拮抗剂治疗
  B. 使用糖皮质激素治疗
  C. 使用肾上腺素治疗
  D. 使用泼尼松龙治疗
  E. 使用抗组胺药治疗

84. 免疫检查点抑制剂引起的甲状腺功能

亢进症状，缓解措施是

85. 免疫检查点抑制剂引起伴有疼痛甲状腺炎，缓解措施是

86. 免疫相关肝炎通常发生于治疗后 8 ~ 12 周，缓解措施需

[87-89]
  A. 复方氨基酸注射液 9AA
  B. 复方氨基酸注射液 6AA
  C. 赖氨酸注射液
  D. 丙氨酰谷氨酸注射液
  E. 组氨酸

87. 对婴儿属于必需氨基酸的是

88. 用于颅脑损伤的氨基酸制剂

89. 属于免疫调节型氨基酸注射液的是

[90-94]
  A. 促性腺激素释放激素类似物
  B. 促性腺激素
  C. 退乳药
  D. 抗早产药
  E. 阴道杀精药

90. 戈那瑞林属于

91. 硫酸镁属于

92. 绒促性素属于

93. 壬苯醇醚属于

94. 溴隐亭属于

[95-97]
  A. 麻黄碱   B. 羟甲唑啉
  C. 西替利嗪   D. 复方薄荷油
  E. 西地碘

95. 属于 H_1 受体拮抗剂，可用于季节性鼻炎的药物是

96. 属于鼻黏膜保护的药物是

97. 属于咽喉部用药的是

[98-100]
  A. 聚维酮碘   B. 维 A 酸
  C. 硼酸   D. 过氧乙酸
  E. 曲安奈德

98. 治疗最初几周，可能出现红斑、灼

痛、瘙痒、干燥或脱屑等皮肤刺激现象，对阳光敏感者不宜应用

99. 抑制磷酸酯酶 A 的活性，从而抑制多种炎性介质生成的药物是

100. 为酸性强氧化性消毒药，遇有机物生成新生态的氧，能杀灭病毒、细菌、真菌、芽孢的药物是

三、综合分析选择题（共 10 题，每题 1 分，题目分若干组，每组题目基同一个临床情景、病例、实例或案例背景信息遂题展开，每题的备选项中，只有 1 个最符合题意）

[101－103]

患者，男，71 岁。因时感左下腹痛、腹泻、黏液脓血便、里急后重、排便紧迫感等症状就诊。经医生诊断为溃疡性结肠炎，给予柳氮磺吡啶治疗。

101. 不属于柳氮磺吡啶作用特点的是

A. 柳氮磺吡啶是美沙拉秦通过偶氮键与磺胺吡啶相连而构成

B. 柳氮磺吡啶的活性成分是美沙拉秦

C. 作用机制与叶酸代谢有关

D. 导致细胞内叶酸缺乏，并促发与治疗相关的巨幼细胞贫血

E. 使用者禁用叶酸

102. 柳氮磺吡啶罕见但后果严重的不良反应是

A. 过敏反应，如皮疹

B. 粒细胞缺乏

C. 肝炎

D. 胰腺炎

E. 肺炎

103. 柳氮磺吡啶用药禁忌证不包括

A. 妊娠期和哺乳期禁用

B. 新生儿及 2 岁以下儿童禁用

C. 对磺胺及水杨酸过敏者禁用

D. 肠梗阻或泌尿系梗阻者禁用

E. 急性间歇性卟啉症患者禁用

[104－106]

患者，男，85 岁。因睡前发现一侧肢体无力、麻木，说话不清到医院就诊。TC 6.35mmol/L，TG 2.83mmol/L，LDL 3.95mmol/L；经检查为高胆固醇血症，轻度脑卒中。

104. 除了多吃蔬菜、水果、豆类外，患者应首选的降 LDL 药物是

A. 非诺贝特　　B. 阿昔莫司

C. 普罗布考　　D. 考来烯胺

E. 辛伐他汀

105. 所选药物的作用特点为

A. 其为开环羟基酸型

B. 脂溶性，口服吸收率低

C. 晨起空腹口服

D. 可用于高脂血症、冠心病，但不能用于脑卒中的防治

E. 很少透过血－脑屏障

106. 本类药物典型的不良反应是

A. 血小板减少症

B. 干咳

C. 肌毒性

D. 肾毒性

E. 甲状腺功能亢进症

[107－110]

患者，男，68 岁。糖尿病史 15 年，轻度心功能不全；长期使用二甲双胍口服 500mg，bid；近期疲乏无力，视力模糊，经测定空腹血糖 8.4mmol/L，医嘱添加格列齐特改善病情。

107. 磺酰脲类降糖的作用靶点是

A. SUR1 受体

B. PPAR－γ 受体

C. SGLT－2

D. DPP－4

E. GLP－1 受体

108. 不属于磺酰脲作用特点的是
    A. 单独使用二甲双胍治疗而血糖仍未达标，可加用促胰岛素分泌剂
    B. 磺酰脲类为促胰岛素分泌药
    C. 格列齐特对心肌 SUR2A 受体的结合力高
    D. 格列齐特对心肌可能无影响或影响很小
    E. 病程较长，且空腹血糖较高者可选用格列齐特

109. 磺酰脲类药的不良反应不包括
    A. 最常见的不良反应为低血糖，减量即可消失
    B. 体重轻度增加
    C. 血液系统常见粒细胞计数减少、血小板减少症
    D. 常见口腔金属味
    E. 极罕见乳酸性血症

110. 磺酰脲类促胰岛素分泌药的注意事项是
    A. 酗酒者禁用
    B. 长期使用可引起维生素 B_{12} 缺乏
    C. 每 2 ~ 3 年监测一次血清维生素 B_{12} 水平
    D. 磺酰脲类疗效不佳可换用瑞格列奈
    E. 禁用于 1 型糖尿病，用药期间遇到应激状态，如发热、昏迷、感染和外科手术时，必须换成胰岛素治疗

四、多项选择题（共 10 题，每题 1 分。每题的备选项中，有 2 个或 3 个以上符合题意，错选或少选均不得分）

111. 可用于脑功能改善，治疗阿尔茨海默病的药物有
    A. 吡拉西坦   B. 石杉碱甲
    C. 利斯的明   D. 苯海索
    E. 多奈哌齐

112. 关于抗心律失常药物的叙述，下面说法正确的是
    A. 索他洛尔抑制多种钾通道，β受体阻滞作用为普萘洛尔的 1/3
    B. 胺碘酮肺毒性起病隐匿，在常用维持剂量下很少发生肺纤维化
    C. 利多卡因对短动作电位时程的心房肌无效，仅用于室性心律失常
    D. 普鲁卡因胺长期使用可致狼疮样综合征，已很少使用
    E. 维拉帕米作用于 T 型钙通道，可致负性肌力作用

113. 关于抗甲状腺药作用的比较，正确的有
    A. 卡比马唑疗效和安全性优于其他硫脲类
    B. 甲巯咪唑作用较丙硫氧嘧啶强
    C. 丙硫氧嘧啶及甲巯咪唑不易通过胎盘并能经乳汁分泌
    D. 卡比马唑在体内水解，游离出甲巯咪唑后才能起效，故作用开始较慢，不适用于甲状腺危象治疗
    E. β受体拮抗剂对甲亢症状产生作用，可用于治疗甲状腺危象

114. 特立帕肽作用特点包括
    A. 是唯一被批准的甲状旁腺激素 PTH 形式上市药物，适用于有骨折高发风险的绝经后妇女骨质疏松症的治疗
    B. 每天一次注射本品可通过优先刺激成骨细胞活性，增加新骨在松质骨和皮质骨表面的积聚
    C. 本品总治疗的最长时间为12 个月
    D. 患者终身仅可接受一次为期12 个月的治疗
    E. 能瞬时提高血钙水平，禁用于高钙血症患者

115. 影响胞浆膜通透性的抗菌药物有

A. 两性霉素　　　　B. 多黏菌素

C. 来氟米特　　　　D. 特比萘芬

E. 伊曲康唑

116. 细菌发生耐药性的机制是

    A. 产生钝化酶或乙酰基转移酶等灭活酶

    B. 细菌细胞壁通透性改变

    C. 加强主动外排系统

    D. 靶位组成部位的改变

    E. 代谢拮抗物的增加

117. 在肝脏代谢较慢，口服有效的雌激素是

    A. 雌二醇　　　　B. 雌三醇

    C. 炔雌醇　　　　D. 己烯雌酚

    E. 尼尔雌醇

118. 紫杉醇类过敏反应的应对措施为

    A. 应在治疗前 12h 及 6h 口服地塞米松 20mg

    B. 治疗前 30～60min 肌内注射苯海拉明 50mg

    C. 治疗前 30～60min 静脉注射西咪替丁 300mg 或雷尼替丁 50mg 预防过敏反应

    D. 不应接触聚氯乙烯塑料

    E. 口服洛哌丁胺治疗

119. 溴隐停可用于治疗的是

    A. 帕金森病　　　B. 高泌乳素血症

    C. 消化道溃疡　　D. 肢端肥大症

    E. 运动障碍

120. 使用白癜风治疗药物增加色素时，不宜食用含呋喃香豆素类的食物有

    A. 胡萝卜　　　　B. 芥菜

    C. 香菜　　　　　D. 无花果

    E. 酸橙

冲刺卷一答案精析

一、最佳选择题

1. C。 考查水合氯醛的作用特点。水合氯醛口服或直肠给药均能迅速吸收，在肝脏迅速代谢为有活性的三氯乙醇，并进一步与葡萄糖醛酸结合而失活，**催眠作用温和，大剂量有抗惊厥作用，长期用药可产生依赖性及耐受性；无后遗作用与蓄积性；对消化道可引起恶心、呕吐，大剂量用药可抑制心肌收缩力。**

2. E。 考查抗癫痫药的作用机制。**苯巴比妥与 GABA 受体结合，延长 GABA 介导的氯离子通道开放时间，增加氯离子内流，增强 GABA 作用。**

3. D。 考查抗抑郁药的分类。

抗抑郁药按机制分类	选择性5-羟色胺再摄取抑制剂：氟西汀、帕罗西汀、舍曲林、西酞普兰
	5-HT及去甲肾上腺素再摄取抑制剂（SNRI）：文拉法辛、度洛西汀
	三环类：阿米替林、丙米嗪、氯米帕明、多塞平
	去甲肾上腺素能及特异性5-HT能抗抑郁药：米氮平
	四环类：马普替林
	单胺氧化酶抑制剂：吗氯贝胺

4. A。 考查脑功能改善药依达拉奉的作用特点。依达拉奉是我国自主研究的一类新药，存在脑保护的作用，具有清除自由基的功效，能够改善脑部代谢，对于缺血性脑血管病起到一定的改善作用。

5. A。 考查治疗缺血性脑血管病药的作用特点。尼麦角林具有较强的 α 受体拮抗作用和血管扩张作用；主要用于急、慢性脑血管疾病和代谢性脑供血不足，如脑动脉硬化、脑血栓形成、脑栓塞、短暂性脑缺血发作。

6. E。 考查阿片类镇痛药的依赖性。使用阿片类镇痛药可致生理或心理依赖性，突然停药可出现戒断症状。双相类药，如布托啡诺、喷他佐辛等症状较轻，可待因、右丙氧芬等较难成瘾，强阿片类包括哌替啶、芬太尼等成瘾性较常见。

7. C。 考查抗帕金森病药的作用特点。左旋多巴为多巴胺（DA）的前体物质，其本身并无药理活性。左旋多巴可通过血－脑脊液屏障，脱羧转化为 DA，可补充脑内 DA 的缺乏，使多巴胺和乙酰胆碱两种递质重新取得平衡，达到治疗目的。帕金森病对症治疗最有效的药物是左旋多巴，对轻症和年轻患者疗效较好，重度或老年人则较差。

8. A。 考查抗痛风药的作用机制。促进尿酸排泄药如丙磺舒、苯溴马隆可抑制近端肾小管对尿酸盐的重吸收，使尿酸排出增加，降低血尿酸。B 选项为别嘌醇的作用机制，C 和 D 选项为秋水仙碱的作用机制，E 选项为痛风的病理。

9. B。 考查平喘药按照治疗目的的分类。控制症状类药物，即每日需要使用并长时间维持应用的药物。如吸入性肾上腺皮质激素，全身性肾上腺皮质激素，白三烯调节剂（LTRA），缓释茶碱，抗IgE 单克隆抗体。

10. E。 考查 β_2 受体激动剂的不良反应特点。高剂量 β_2 肾上腺素受体激动剂可能会引起低钾血症，具有造成心律不齐的可能，尤其是联用洋地黄类药物的患者。

11. A。 考查胃黏膜保护药的作用特点。BCDE 选项均为胃黏膜保护药的作用特点，只是 A 选项形成保护层的条件不正确；胃黏膜保护药应在酸性环境中形成弥散性的保护层覆盖于溃疡面。

12. A。考查屈他维林的作用特点。**屈他维林是人工合成的罂粟碱衍生物，只有针对胆道和泌尿系统平滑肌痉挛的适应证，无心血管痉挛方面的适应证。**

13. E。考查消化道促分泌药的药理作用与作用机制。促分泌药有鲁比前列酮和利那洛肽。鲁比前列酮是前列腺素 E_1 衍生物，可选择性激活位于肠上皮细胞顶膜的 2 型氯离子通道，使肠液分泌增加，疏松粪便，从而加快排便频率，改变粪便性状，减轻排便费力感。利那洛肽为 14 个氨基酸组成的多肽，可结合和激活肠上皮细胞 GC - C 受体，使细胞内和细胞外环磷酸鸟苷（cGMP）的浓度显著升高，增加氯化物和碳酸氢盐的分泌并加速肠道蠕动；不建议在妊娠期间使用。

14. A。考查便秘治疗药的应用特点。刺激性泻药作用强而迅速，目前不主张老年患者长期服用，建议仅作为补救措施，短期或间断性使用。

15. A。考查 β 受体拮抗剂的作用特点。**β 受体拮抗剂可阻滞 β 肾上腺素能受体，降低交感神经效应，从而减慢窦性节律**，减慢心房和房室结的传导，延长房室结的功能性不应期，因此可用于治疗心律失常。

16. E。考查 ACEI 的药动学特点。**除卡托普利的半衰期较短，需一日给药 2～3 次外，多数 ACEI 可一日给药 1 次**，对于使用依那普利、贝那普利和雷米普利较大剂量的患者，可一日分 2 次给药，以维持 24h 的有效作用。**许多 ACEI 是含酯的前药，虽活性减少 100～1000 倍，但口服生物利用度提高。多数 ACEI 的起效时间在 1h，作用时间可以维持 24h，大部分 ACEI 及其代谢产物主要经肾排泄**，故肾功能异常时要调小剂量或禁止使用。

17. D。考查硝酸酯类抗心绞痛药的作用特点。硝酸酯类药物增加 NO 量，使细胞内环磷酸鸟苷（cGMP）升高，可舒张血管。舒张血管可增加缺血区域的血流量，增加心肌膜下区域血液供应，减少心肌耗氧量，改善心绞痛症状；舒张血管可引起搏动性头痛等不良反应。

18. C。考查调血脂药的作用机制。**他汀类与 HMG - CoA 具有相似的结构，可与 HMG - CoA 竞争 HMG - CoA 还原酶（限速酶），通过竞争性抑制 HMG - CoA 还原酶，使内源性 CH 合成受阻，血浆 CH 浓度降低。** A 选项为普罗布考的作用机制，B 选项为考来烯胺的作用机制，D 选项为依折麦布的作用机制，E 选项为贝丁酸类的作用机制。

19. E。考查强心苷的作用特点和不良反应特点。地高辛不能单凭药物浓度来判定是否中毒，因地高辛浓度在中毒与非中毒时的临床表现十分相似。

20. D。考查沙库巴曲的作用机制。沙库巴曲为脑啡肽酶抑制剂。沙库巴曲缬沙坦钠通过抑制脑啡肽酶减少心钠肽水解，增强心脏保护作用，又通过缬沙坦阻断血管紧张素 Ⅱ 的 1 型受体（AT_1），抑制血管紧张素 Ⅱ 作用，在心力衰竭患者中沙库巴曲缬沙坦钠可产生心血管和肾脏作用。

21. C。考查维生素 K 拮抗剂的作用特点。C 选项中华法林是消旋体，由 S - 华法林和 R - 华法林组成，**前者的抗凝作用约是后者的 5 倍**。

22. E。考查抗凝血药的作用特点。低分子肝素主要通过抗凝血因子 X a 发挥作用；华法林有致畸性；**低分子肝素不会通过胎盘，为妊娠期首选的抗凝药**；普通肝素和低分子肝素均不会在乳汁中积聚，哺乳期妇女可以使用。

23. D。考查达比加群酯的作用特点。达比加群酯上市之初，没有特效的解救药，即使补充新鲜的凝血因子也不能逆转。现在**达比加群酯的解救药——依达赛珠单抗已经面世**，可用于解救达比加群酯过量的出血，但该药还未在我国上市。

24. B。考查Ⅱb/Ⅲa受体拮抗剂的作用特点。**替罗非班为Ⅱb/Ⅲa受体拮抗剂，GP Ⅱb/Ⅲa与纤维蛋白原的结合，是多种血小板激活剂导致血小板聚集过程中的最后共同途径**。GP Ⅱb/Ⅲa拮抗剂通过与 GP Ⅱb/Ⅲa 受体结合，抑制血小板聚集，是目前最强的抗血小板药物。

25. D。考查抗出血药的作用特点。**口服维生素 K_1 由胃肠道经小肠淋巴管吸收，用药后吸收良好；甲型血友病替代治疗可增加血浆因子Ⅷ水平，乙型血友病可补充重组人凝血因子Ⅸ水平；酚磺乙胺主要通过降低毛细血管壁的通透性，使毛细血管收缩，促进血小板释放凝血活性物质，缩短凝血时间而止血；艾曲泊帕乙醇胺：是一种口服的、小分子血小板生成素（TPO）受体激动剂**，适用于既往对糖皮质激素、免疫球蛋白等治疗反应不佳的成人；**蛇毒血凝酶可促进纤维蛋白原转化为纤维蛋白，而发挥止血作用**，宜在补充血小板、缺乏凝血因子或输注新鲜血液的基础上应用蛇毒血凝酶。

26. A。考查留钾利尿剂的作用特点。**阿米洛利为留钾利尿药作用最强的药物**，作用强度是氨苯蝶啶的 10 倍。

27. B。考查利尿药的注意事项。呋塞米、托拉塞米、布美他尼、吲达帕胺具有磺酰胺基团，与磺胺药有交叉过敏反应；**对磺胺类药物过敏者可选用依他尼酸**。

28. B。考查生长激素的作用特点。

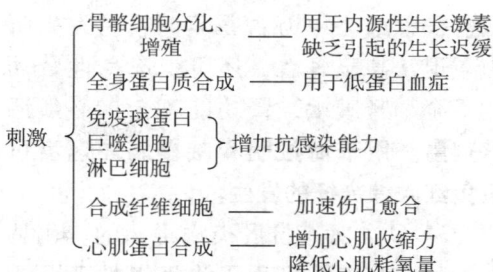

刺激 { 骨骼细胞分化、增殖 —— 用于内源性生长激素缺乏引起的生长迟缓
全身蛋白质合成 —— 用于低蛋白血症
免疫球蛋白 巨噬细胞 淋巴细胞 } 增加抗感染能力
合成纤维细胞 —— 加速伤口愈合
心肌蛋白合成 —— 增加心肌收缩力 降低心肌耗氧量

禁用于骨骺已闭合的儿童。可用于低蛋白血症。

29. E。考查左甲状腺素的作用特点。E选项：**左甲状腺素乳汁分泌甚微，哺乳期妇女服用适量甲状腺素对婴儿无不良影响**。

30. B。考查降钙素的应用特点。降钙素可用于各种骨代谢疾病所致的骨痛，维生素 D 中毒所致的变应性骨炎。**治疗骨质疏松应将其使用时间限制在 6 个月以内**。

31. E。考查青霉素的作用特点。**对繁殖期细菌作用明显**，对静止期细菌影响较小；此外，**在高渗环境中，细菌虽胞壁损伤但仍继续生存，无致病力；而停药后可迅速合成并修补胞壁，恢复致病力。因此，必须保持持续、有效的药物浓度，宜每日分次给药，一般为每隔 6h 给药 1 次**。血浆药物浓度低于最小抑菌浓度时，细菌很快生长，**当血浆药物浓度增加至 4～5 倍 MIC 时，继续增加药物浓度并不能增加抗菌活性**，应延长血浆药物浓度高于 MIC 的持续维持时间；**当%T > MIC 达到 40%～50%，可显示满意的杀菌效果**。

32. C。考查碳青霉烯的作用特点。**碳青霉烯应注意三不：不适用于脑膜炎的治疗，一般不用于治疗社区获得性感染，更不宜用于预防用药**。

33. B。考查万古霉素的作用特点。万古霉素主要以原型经肾排泄，大剂量、长疗程、老年患者或肾功能不全者使用万古霉素或去甲万古霉素时，易发生听力减退，甚至耳聋，还可引起急性肾功能不全、肾衰竭，**肾功能不全者必须调整剂量**。用苯海拉明和减慢滴注速度可避免红人综合征的发生。

34. C。考查抗肝炎病毒药的应用特点。**替诺福韦酯可用于治疗慢性乙肝成人和大于 12 岁的儿童患者，对于妊娠期间首次诊断慢性乙肝患者也可应用。**聚乙二醇干扰素 α2a 为公认治疗慢性乙肝的重要药物，但妊娠、哺乳期应避免使用；利巴韦林对呼吸道引起的肺炎、支气管炎、慢性丙肝都有疗效，但孕妇禁用；索磷布韦为聚合酶抑制剂，可使丙肝的治愈率达到 98%；奥司他韦为抗流感病毒药。

35. A。考查抗原虫药的作用特点。葡萄糖酸锑钠为五价锑化合物，必须还原成三价锑才能发挥作用，对利什曼原虫产生抑制作用，**用于黑热病病因治疗**。硝基咪唑类有抗滴虫、抗阿米巴原虫作用；氯硝柳胺为驱绦虫药。

36. B。考查依托泊苷的适应证。**依托泊苷的化疗指数较高，对单核细胞白血病有效，完全缓解率也高；对小细胞肺癌有显著疗效，为小细胞肺癌化疗首选药**。

37. E。考查 PDE–5 抑制剂的作用特点、不良反应和禁忌证。PDE–5 抑制剂的典型不良反应和禁忌有：①低血压：推荐剂量下血压会有下降，表现为头痛、面部潮红、消化不良、鼻塞和眩晕；②阴茎异常勃起；③视觉障碍和眼症状：**蓝绿色分辨不清，光感增强，多见于使用西地那非的患者**，而他达拉非或伐地那非的使用者则很少见。

38. D。考查治疗干眼症药的特点。玻璃酸钠是**高分子聚合材料，属润滑类的人工泪液**，缓解干眼症造成的眼表组织损伤。D 选项中的促进角膜上皮细胞再生为治疗干眼症的细胞因子类药物的药理作用。

39. E。考查过氧苯甲酰的用药注意事项。**ABCD 均为过氧苯甲酰的用药注意事项，用药期间用药部位配合一定光照，提高皮肤的光敏反应为增色素药的药理作用，过氧苯甲酰用药期间应避免用药部位过度日光照晒**。

40. D。考查皮肤抗真菌药的作用机制。皮肤抗真菌药**可抑制氧化酶和过氧化酶的活性，导致过氧化氢在细胞内过度聚积，引起真菌亚细胞结构变性和细胞坏死。ABCE 为正确选项**。

二、配伍选择题

[41–42] **B、D**。考查解热镇痛药的应用特点。**儿童常用的退热药为对乙酰氨基酚、布洛芬，两种药物对于儿童发热较为安全有效。2 个月以上婴幼儿可使用对乙酰氨基酚，6 个月以上婴幼儿可使用布洛芬。双氯芬酸起效迅速，可用于痛经及拔牙后止痛**。

[43–47] **D、A、B、C、E**。考查消化系统药物按作用机制的分类。**钾竞争性酸抑制剂（P–CABs）**，能够对质子泵产生可逆性的抑制作用的有伏诺拉生、瑞伐拉生和替戈拉生。伏诺拉生首个获批的适应证是反流性食管炎。质子泵抑制剂（PPI）代表药物有奥美拉唑、兰索拉唑、泮托拉唑、雷贝拉唑、艾司奥美拉唑（即埃索美拉唑）、艾普拉唑和右兰索拉唑等。H_2 受体拮抗剂有西咪替丁、雷尼替丁、法莫替丁、尼沙替丁、罗沙替丁和拉呋替丁等。阿片受体激动剂有洛哌丁胺、复方地芬诺酯，**地芬诺酯是哌替啶的衍生物，对肠道作用类似吗啡**。

[48–52] **B、D、C、E、A**。考查抗心律失常药的作用特点。**索他洛尔延长动作电位时程，兼有Ⅱ类的抗心律失**

常药的 β 受体拮抗作用，用于室上性、室性心律失常；钾通道开放药有尼可地尔；普鲁卡因胺为 I a 类适度阻滞钠通道，长期使用可致狼疮样综合征的抗心律失常药；胺碘酮含碘量高，长期应用的主要副作用为甲状腺功能改变，应定期检查甲状腺功能；非二氢吡啶类钙通道阻滞剂选择性地作用于 L - 型钙通道，通过减慢房室结传导速度，减低窦房结自律性从而减慢心率，此作用是钙通道阻滞剂治疗室上性心动过速的理论基础。

[53-55] A、B、C。考查抗凝血药过量出血的对应措施和作用特点。①抗凝血药过量引起出血的对应措施：肝素过量可用鱼精蛋白对抗；华法林、阿司匹林过量可用维生素 K 对抗。②链激酶为纤溶酶原激活剂，可促使纤维蛋白分解引起出血，应用抗纤维蛋白溶解药氨基己酸、氨甲环酸保护纤维蛋白不被分解，对抗纤溶酶原激活剂引起的出血。

[56-58] C、B、E。考查泌尿系统药物的作用特点。甘露醇为渗透性利尿药，可**提高血浆渗透压**，导致组织内（包括眼、脑、脑脊液等）水分进入血管内，从而**减轻组织水肿**。特拉唑嗪为第二代 α_1 受体拮抗剂，选择性不高，治疗前列腺增生所致的异常排尿症状时，对外周血管平滑肌上的 α_1 受体也有拮抗作用，从而引起直立性低血压。**5α - 还原酶抑制剂**（如非那雄胺）降低前列腺内 DHT 的含量，并**可使增生的前列腺体积缩小，缓解良性前列腺增生（BPH）的临床症状**；常见不良反应是**性欲减退、阳痿**、射精量减少；偶见男性乳房女性化、睾丸痛、皮疹和唇肿胀。

[59-62] B、C、D、E。考查抗糖皮质激素的应用特点。糖皮质激素**不是在抗菌的基础上发挥抗炎作用的**，而是抑制炎性反应和免疫反应，降低机体防御功能；应用糖皮质激素前，必须权衡利弊。要合理用药，先采用局部而非全身用药，并在尽可能短的时间内应用最低有效剂量；只有在危及生命的情况下才可应用大剂量糖皮质激素。如**严重中毒性感染及各种休克可采用大剂量短期疗法，需长期用药的慢性病如肾病综合征、顽固性支气管哮喘选用一般剂量长期疗法**；如为内源性激素分泌不足，需每日给予生理需要量，一般感染不要应用糖皮质激素。

[63-65] C、E、D。考查甲状腺激素类药和抗甲状腺药的作用特点。**甲巯咪唑可引起胰岛素自身免疫综合征**，诱发产生胰岛素自身抗体，使分泌的胰岛素与抗体结合，导致胰岛素降糖作用减弱，血糖升高，进一步刺激胰岛素分泌，待餐后血糖降低时，结合状态的胰岛素与抗体分离，再诱发低血糖。**丙硫氧嘧啶可引起中性粒细胞胞浆抗体相关性血管炎**，肾脏受累多见。左甲状腺素过量可引起甲亢，心血管病患者慎用。

[66-69] E、D、A、C。考查降糖药的作用特点。**α - 葡萄糖苷酶抑制剂有阿卡波糖、伏格列波糖和米格列醇，在小肠上部通过竞争性抑制 α - 葡萄糖苷酶的活性而减慢淀粉等多糖分解为双糖和单糖，延缓单糖的吸收，降低餐后血糖**。**二甲双胍作用于肠道，抑制肠壁细胞摄取葡萄糖，提高胰高血糖素样肽 - 1（GLP - 1）水平**；作用于肝脏，抑制糖异生；作用于外周组织改善肌糖原合成。PPAR - γ 主要存在于脂肪组织、胰岛 β 细胞、血管内皮、巨噬细胞和中枢神经系统中，**罗格列酮激活 PPAR - γ 受体可降血糖，尤其适用于胰岛素抵抗者**。DPP - 4 抑制剂包括西格列汀、沙格列汀、维格列汀、利格列汀和阿格列汀，通过抑制 DPP - 4 而减少 GLP - 1 在体内的失活，

使内源性 GLP-1 的水平升高；**增强胰岛素分泌，抑制胰高血糖素分泌，并能减少肝葡萄糖的合成，使血糖水平降低，还可中效、稳定地降低糖化血红蛋白。**

［70-74］B、A、D、E、C。考查抗菌药的作用机制。阿奇霉素为大环内酯类药物，可与细菌核糖体 50S 亚单位结合，阻断肽链延伸过程，终止细菌蛋白质合成。氨基糖苷类**抑制细菌蛋白质合成包括：①在起始阶段；②在肽链延伸阶段；③在终止阶段。对繁殖期、静止期的细菌均有杀菌作用。**氟喹诺酮类干扰细菌 DNA 回旋酶或拓扑异构酶Ⅳ，影响 DNA 的合成；利福平**抑制敏感菌 DNA 依赖性 RNA 多聚酶，阻碍 mRNA 合成。多黏菌素与革兰阴性杆菌细胞膜上的磷酸基结合，**致细胞膜通透性增加，细菌膨胀、溶解死亡；具有中和内毒素作用。

［75-79］A、B、C、D、E。考查抗菌药物的作用特点。**碳青霉烯类与丙戊酸钠合用时，可促使丙戊酸钠代谢，导致其血药浓度降低至有效浓度以下；氨基糖苷类在碱性环境中作用增强；**大环内酯类广泛分布于除脑组织和脑脊液外的各种组织和体液中；利奈唑胺具有轻度可逆的、非选择性的单胺氧化酶抑制剂作用，不仅在血液供应丰富的组织中有高浓度，在血管分布少的组织也同样具有高浓度；四环素与多价阳离子（铝离子、钙离子、铁离子和镁离子）同时使用时，会与这些阳离子螯合，吸收降低，**四环素类与钙离子形成的螯合物在体内呈黄色，引起牙釉质发育障碍和变黄，且有致畸作用。**

［80-81］D、B。考查抗菌药物的作用特点。**头霉素类包括头孢西丁、头孢美唑、头孢米诺，与头孢菌素结构相似，抗菌谱、抗菌活性与第二代头孢菌**素相同，对大多数超广谱 β-内酰胺酶稳定，且对厌氧菌具有抗菌活性；复方磺胺甲噁唑为**目前治疗肺孢子菌病的首选药物。**

［82-85］E、D、A、B。考查抗寄生虫药的作用特点。双碘喹啉用于治疗轻型或无明显症状的阿米巴痢疾，治愈率约为 80%；对肠内阿米巴、无症状的肠阿米巴（带包囊状态）可为首选。三苯双脒为广谱肠道驱虫药，用于治疗钩虫（尤其是美洲钩虫）、蛔虫感染。甲苯咪唑和阿苯达唑是治疗蛔虫病、蛲虫病、钩虫病和鞭虫病的首选药，少数病例特别是蛔虫感染较严重的患者服用甲苯咪唑后可引起蛔虫游走，造成腹痛或吐蛔虫，甚至引起窒息。**吡喹酮类广谱抗血吸虫药，可用于牛肉、猪肉绦虫病的治疗。**

［86-89］B、A、D、C。考查抗癌药的不良反应。顺铂典型不良反应**为恶心、呕吐、肾毒性和耳毒性，**骨髓功能抑制相对较轻，**常用于非小细胞肺癌等实体瘤；**卡铂骨髓抑制比顺铂严重，奥沙利铂有严重的神经毒性。长春碱类：包括长春新碱、长春碱、长春地辛、长春瑞滨，本类药**静脉注射后浓集于神经细胞较血细胞多，故外周神经毒性重。**糖皮质激素可升高甲氨蝶呤血浆浓度而加重毒性反应，甲氨蝶呤与糖皮质激素长期大量合用，可引起膀胱移行细胞癌。西妥昔单抗治疗者约有 80% 以上可引起皮肤反应，主要症状为粉刺样皮疹，其次为指甲病。

［90-91］C、D。考查抗过敏药的作用机理。肥大细胞稳定剂也称过敏反应介质阻滞剂，代表药物是**色甘酸钠、曲尼司特、酮替芬、奥洛他定，**后两者也兼属于抗组胺药。血栓素 A_2 不仅可以引起支气管收缩以及气道高反应性，还

可引起咳嗽以及黏液高分泌等，塞曲司特为血栓素 A_2 受体拮抗剂，能有效地拮抗血栓素 A_2 的上述作用，因此可用于支气管哮喘及咳嗽、多痰等症状的治疗。

[92－96] C、D、B、E、A。考查调节糖类、盐类、酸碱平衡调节药与营养药的作用特点。（1）二磷酸果糖用于心肌缺血引起的各种症状的急救，因半衰期极短，滴速过快，应关注不良反应。（2）乳酸钠静脉滴注用于代谢性酸中毒，碱化体液或尿液。（3）冲调好的肠内营养粉应该立即服用或加盖冰箱保存，在 24h 内服完。贮存于阴凉、干燥处，不用放冰箱冷藏，一旦打开，粉剂应该在 3 周内用完。（4）肠内营养乳剂为有以下症状的糖尿病患者提供全部营养：咀嚼和吞咽障碍、食道梗阻、中风后意识丧失、恶病质、厌食或疾病康复期、糖尿病合并营养不良，也可用于其他糖尿病患者补充营养。（5）复方氨基酸注射液（9AA）用于急、慢性肾功能不全患者的肠外营养支持。

[97－98] B、A。考查生殖系统用药、性激素及生育用药的作用特点。多巴胺受体激动剂如溴隐亭、甲麦角林，它们能刺激丘脑下部泌乳素抑制因子（多巴胺）的释放，直接抑制腺垂体合成和释放泌乳素，使血清泌乳素浓度下降，乳汁分泌减少甚至停止，既可用于产后退乳，也可防治乳溢症、高泌乳素血症引起的男性性功能低下，同时也是抗帕金森病药。促性腺激素释放激素类似物代表药物：戈那瑞林、亮丙瑞林、曲普瑞林、丙氨瑞林，可用于鉴别诊断男性或女性由于下丘脑或垂体功能低下所引起的生育障碍，性腺萎缩性的性腺功能不足、乳溢性闭经、原发和继发性闭经、绝经和早熟绝经、垂体肿瘤、垂体的器官损伤和事实上的下丘脑功能障碍等。在正常经期的卵泡期给药，应做好避孕措施。

[99－100] B、D。考查皮肤病用药的作用特点。林旦为皮肤寄生虫与感染治疗药，家庭成员、集体宿舍成员密切接触者应同时接受治疗。糖皮质激素制剂可抑制磷酸酯酶 A 的活性，从而抑制多种炎性介质的生成，长期大面积外用强效、超强效糖皮质激素如丙酸氯倍他索，可发生系统性不良反应，如库欣综合征；任何外用激素制剂均不应长期、大面积使用，尤其是强效及超强效者。

三、综合分析选择题

[101－103] B、B、A。考查祛痰、平喘药的作用特点。101 题中 ACDE 选项为正确作用特点，可分解黏蛋白、糖蛋白多肽链上二硫键，使分子变小为黏液稀释剂羧甲司坦的作用机制。102 题，异丙托溴铵为阿托品衍生物，M 胆碱受体拮抗剂，可选择性拮抗迷走神经的 M_3 受体。C 选项为茶碱类药的作用特点，D 选项为抗过敏药的作用特点，E 选项为沙丁胺醇的作用特点。103 题 A 选项中布地奈德属于强效肾上腺糖支质激素，BCDE 为正确选项。

[104－106] E、B、C。考查 β 受体拮抗剂的作用特点。104 题，β 受体拮抗剂对心脏、血管、支气管、代谢、肾素和眼等都有作用，当交感神经兴奋（运动或情绪紧张、激动）时，可使 $β_1$ 受体兴奋，心跳加快，故 β 受体拮抗剂对多种原因引起的室上性和室性心律失常均有效，尤其适用于运动或情绪紧张、激动所致的心律失常。105 题，普萘洛尔具有脂溶性，易进入中枢神经，导致神经系统不良反应。106 题，长期应用者突然停药可发生反跳现象，即原有的症状加重或出现新的表现，应逐步停药；作为二级预防，降低心肌梗死死亡率。

［107－110］C、A、E、C。107题，考查青霉素的适应证。青霉素与氨基糖苷类联合应用治疗草绿色链球菌引起的心内膜炎，但不能在同一容器中混合。108题，考查青霉素的作用机制。青霉素干扰细菌细胞壁合成，为繁殖期杀菌药。109题，考查青霉素的不良反应特点。典型不良反应：（1）过敏反应：严重的过敏性休克（Ⅰ型），血清病型反应（Ⅲ型），溶血性贫血（Ⅱ型）。应对措施：①用药前要询问过敏史；②**无论何种给药途径（口服、肌内或静脉）均应用250～500U/ml青霉素类原药做皮试，20min后观察结果，皮试阳性者禁用**。（2）大剂量应用青霉素类钠盐易致高血钠，大剂量应用青霉素类钾盐易致高血钾。（3）大剂量可致青霉素脑病，多见于婴儿、老年人。（4）大剂量可干扰凝血机制，导致出血倾向。（5）长期、大剂量可引起二重感染。（6）大剂量用于螺旋体感染时可致吉海反应（赫氏反应）。110题，考查青霉素的用药注意事项。**青霉素静滴溶剂应选择0.9%氯化钠注射液**，单剂量容积为50～200ml，静滴时间不宜超过1h。

四、多项选择题

111. ABCE。考查解热镇痛药的药理作用。**COX－2抑制剂对预防结直肠癌有一定作用**。ABCE均为解热镇痛药的药理作用特点。

112. ABCDE。考查血管紧张素转换酶抑制剂的作用机制。ACEI的作用机制和特点：多数为内酯型前药，需在肝开环才能产生作用。（1）可**抑制循环系统转换酶**，减少血管紧张素Ⅱ的生成，同时**抑制缓激肽的水解**，导致血管舒张，增加肾血流量，**醛固酮分泌减少**，达到降压的目的。（2）改善左心功能，**降低血管僵硬程度**。（3）药物可通过胎盘进

入胎儿体内，妊娠妇女应禁用。

113. ABDE。考查促凝血药的凝血机制。**维生素K是肝脏合成四种凝血因子（Ⅱ、Ⅶ、Ⅸ、Ⅹ）必不可少的辅因子**。

114. ABDE。考查抗风湿药的分类。常用慢作用抗风湿药如下。（1）甲氨蝶呤（MTX）：本药抑制细胞内二氢叶酸还原酶，使嘌呤合成受抑，同时具抗炎作用。（2）柳氮磺吡啶：为磺胺类抗菌药。属口服不易吸收的磺胺药。（3）来氟米特：主要抑制合成嘧啶的二氢乳清酸脱氢酶，使活化淋巴细胞的生长受抑。（4）羟氯喹和氯喹：**抗疟药本身具有抗炎、调节免疫等作用**。（5）双醋瑞因：**为骨关节炎IL－1的重要抑制剂。英夫利西单抗为抗风湿的生物制剂**。

115. ABC。考查左甲状腺素的适应证。①治疗非毒性的甲状腺肿（甲状腺功能正常）；②**甲状腺肿切除术后服用**，以预防甲状腺肿复发；③治疗各种原因引起的甲状腺功能减退；④甲状腺功能亢进症患者，药物治疗甲状腺功能正常时联合应用本药；⑤甲状腺癌甲状腺切除术后；⑥用于甲状腺抑制实验。

116. ABD。考查抗骨质疏松药的分类。①钙剂（如碳酸钙）、维生素D及其**活性代谢物（如骨化三醇、阿法骨化醇）**可促进骨的矿化，对抑制骨的吸收、促进骨的形成也起作用。②抑制骨吸收药：**包括双膦酸盐类、替勃龙、雌激素类、依普黄酮、雷洛昔芬、降钙素**等。③刺激骨形成药：包括氟制剂、甲状旁腺激素、生长激素、骨生长因子等。

117. ABCE。考查抗癌药的作用机制。（1）影响DNA结构和功能；（2）干扰核酸生物合成；（3）干扰转录过程和阻止RNA合成；（4）抑制蛋白质合成与功能；（5）**调节体内激素平衡及靶向抗肿瘤作用**。

118. ABCD。考查磺胺药的相互作用特点。选项 ABCD 四个药都有磺酰胺结构，与磺胺药都有交叉过敏反应。乙胺嘧啶虽然可抑制二氢叶酸还原酶，但不具有磺酰胺结构，与磺胺药没有交叉过敏反应。

119. ACDE。考查引产药的分类。选项 ACDE 的药物均能用于催产和引产；麦角新碱、甲麦角新碱，对子宫平滑肌有选择性兴奋作用，可增强宫缩，**不仅对子宫底，而且对子宫颈部都有很强的收缩作用，主要用于产后子宫出血或子宫复原不佳，不适用于催产或引产。**

120. ABCD。考查皮肤及外用药的使用方法。**用药部位一旦出现刺激症状，或有红肿、皮肤瘙痒等反应，应立即停药**，清洗患处后，到医院就诊。ABCD 都是皮肤外用药正确的用法。

冲刺卷二答案精析

一、最佳选择题

1. D。考查地西泮的用药注意事项。①本品**可透过胎盘屏障**，在妊娠初期3个月内有增加胎儿致畸的危险；②嗜酒者半衰期延长，吸烟者半衰期明显缩短，**镇静作用减弱**；③呼吸困难的重症肌无力者病情加重；④不应连续滴注，癫痫持续状态除外；⑤静注可引起静脉血栓或静脉炎，静注速度过快可引起呼吸暂停、低血压、心动过缓或心跳停止；⑥与茶水或咖啡同服可发生药理性拮抗作用，疗效降低。

2. A。考查苯妥英钠的作用特点。产生抗癫痫作用时，不引起中枢神经系统的全面抑制。苯妥英钠**口服吸收较缓慢**，刺激性大，不宜肌内注射，**血浆蛋白结合率高**，主要在肝脏内代谢。苯妥英钠为肝药酶诱导剂，可加速与这些酶有关的药物代谢。**苯妥英钠体内消除属非线性动力学**，当血浓低时按一级动力学消除，血浓高时按零级动力学消除。

3. D。考查抗抑郁药的作用特点。抗抑郁药的个体化治疗。抗抑郁药的应用因人而异，须全面考虑患者症状特点、年龄、躯体状况、药物的耐受性、有无合并症，予以个体化合理用药。使用抗抑郁药时，应从小剂量开始，逐增剂量，尽可能采用最小有效量，使不良反应减至最少，以提高服药依从性。倘若患者的经济条件允许，最好使用每日服用1次、不良反应轻微、起效较快的新型抗抑郁药，如**5－HT再摄取抑制剂氟西汀、帕罗西汀、舍曲林**等。抗抑郁药起效缓慢，大多数药物起效需要一定的时间，并且需要足够长的疗程，一般4~6周方

显效，在足量足疗程后仍无疗效，可考虑换药；长期服用需停药时，应采用逐步减量然后终止的方法。对难治性抑郁（经过2种或多种抗抑郁药足量足疗程治疗后无明显疗效）可以联合用药以增加疗效。

4. E。考查治疗缺血性脑血管病药的应用特点。①倍他司汀属于H_1受体激动剂，在临床主要用于内耳眩晕症。②丁苯酞主要用于治疗轻、中度急性缺血性脑卒中。③尼麦角林主要用于急、慢性脑血管疾病。

5. C。考查镇痛药物合理用药原则。镇痛药物使用原则。①口服给药，尽可能避免创伤性给药，尤其是强阿片类药；②"按时"给药而不是"按需"给药；③按阶梯给药：**轻度疼痛首选非甾体类抗炎药，中度疼痛选弱阿片类，重度疼痛选强阿片类**；弱阿片类：可待因、双氢可待因，强阿片类：吗啡、哌替啶、芬太尼；阿片类药物无"天花板效应"，但可产生耐受，需适当增加剂量克服耐受现象；④用药应剂量个体化。不应对药量限制过严，导致用量不足，影响疗效。

6. E。考查抗帕金森病药的作用特点。ABCD均为治疗帕金森病药的作用特点，E选项**单胺氧化酶抑制剂（MAOI）司来吉兰可提高多巴胺的活性**；苯海索为中枢抗胆碱能药，中枢抗胆碱作用强，外周抗胆碱作用弱，主要通过部分阻断中枢纹状体胆碱受体，明显抑制相对过高的乙酰胆碱作用，同时抑制突触间隙中多巴胺的再摄取，改善帕金森病症状。

7. E。考查抗精神病药不良反应。第

一代抗精神病药物，如氯丙嗪、氟哌啶醇、奋乃静等最常见引起静坐不能、震颤等锥体外系不良反应，体重增加及糖脂代谢异常等代谢综合征的症状目前是第二代抗精神病药物常见的不良反应。抗精神病药物也可引起泌乳素升高，进一步导致月经紊乱、性激素水平异常及性功能异常；抗精神病药诱发癫痫发作，第一代氯丙嗪风险最高，氟哌啶醇风险最低。抗精神病药可诱发癫痫发作，属于第一代的氯丙嗪风险最高，氟哌啶醇风险最低。

8. D。考查非布司他的作用及应用特点。非布司他同类药物（别嘌醇）可抑制黄嘌呤氧化酶，非布司他与硫唑嘌呤或巯嘌呤同服会使巯嘌呤的血药浓度升高，从而导致其骨髓抑制等不良反应增强；因此非布司他禁用于正在接受硫唑嘌呤或巯嘌呤治疗的患者。

9. E。考查中枢性镇咳药的典型不良反应和禁忌。乙醇及其他中枢系统抑制剂可增强中枢性镇咳药的中枢抑制（镇静）作用，故用药期间不宜饮酒。患者重复使用中枢性镇咳药可产生耐药性，久用有成瘾性，中枢性镇咳药通常可透过胎盘屏障，使胎儿成瘾，引起新生儿的戒断症状，妊娠期妇女禁用。哺乳期妇女慎用，1 岁以下儿童禁用。

10. A。考查质子泵抑制剂作用特点。PPI 为前药，在壁细胞微管的酸性环境中，经酸催化转换为活性形式，即亚磺酰胺的活性形式，然后通过二硫键与质子泵 H^+、K^+ - ATP 酶的巯基呈不可逆性的结合，形成亚磺酰胺与质子泵的复合物，对基础胃酸分泌和各种刺激因素引起的胃酸分泌均有很强的抑制作用；遇酸会快速分解，粉针不能用酸性葡萄糖溶解，辅料中添加了氢氧化钠稀释后的溶液 pH 在 9 ~ 10 之间，才能保证 PPI

不降解和变色；右兰索拉唑对氯吡格雷的影响是所有 PPI 中最小的；具有引起高胃泌素血症风险。

11. B。考查解痉代表药。选择解痉药山莨菪碱，通过拮抗 M 受体，解除平滑肌痉挛，缓解和消除胃肠平滑肌痉挛所致的绞痛。多潘立酮、替加色罗、莫沙必利为促胃肠动力药，与抗胆碱药作用相反，可加重绞痛症状；溴吡斯的明可通过胆碱能神经作用增强，使骨骼肌收缩，用于重症肌无力。

12. A。考查曲美布汀作用特点。曲美布汀可使胃排空功能减弱得到改善，还可使胃肠功能亢进得到抑制。

13. D。考查泻药分类。润滑性泻药：甘油、液体石蜡、多库酯钠等；多库酯钠为一种阴离子表面活性剂，口服后基本不吸收，适用于慢性功能性便秘。

14. D。考查聚乙二醇 4000 作用特点。聚乙二醇为渗透性泻药，本品极少吸收，可在哺乳期服用；是便秘患儿的一线治疗药物。小肠或结肠疾病患者禁用，如炎症性肠病、肠梗阻、中毒性巨结肠或肠扭转等，因本品含有山梨醇，果糖不能耐受的便秘患儿禁用。

15. E。考查 β 受体拮抗剂作用特点。β 受体拮抗剂可分为非选择性 β 受体拮抗剂、选择性 $β_1$ 受体拮抗剂和 α、β 受体拮抗剂。β 受体拮抗剂对正常人血压影响不明显，而对高血压患者具有降压作用；拮抗支气管平滑肌的 $β_2$ 受体，引起支气管平滑肌收缩，这一作用对正常人作用弱，对支气管哮喘者作用强，因此支气管哮喘者禁用 β 受体拮抗剂。人类肝糖原分解与 α 和 $β_2$ 受体都有关系，β 受体拮抗剂一般不影响正常人的血糖水平，也不影响胰岛素的降糖作用，但是可以延缓应用胰岛素的低血糖恢复，掩盖低血糖症状。非选择性 β 受体拮抗剂影响脂肪代谢，增加患冠状动脉粥样硬化性心脏病的风险，对血脂作用较弱。

16. B。考查 ARB 药代药动学特点。ACDE 均为正确选项，B 选项中的厄贝沙坦，轻、中度肝功能损害者无需调整剂量，可以使用。

17. E。考查他汀类作用特点。E 选项他汀类正确的不良反应是所有他汀类均有肝毒性；ABCD 均为正确选项。

18. C。考查伊伐布雷定的作用靶点。伊伐布雷定是一种单纯降低心率的药物，特异性对窦房结起作用。

19. B。考查沙库巴曲缬沙坦的严重不良反应。其常见不良反应为低血压、高钾血症、咳嗽、头晕；严重不良反应为血管性水肿，禁止与 ACEI 合用。

20. E。考查华法林应用特点。为避免手术引起出血的不良反应，华法林择期手术者需停药 7 日。

21. D。考查普通肝素与低分子肝素异同点。肝素和低分子肝素都通过增强抗凝血酶Ⅲ的活性发挥抗凝作用，作用靶点相同，都不是单一成分，普通肝素经肾消除，低分子肝素大部分是经肝消除，妊娠首选低分子肝素，那屈肝素钙皮下注射吸收快而多，不建议在妊娠期间使用；鱼精蛋白不太容易使低分子肝素失活。

22. A。考查溶栓药的作用特点。阿替普酶治疗心肌梗死在 6h 以内，采取 **90min 加速给药法**；治疗肺栓塞时，剂量 100mg，持续 2h 静脉滴注；治疗急性缺血性脑卒中应在症状发作后的 **3h 内开始**。BCDE 均为正确选项。

23. B。考查达比加群酯相互作用特点。达比加群酯为 P - 糖蛋白载体 P - gp 的底物，P - 糖蛋白作用可受到奎尼丁的抑制，故应用期间不能与奎尼丁、胺碘酮合用，可使达比加群酯血浆浓度提高约 50%，出血风险增加。

24. D。考查抗血小板药的作用特点。双嘧达莫通过刺激血小板、上皮细胞和红细胞摄取周围腺苷，刺激血小板的腺苷酸环化酶，使血小板内环磷酸腺苷（cAMP）增多，血小板聚集受到抑制。目前，双嘧达莫常用于肾病综合征的抗凝治疗。ABCE 选项为不同抗血小板药的作用特点。

25. A。考查抗贫血药叶酸作用特点。叶酸是一种水溶性维生素，因绿叶中含量十分丰富而得名，进入人体的叶酸在二氢叶酸还原酶作用下转变为二氢叶酸，进而转化为四氢叶酸。CDE 为叶酸的作用特点。

26. E。考查中效利尿药的作用特点。E 选项可作为基础降压药，用于高尿钙症的治疗。ABCD 为中效利尿药的作用特点。

27. D。考查渗透性利尿作用特点。该类药物具有以下特点：①静脉注射后不易通过毛细血管进入组织；②在体内不被代谢，但能迅速提高血浆渗透压；③无药理活性；④很容易从肾小球滤过；⑤在肾小管内不被重吸收，能提高肾小管内渗透压。

28. C。考查治疗膀胱过度活动症作用靶点。膀胱中 M_3 受体兴奋是目前已知唯一直接参与膀胱收缩的重要受体，M 受体拮抗剂抑制逼尿肌不自主收缩，从而改善膀胱储尿功能。

29. D。考查抗甲状腺素药硫脲类的作用机制。硫脲类药丙硫氧嘧啶抑制甲状腺过氧化物酶活性，抑制碘化物形成活性碘，抑制甲状腺激素生成。

30. D。考查胰岛素的作用特点。不正确的是 D 选项，可致脂肪萎缩与肥厚为使用纯度不高动物胰岛素引起，改用高纯度人胰岛素后可使局部脂肪萎缩恢复正常。**ABCE 为胰岛素的作用特点**。

31. D。考查青霉素临床应用。青霉素可用于螺旋体感染：梅毒、钩端螺旋体病、回归热；大剂量使用。

32. A。考查氯霉素不良反应。氯霉素可降低线粒体内膜上铁螯合酶的活性，抑制血红蛋白的合成，骨髓中红细胞内空泡形成而引起严重的骨髓抑制、再生障碍性贫血，可透过血 - 胎盘屏障引起灰婴综合征等严重不良反应。

33. C。考查替加环素的作用特点。替加环素为一新型四环素类药。通过与**核糖体 30S 亚单位结合而抑制细菌蛋白质合成**。具有广谱抗菌活性，革兰阳性菌、革兰阴性菌和厌氧菌，但对铜绿假单胞菌无抗菌活性；替加环素为抑菌剂。可致牙齿永久性变色（黄色 - 灰色 - 棕色），8 岁以下儿童禁用。

34. D。考查抗病毒药的作用机制。奥司他韦是前药，活性代谢产物奥司他韦羧酸盐是强效的选择性的**甲型和乙型流感病毒神经氨酸酶抑制剂**。

35. C。考查广谱驱肠虫药的作用机制。广谱驱肠虫药**左旋咪唑**为四咪唑的左旋体，可选择性地抑制虫体肌肉中的**琥珀酸脱氢酶**，使延胡索酸不能还原为琥珀酸，从而影响虫体肌肉的无氧代谢，减少能量产生，同时当虫体与之接触时，**能使神经 - 肌肉去极化，肌肉发生持续收缩而致麻痹**，有利于虫体的排出。左旋咪唑还有免疫调节和免疫兴奋功能。

36. C。考查甲氨蝶呤的作用特点。甲氨蝶呤大剂量引起中毒时可用亚叶酸钙解救；未准备好解救药亚叶酸钙，未充分进行液体补充或碱化尿液时，禁用大剂量。大剂量疗法应住院，并随时监测血浆药物浓度，**滴注时间不宜超过 6h**。

37. E。考查毛果芸香碱的作用特点。毛果芸香碱为 **M 受体激动剂**，引起缩瞳，缩瞳引起前房角间隙扩大，房水易回流，眼压下降，并有睫状肌收缩，悬韧带松弛，使晶状体屈光度增加，故视近物清楚，看远物模糊，调节痉挛等作用。可用于治疗原发性青光眼，包括急、慢性闭角型青光眼、开角型青光眼、继发性青光眼等。如出现出汗、流涎、恶心、呕吐、腹泻等毒性反应可用 **M 受体拮抗剂阿托品对抗**。

38. A。考查皮肤感染治疗药作用特点。莫匹罗星是由荧光假单胞菌培养液产生的代谢物——假单胞菌 A。可逆性地与异亮氨酸转移 RNA 合成酶结合，阻止异亮氨酸渗入，终止细胞内含异亮氨酸的蛋白质合成而起作用；为外用抗生素，常称"百多邦"。

39. D。考查皮肤寄生虫感染治疗药物。过氧苯甲酰为强氧化剂，有杀菌除臭作用，为炎症痤疮首选的外用抗菌用药。

40. E。考查增色素药的作用特点。使用增色素药甲氧沙林，并配合一定光照，可提高皮肤的光敏反应，对白癜风有一定治疗作用。

二、配伍选择题

[41 - 42] **B、D**。考查来氟米特、别嘌醇作用机制。来氟米特主要抑制合成嘧啶的二氢乳清酸脱氢酶，使活化淋巴细胞的生长受抑。别嘌醇为嘌呤氧化酶（XOR）抑制剂，阻止嘌呤代谢为尿酸，降血尿酸和尿酸水平，尤其适用于血尿酸和 24 小时尿尿酸过高者。

[43 - 47] **D、A、B、C、E**。考查消化系统药物按作用机制的分类。利那洛肽为 14 个氨基酸组成的多肽，是鸟苷酸环化酶激动剂；甲氧氯普胺兼有中枢和外周多巴胺 D_2 受体抑制作用；消旋卡多曲为脑啡肽酶抑制剂，口服作用于外周脑啡肽酶，不影响中枢神经系统脑啡

肽酶活性，有快速抗腹泻作用；莫沙必利为选择性 5－HT_4 受体激动剂；昂丹司琼为 5－HT_3 受体拮抗剂。

［48－50］D、A、E。考查抗高血压药的相互作用特点。**卡托普利与保钾利尿剂、钾盐或含高钾的低盐替代品合用，可加重 ACEI 引起的高钾血症，故应避免联合；卡托普利的严重不良反应为血管神经性水肿，应对措施为停用药物，迅速皮下注射肾上腺素；普萘洛尔与单胺氧化酶抑制剂合用，可致极度低血压。**

［51－52］D、C。考查抗高血压药的分类。**二氢吡啶类 CCB** 有硝苯地平、氨氯地平、非洛地平、拉西地平、尼卡地平、尼群地平等，**肾素抑制剂包括阿利吉仑。**

［53－55］A、B、C。考查抗血栓药作用特点。（1）**达比加群酯目前是直接凝血酶抑制剂中唯一可口服的**，水蛭素、重组水蛭素、比伐卢定和阿加曲班也属于直接凝血酶抑制剂，但需注射给药。（2）维生素 K 拮抗剂（VKA）如华法林与维生素 K 可逆性竞争，阻碍维生素 K 循环，进而影响 Ⅱ、Ⅶ、Ⅸ、Ⅹ 因子的羧化过程，4 个因子将停留在无凝血活性的前体阶段。（3）利伐沙班、阿哌沙班、艾多沙班、贝曲沙班均属于口服直接因子Ⅹa 抑制剂，奥米沙班是注射给药的直接因子Ⅹa 抑制剂。

［56－58］D、B、E。考查利尿药作用特点。**直立性低血压是 α_1肾上腺素受体拮抗剂最严重的不良反应；性欲减退、阳痿、射精量减少是 5α 还原酶抑制剂常见的不良反应；奥昔布宁具有较强的抗胆碱作用，代谢产物也活性高，对唾液腺具有很强的选择性，因此具有较严重的抗胆碱不良反应：口干、便秘、头痛、视物模糊**；A 选项是氨苯蝶啶的不良反应；C 选项是右旋糖酐铁注射液主要的不

良反应。

［59－60］D、B。考查下丘脑－垂体激素的作用特点。**醋酸去氨加压素对神经垂体功能不足引起的中枢性尿崩症具有良好的抑制作用，禁用于习惯性或精神性烦渴症者；生长抑素可减少胰腺的内分泌和外分泌，用于预防和治疗胰腺外科手术后并发症。**

［61－64］A、B、D、E。考查糖皮质激素作用特点。糖皮质激素的作用时间与抑制下丘脑－垂体－肾上腺轴有关，**泼尼松可抑制下丘脑－垂体－肾上腺轴（HPA 轴）约 36h 之久，地塞米松则更长，可达 72h。**停用激素后，下丘脑－垂体－肾上腺轴恢复到正常状态需较长时间，**垂体分泌 ACTH 的功能需经 3～5 个月才恢复，而肾上腺皮质对 ACTH 起反应功能的恢复需 6～9 个月或更久；故停药易缓慢，停用糖皮质激素时应逐渐减量，不宜骤停，以免复发或出现肾上腺皮质功能不足症状。**

［65－68］E、C、A、D。考查降糖药的应用特点。**格列喹酮对心肌 SUR2A 的结合力低，对心肌可能无影响，适用于轻、中度肾功能不全者；**②二肽基肽酶－4 抑制剂（西格列汀）适用于合并慢性肾脏病或低血糖风险特别高的患者；③瑞格列奈主要经肝代谢，仅有不到 **10% 由肾脏排泄，无肾脏功能不全者使用的禁忌，在体内无蓄积，瑞格列奈能安全用于慢性肾脏病患者；**④钠－葡萄糖协同转运蛋白 2（SGLT－2）抑制剂为达格列净、恩格列净和卡格列净。可促进肾脏对葡萄糖的排泄，因此可轻度降低 2 型糖尿病患者升高的血糖水平，降糖作用弱效，中度肾功能不全的患者可以减量使用；重度肾功能不全患者因降糖效果显著下降不建议使用。

［69－71］A、C、E。考查抗骨质疏

松药的作用特点。抑制骨吸收药有双磷酸盐类、雌激素类如替勃隆等，阿仑膦酸钠是第三代氨基双膦酸盐类骨代谢调节剂，在骨内的半衰期长，约 10 年以上。帕米膦酸二钠是第二代钙代谢调节药，其抑制骨吸收作用比氯屈膦酸二钠强 10 倍，比依替膦酸二钠强 100 倍，本品最大的优点是作用更为持久和抑制新骨形成作用极低；可长期滞留于骨组织中，半衰期最长可达 300 日。唑来膦酸用于治疗骨质疏松可每年一次静脉给药，通常连续治疗三年后停药。静脉给药，输注时间应在 15min 以上。

［72－74］A、C、B。考查大环内酯类药物的用药特点。红霉素不耐酸，在胃中易被破坏，适宜在肠内吸收，一般服用其肠溶片或酯化物，为肝药酶抑制剂；但阿奇霉素缓释混悬液应空腹服用。克拉霉素缓释片剂应与食物同服。

［75－79］B、A、D、E、C。考查抗菌药的不良反应。磺胺类药物可使葡萄糖－6－磷酸脱氢酶缺乏者发生溶血。利奈唑胺用药超过 1 周，引起血小板减少，用药超过 2 周会引起白细胞计数减少，应每周进行全血细胞计数检查，可能发生假膜性结肠炎、乳酸性酸中毒，可能出现视力损害。万古霉素快速滴注时可出现血压降低，甚至心跳骤停，上部躯体发红、胸背部肌肉痉挛的不良反应，为红颈综合征或红人综合征。大环内酯类药物（如红霉素）的主要不良反应有消化道反应，如呕吐、腹胀、腹痛、腹泻；还可引起肝毒性，常见于用药后十日；静注速度过快可致心脏毒性，如老年人可致尖端扭转型心动过速，老年人还可致耳聋。氨基糖苷类药物（如链霉素）的典型不良反应：耳毒性、肾毒性、神经－肌肉阻断作用和过敏反应；氨基糖苷类的肾毒性通常是可逆的，但

耳毒性不可逆。

［80－84］A、B、C、D、E。考查抗癌药物的作用机制。80 题为 A 选项免疫检查点抑制剂纳武利尤单抗的作用机制。81 题为 B 选项单克隆抗体的作用机制，曲妥珠单抗主要用于人表皮生长因子受体－2 过度表达的转移性乳腺癌，贝伐珠单抗主要用于转移性结直肠癌和晚期、转移性或复发性非小细胞肺癌。82 题为 C 选项酪氨酸激酶抑制剂的作用机制。83 题为 D 选项紫杉醇类药的作用机制。84 题为 E 选项蒽环类药的作用机制。

［85－86］A、C。考查维生素的适应证。烟酸缺乏—粗糙皮病；维生素 A 缺乏—夜盲症；维生素 B_1 缺乏—脚气病；维生素 C 缺乏—坏血病；叶酸、维生素 B_{12} 缺乏—贫血。治疗早产儿、新生儿低凝血酶原血症可选用维生素 K。

［87－90］E、D、A、B。考查女性临床用药的作用特点。妊娠早期不要使用己烯雌酚，全身用药可能导致胎儿畸形，阴道用药也应注意。孕激素中黄体酮口服后迅速经胃肠道吸收，在肝脏内很快失活，故以往不能口服；近来已有经微粒化后的产品，可以口服，但生物利用度很低，仅为 2%，可用于月经不调、先兆性流产。聚甲酚磺醛是一种高酸性物质，在阴道内可杀死多种病原微生物，如厌氧菌、滴虫和念珠菌，又能维持阴道酸性环境。溴隐亭为多巴胺受体激动药，小剂量时激动突触前膜 D_3 受体，能刺激丘脑下部泌乳素抑制因子（多巴胺）的释放，使垂体催乳激素及生长激素释放减少；既可用于产后退乳，也可防治乳溢症；还可用于肢端肥大症的辅助治疗。甲羟孕酮用于月经不调，注射剂可作为长效避孕药，还可用于绝经后的乳腺癌及子宫内膜癌等。

［91－93］D、A、B。考查避孕药的

作用特点。**去氧孕烯为强效孕激素，其孕激素活性较炔诺酮强 18 倍、较炔诺孕酮强 1 倍**；常与炔雌醇组成复方制剂口服避孕。**孕二烯酮为迄今孕激素作用最强而使用剂量最低的一种避孕药，其孕激素活性为左炔诺孕酮的 2 倍。双炔失碳酯为具有抗着床作用的避孕药，并无孕激素活性，其雌激素活性为炔雌醇的 1/36。**孕激素作用由强到弱的排序：孕二烯酮＞左炔诺孕酮＝去氧孕烯＞炔诺孕酮＞炔诺酮

[**94－97**]D、C、E、B。考查皮肤科的用药禁忌。**12 岁以下儿童禁用甲氧沙林；5 岁以下儿童慎用制霉菌素；2 岁以下儿童慎用特比萘芬；阿莫罗芬禁用于儿童，尤其是婴幼儿。**

[**98－100**]A、B、E。考查皮肤用药的作用特点。**桃金娘油为纤毛激动药与黏液促排药**，用于鼻炎和支气管炎的治疗；**氯己定为双胍类表面活性剂型杀菌药**，用于鼻炎的治疗；**度米芬系季铵盐类阳离子型表面活性剂**，属于广谱杀菌药，用于咽喉炎和扁桃体炎的治疗。

三、综合分析选择题

[**101－103**]B、B、A。考查平喘药的作用和特点。101 题，**短效 β_2 受体激动剂有沙丁胺醇和特布他林，平喘作用维持 4～6h，是缓解轻、中度急性哮喘症状的首选药。**102 题，**半胱氨酰白三烯为哮喘发病机制的重要强效炎症介质之一，白三烯受体拮抗剂能诱导炎症细胞凋亡，抑制炎症介质释放，显著改善哮喘炎症指标；适用于哮喘的长期治疗和预防，包括预防白天和夜间的哮喘症状。**A、C 选项为 H_1 受体拮抗剂的平喘原理，D 选项为曲尼司特的平喘原理，E 选项为糖皮质激素的平喘原理。103 题，**沙美特罗用于长期常规治疗哮喘的可逆性呼吸道阻塞和慢性支气管炎。还可用于须常规使**用支气管扩张剂的患者，以及预防夜间哮喘发作或控制日间哮喘的不稳定（如运动前或接触致敏原前）。

[**104－106**]B、D、C。考查氯吡格雷的作用特点。104 题中的 B 选项，**ADP 能引起血小板聚集，P2Y12 是 ADP 诱导血小板聚集反应中最重要的受体，抑制 P2Y12 受体可抗 ADP 介导的血小板聚集。**A 选项为阿司匹林的药理作用，C 选项为替罗非班的药理作用，D 选项为西洛他唑的药理作用，E 选项为双嘧达莫的药理作用。105 题中的各选项为氯吡格雷的药代动力学共性特点，患者在相同的用药过程中若表现出药物**抗血小板作用不足**，有可能是因为患者是**氯吡格雷慢代谢者**，目前通过 CYP2C19 基因型检测评估患者是否慢代谢者已经普遍开展。106 题，**奥美拉唑是 CYP2C19 酶抑制剂，合用降低疗效；**西咪替丁是 CYP3A4 酶抑制剂，合用对氯吡格雷影响不大；如疗效不佳，75 岁以上患者不适合增加剂量；**与阿司匹林合用可增加疗效。**

[**107－108**]D、A。考查青霉素的适应证和碳青霉烯类药物的作用特点。**青霉素类可用于 G^+ 菌引起的感染，包括肺炎；四环素类对 G^+ 菌作用强于阴性菌，但弱于青霉素；酰胺醇类对 G^+ 菌作用低于四环素；氨基苷和喹诺酮类对 G^- 菌作用强。碳青霉烯类药物对 $\beta-$ 内酰胺酶高度稳定，与青霉素和头孢无交叉耐药性，为强的 $\beta-$ 内酰胺酶稳定剂；**适用于耐药细菌感染和多种细菌的混合感染。

[**109－110**]E、C。考查紧急避孕药的作用特点。109 题，**左炔诺孕酮单方制剂用作紧急避孕药，即在无防护措施或其他避孕方法偶然失误时使用：在房事后 72h 内服一片（粒），如为 0.75mg，需隔 12h 后再服 1 次。**110 题，C 选项是正确选项，**紧急避孕药越早服用越好，**

可在月经周期任何时间服用，不宜作为常规避孕药。ABDE 四个选项均为事后避孕药米非司酮的作用特点。

四、多项选择题

111. ABCDE。考查苯海索的作用特点。苯海索是最常用的抗胆碱能药物。对于年龄在 70 岁以下、有震颤问题困扰、不伴明显运动徐缓及步态障碍的 PD 患者，抗胆碱能药物作为单一疗法最有用。对于经左旋多巴或 DA 治疗后仍有持续性震颤的较晚期 PD 患者也有用。苯海索抗帕金森病的总疗效不及左旋多巴、金刚烷胺。抗胆碱能药物的不良反应较普遍，常限制其应用。现主要用于年轻患者，不能耐受左旋多巴或禁用左旋多巴的患者。

112. ABCE。考查苯溴马隆的作用特点。D 选项为别嘌醇的用药特点。

113. ABCDE。考查白三烯受体拮抗剂的作用特点。选项 ABCDE 均为白三烯受体拮抗剂的作用特点；白三烯受体拮抗剂适用于哮喘的长期治疗和预防，包括预防白天和夜间的哮喘症状，治疗对阿司匹林敏感的哮喘以及预防运动诱发的支气管收缩，减轻过敏性鼻炎引起的症状。

114. ABCDE。考查依折麦布的作用特点。依折麦布和他汀类都能降胆固醇，但作用机制不同；都用于高胆固醇血症，依折麦布的效果仅次于他汀类。不适于或不能耐受他汀类治疗的高胆固醇血症患者，可用依折麦布和他汀类联合应用，具有协同作用。依折麦布可在一日内任何时间服用，可空腹或与食物同时服用。

115. ABD。考查 β – 内酰胺酶抑制剂的代表药物。克拉维酸、舒巴坦、他唑巴坦、阿维巴坦和万巴巴坦（vaborbactam）均为 β – 内酰胺酶抑制剂，其内在抗菌活性极弱。阿维巴坦为非 β – 内酰胺结构可逆 β – 内酰胺酶抑制剂，克拉维酸、舒巴坦、他唑巴坦为不可逆 β – 内酰胺酶抑制剂。

116. AC。考查抗真菌药物的抗菌特点。泊沙康唑、艾沙康唑为抗真菌药，可覆盖毛霉菌属；两性霉素 B 也能用于毛霉病。其余选项中的双碘喹啉可用于治疗轻型或无明显症状的阿米巴痢疾，治愈率约为 80%。对肠内阿米巴、无症状的肠阿米巴（带包囊状态）可为首选药。伯氨喹为抗疟药，葡萄糖酸锑钠为抗利什曼原虫药。

117. ABCD。考查阿昔洛韦的用药注意。静脉滴注给药，每次滴注时间应在 1 小时以上，对更昔洛韦过敏者对本品也过敏，静脉给药可引起肾毒性，用药前应检查肾功能；新生儿不宜以含苯甲醇的稀释液配制滴注液，否则易引起致命性的综合征。本品呈碱性，应尽量避免配伍使用。

118. ABCDE。考查肠外营养药禁忌证。包括：严重氮质血症、肝功能不全、肾衰竭症者，对氨基酸代谢障碍者；过敏者，心衰及酸中毒未纠正者，高氯性酸中毒、肾功能不全及无尿患者。

119. ABE。考查抗组胺药的作用特点。组胺是引起变态反应，尤其是 I 型变态反应的主要递质，通过组织中 4 种亚型的组胺受体（H_1、H_2、H_3 和 H_4）产生不同的病理生理效应，其中 H_1 受体是抗过敏药最主要的作用靶点。抗组胺药新定义为组胺受体反向激动剂，第一代抗组胺药受体选择性差，在产生抗过敏作用的同时，还有抗胆碱、抗 5 – 羟色胺、抗多巴胺作用等缺点，易透过血 – 脑屏障，还有明显的镇静作用；第二代抗组胺药增加了对 H_1 受体的选择性，不易透过血 – 脑屏障，安全性好。

120. ACDE。考查葡萄糖的适应证。

①补充能量和体液，用于各种原因引起的进食不足或大量体液丢失（如呕吐、腹泻等），肠外营养，饥饿性酮症；②低糖血症；③高钾血症；④高渗溶液用作组织脱水药；⑤配制腹膜透析液、极化液，或静脉用药品稀释剂。⑥可用于降低眼内压，一般采用50%注射液20～40ml，快速静脉注射。

冲刺卷三答案精析

一、最佳选择题

1. D。考查镇静催眠药的作用特点。代表药物有：长效（地西泮、夸西泮、氟西泮），中效（氯硝西泮、艾司唑仑、劳拉西泮、替马西泮），短效（三唑仑）。长效药在体内易蓄积，半衰期相对于地西泮短的中、短效不易蓄积，后遗作用小。非苯二氮䓬结构的镇静催眠药佐匹克隆、唑吡坦具较高的镇静催眠特异性，抗惊厥、抗焦虑及肌肉松弛效应弱。长期用药可产生耐药性和依赖性，应交替使用，并尽量避免长期使用同一种药。高速、高空作业者应避免使用。

2. E。考查抗癫痫药的作用机制。卡马西平增强钠通道灭活效能，阻断神经递质释放；可改善内源性 GABA 介导的抑制作用的药物有苯二氮䓬类，左乙拉西坦、非氨酯；丙戊酸钠减少 GABA 代谢和重吸收，增加 GABA 供应；苯妥英钠减少钠内流，产生膜稳定作用，阻滞异常放电向周围正常组织的扩散；乙琥胺抑制钙内流，增加超极化。苯巴比妥延长氯离子通道开放时间，促进氯离子内流，增强 GABA 中枢抑制作用。

3. D。考查抗抑郁药 5-HT 再摄取抑制剂帕罗西汀的作用特点及不良反应。5-HT 再摄取抑制剂的戒断症状是较常见的不良反应，原因是长期服用 SSRI 使脑内 5-HT 受体敏感性下调，突然停服使突触间隙中 5-HT 浓度下降；特别是在半衰期较短的帕罗西汀中最易出现。ABCE 均为帕罗西汀正确的作用特点。

4. A。考查 5-HT 再摄取抑制剂作用特点。氟西汀需停药 5 周才能换用单胺氧化酶抑制剂（吗氯贝胺）。

5. A。考查治疗老年痴呆药的作用特点。胆碱酯酶抑制剂通过抑制胆碱酯酶活性，阻止乙酰胆碱水解，提高脑内乙酰胆碱含量，缓解因胆碱能神经功能缺陷引起的记忆和认知障碍；用于治疗阿尔茨海默症。代表药有：多奈哌齐、石杉碱甲、利斯的明、卡巴拉汀、加兰他敏。

6. E。考查镇痛药的作用特点。镇痛药可分为麻醉性镇痛药、非麻醉性镇痛药及其他机制镇痛药。麻醉性镇痛药通过激动不同的阿片受体（κ、δ、μ），产生不同作用。μ_1 受体兴奋产生镇痛、欣快、依赖性；μ_2 受体兴奋引起呼吸抑制、心动过缓、恶心呕吐；κ 受体兴奋引起镇痛、镇静、抑制呼吸；δ 受体兴奋引起镇痛、血压下降、缩瞳。阿片类镇痛药通过局部与中枢作用可止泻，直接作用于咳嗽中枢而止咳。

7. C。考查抗精神病药的作用特点。阿立哌唑的药理作用与第一代、第二代抗精神病药不同，为 5-HT-DA 系统稳定剂。对突触后多巴胺 D_2 受体具有弱激动作用，DA 活动过高时可以起到下调 DA 活动，治疗精神分裂症阳性症状的作用。

8. A。考查抗痛风药的作用特点。促进尿酸排泄药丙磺舒、苯溴马隆可抑制近端肾小管对尿酸盐的重吸收，使尿酸排出增加，降低血尿酸浓度，可致肾结石，与水杨酸盐和阿司匹林合用可抑制本类药的排酸作用。BCDE 为正确选项。

9. C。考查平喘药按照治疗目的的分类。平喘药根据治疗目的可分为两类：①第一类是控制症状类药物，包括吸入性肾上腺皮质激素（ICS，最有效、最安全），ICS 与长效 β_2 受体激动剂复方制剂（ICS/LABA），全身性肾上腺皮质激素，白三烯调节剂（LTRA），缓释茶碱，抗 IgE 单克隆抗体。②第二类是**缓解症状类药物，又称急救药物**。急性发作时可按需使用，主要通过迅速解除支气管痉挛从而缓解患者哮喘症状，包括速效吸入和短效口服 β_2 受体激动剂（SABA）、ICS 与福莫特罗复方制剂、全身性肾上腺皮质激素、吸入型抗胆碱能药物、短效茶碱。**色甘酸钠为肥大细胞膜稳定剂**，抑制过敏介质释放，用于预防支气管哮喘和过敏性鼻炎，本品起效较慢，需连用数日甚至数周后才起作用，故**对正在发作的哮喘无效**。

10. E。考查 H_2 受体拮抗剂的作用特点。硫糖铝需经胃酸水解后才能发挥作用，而 H_2 受体拮抗剂抑制胃酸分泌，故**联合用药时硫糖铝的疗效可能降低，应避免合用**。ABCD 均为正确作用特点。

11. A。考查胃黏膜保护药的作用特点。BCDE 选项均为胃黏膜保护药的作用特点，只是 A 选项的用药时间为一日 4 次，餐前 1 小时及睡前服用。

12. A。考查促胃肠动力药的作用特点。常用促胃肠动力药大多以**多巴胺受体或 5 - 羟色胺受体 4** 为作用靶点。BCDE 为正确选项。

13. E。考查止吐药的作用特点。止吐药按作用位点分类可包括：抗胆碱能药物（东莨菪碱），抗组胺药（氯丙嗪、苯海拉明），多巴胺受体拮抗剂（甲氧氯普胺、氯丙嗪、氟哌啶醇和氟哌利多），**5 - 羟色胺受体 3（5 - HT$_3$）拮抗剂**（昂丹司琼、格拉司琼、托烷司琼、帕洛诺司琼、雷莫司琼、阿扎司琼），**神经激肽（NK - 1）受体拮抗剂**（阿瑞匹坦），糖皮质激素（地塞米松），苯二氮䓬类（劳

拉西泮、阿普唑仑），以及精神疾病药物（奥氮平）。**奥氮平具有拮抗 5 - HT$_2$ 受体和多巴胺 D$_2$ 受体的作用**，作用靶点应区别于昂丹司琼。

14. A。考查止泻药的分类。**止泻药可分为吸附剂、口服补液盐、抗动力药、抗分泌药和微生态制剂。蒙脱石为吸附剂**；洛哌丁胺、地芬诺酯为抗动力药，与肠壁有高亲和力，可抑制乙酰胆碱和前列腺素释放的为洛哌丁胺，地芬诺酯是哌替啶的衍生物，作用和吗啡相似；消旋卡多曲和次水杨酸铋为抗分泌药。抗动力药和抗分泌药为对症治疗药，不能用作细菌性腹泻的基本治疗药物。

15. A。考查抗心律失常药的作用特点。利多卡因为 I b 类抗心律失常药，可轻度阻滞钠通道，使传导减慢，**异位节律点的自律性降低，对短动作电位里程心房肌无效，仅用于室性心律失常**。

16. E。考查 ACEI 不良反应发生的原理。**ACEI 通过抑制 ACE，减少 Ang II 的生成和升高缓激肽水平**，这两种物质都具有扩张血管、降压作用，可用于治疗高血压，缓激肽同时还是炎症介质。**ACEI 类药物可导致缓激肽、P 物质堆积，引起咳嗽**。

17. A。考查钙拮抗剂作用特点。二氢吡啶类药物能明显舒张血管，主要舒张动脉，对静脉影响较小，而对心脏的作用，如负性频率和负性传导作用较弱；而非二氢吡啶类 CCB 维拉帕米、地尔硫䓬对窦房结和房室结处的钙通道具有选择性，但其扩张血管强度弱于二氢吡啶类 CCB。BC 选项是正确选项。

18. C。考查抗心绞痛药的作用特点。硝酸酯类药物进入机体部分经肝脏代谢后，在血管平滑肌内经谷胱甘肽转移酶催化释放一氧化氮（NO），NO 与巯基相互作用生成亚硝基硫醇，使 cGMA 生成

增多，cGMA 可激活 cGMA 依赖性蛋白激酶，它使钙离子从细胞释放而松弛血管平滑肌，是本类药物主要的作用机制。对血管平滑肌的直接松弛作用，是其主要的作用基础，**此类药以扩张静脉为主**，减低前负荷，兼有轻微的扩张动脉的作用，使心肌耗氧量减少，同时也**可直接扩张冠状动脉，是缓解心绞痛的常用药物**。禁用于对硝酸酯类过敏者、青光眼患者、严重低血压者、**已使用 5 型磷酸二酯酶抑制剂（如西地那非等）者**。

19. E。考查抗心力衰竭药的分类及特点。E 选项**为降三酰甘油的贝丁酸类药，可防止动脉硬化**。ABCD 为抗心力衰竭药。

20. D。考查沙库巴曲的适应证。沙库巴曲为脑啡肽酶抑制剂。沙库巴曲缬沙坦钠通过抑制脑啡肽酶减少利钠肽的水解，增强心脏保护作用，**可用于射血分数降低的慢性心力衰竭（NYHA Ⅱ～Ⅳ级，LVEF≤40%）成人患者，原发性高血压**。A 选项为地高辛的适应证；B 选项为伊伐布雷定的适应证；C 选项为米力农的适应证；E 选项为毛花苷丙的适应证。

21. C。考查维生素 K 拮抗剂的作用特点。C 选项中华法林合用阿司匹林等抗血小板药能产生协同作用。

22. E。考查低分子肝素的应用特点。**低分子肝素不会通过胎盘，为妊娠期首选的抗凝药，但不建议妊娠期间使用那屈肝素钙，老年人有肾脏损害的可能**，因此需要调整用药剂量。

23. D。考查利伐沙班的作用特点。口服**吸收迅速，高剂量时生物利用度和吸收随着剂量增高而下降。显示溶出限制性吸收，这一现象在空腹状态下比饱食更为明显**。利伐沙班血药浓度增加与肾功能减退相关，**肾功能减退患者必要**时可调整用药剂量。可用于择期髋关节或膝关节置换手术的成年患者预防静脉血栓形成，用于治疗成人深静脉血栓形成和肺栓塞。

24. A。考查阿司匹林的用药特点。阿司匹林在不同剂量下有不同的临床应用。≤100mg 剂量的阿司匹林作为抗血小板药使用：①降低急性心肌梗死疑似患者的发病风险；②**预防心肌梗死复发**；③脑卒中的二级预防；④降低短暂性脑缺血发作（TIA）及其继发脑卒中的风险；⑤降低稳定型和不稳定型心绞痛患者的发病风险；⑥动脉外科手术或介入手术后，如经皮冠状动脉腔内成形术（PTCA）、冠状动脉旁路术（CABG）、颈动脉内膜剥离术、动静脉分流术；⑦**预防大手术后深静脉血栓和肺栓塞**；⑧降低心血管危险因素者（冠心病家族史、糖尿病、血脂异常、高血压、肥胖、抽烟史、年龄＞50 岁者）心肌梗死发作的风险；⑨脑卒中急性期。阿司匹林没有强心作用，不能用于心衰的治疗。0.3g 和 0.5g 的大剂量可作为解热镇痛药使用，**用于退热，也用于缓解轻至中度疼痛，如头痛、牙痛、神经痛、肌肉痛、痛经及关节痛等**；属于对症治疗，用于退热连续应用不得超过 3 日，用于止痛不得超过 5 日。2 岁以下儿童服用时可能会发生阿司匹林相关的瑞氏综合征。

25. B。考查抗出血药的作用特点。**卡络磺钠能增强毛细血管对损伤的抵抗力，降低毛细血管的通透性，增强受损毛细血管端的回缩作用，从而缩短止血时间**；适用于因毛细血管损伤所致的出血。由于卡络磺钠**不影响凝血过程，对大出血和动脉出血基本无效**。

26. A。考查保钾利尿剂螺内酯的作用特点。**螺内酯可与醛固酮竞争受体，其活性与醛固酮水平有关**。

27. B。考查袢利尿剂的适应证。袢利尿剂不作为原发性高血压的首选药，高血压危象时，可使用袢利尿剂。原发性高血压可选择噻嗪类或类噻嗪类利尿剂。水肿性疾病：包括心脏性水肿、肾性水肿，尤其是肾性或其他顽固性水肿应用其他利尿药治疗效果不佳时，应用袢利尿剂仍然有效；注射呋塞米能迅速扩张容量血管，使回心血量减少，在利尿作用发生之前即可缓解急性肺水肿；袢利尿剂可增加尿量，减少肾小管萎缩和坏死的发生概率，用于急、慢性肾衰竭。

28. B。考查促皮质素的适应证。促皮质素的适应证与糖皮质激素相似，因起效慢，可用于活动性风湿病、类风湿关节炎、红斑性狼疮等慢性病的治疗。ACDE 选项为生长抑素的适应证。生长激素可促进蛋白质合成，B 选项正确的是用于低蛋白血症。

29. E。考查甲状腺素的作用特点。含铝药物、铁剂和碳酸钙可降低左甲状腺素的作用；ABCD 均为正确选项。

30. B。考查奥利司他的作用特点。奥利司他是长效和强效的特异性胃肠道脂肪酶抑制剂，通过与胃和小肠腔内胃脂肪酶和胰脂肪酶的活性丝氨酸部位形成共价键使酶失活而发挥治疗作用，将食物中的脂肪（主要是三酰甘油）水解为可吸收的游离脂肪酸和单酰基甘油。未消化的三酰甘油不能被身体吸收，从而减少热量摄入，控制体重。

31. B。考查头孢菌素类作用特点。B 选项描述错误，第一代头孢菌素血浆半衰期短，脑脊液浓度低；第二代头孢菌素脑脊液浓度低，头孢呋辛除外；第三代头孢菌素血浆半衰期长，体内分布广，组织穿透力强。A、C、D、E 选项均为头孢菌素类的作用特点。

32. A。考查苄星青霉素的作用特点。天然青霉素有青霉素 G、普鲁卡因青霉素、苄星青霉素，苄星青霉素的半衰期长于青霉素 G，为长效青霉素。BCDE 均为正确选项。

33. B。考查喹诺酮类药物的临床用药注意。环丙沙星与氢氧化铝、乳酸钙同服后，因螯合作用导致喹诺酮类药物口服吸收率降低，如需连用，可先用喹诺酮类药物，24h 后再服用上述阳离子制剂。

34. C。考查抗病毒药的分类。抗流感病毒药有奥司他韦、金刚烷胺和金刚乙胺，阿比多尔为细胞血凝素抑制剂。抗反转录病毒药如蛋白酶抑制剂——茚地那韦；抗肝炎病毒药如——索磷布韦维帕他韦，可治疗慢性丙型肝炎。

35. E。考查抗原虫药作用特点。抗阿米巴药双碘喹啉具有广谱抗微生物作用，其疗效可能与抑制肠内共生性细菌的间接作用有关。因阿米巴的生长繁殖得益于与肠内细菌共生，而本药抑制了肠内共生细菌，从而使肠内阿米巴的生长繁殖出现障碍。本药只对阿米巴滋养体有作用，对包囊无杀灭作用。

36. B。考查抗癌药分类。调节体内激素平衡药可分为抗雌激素类、抗雄激素类、促黄体激素激动剂，常用药品包括：托瑞米芬、他莫昔芬、来曲唑、阿那曲唑、氟他胺、亮丙瑞林、戈舍瑞林等。雌激素受体拮抗剂主要包括他莫昔芬和托瑞米芬。其中，他莫昔芬是目前临床上最常用的内分泌治疗药，主要用于治疗乳腺癌（雌激素受体阳性者，绝经前、后均可使用）、化疗无效的晚期卵巢癌和晚期子宫内膜癌。促黄体激素激动剂戈舍瑞林主要用于可用激素治疗的前列腺癌。

37. E。考查抗早产药作用机制。利

托君为 β₂ 受体激动剂，可激动子宫平滑肌中的 β₂ 受体，抑制子宫平滑肌的收缩频率和强度，减少子宫的活动而延长妊娠期。

38. D。 考查眼部用药的作用特点。α₂ 受体激动剂溴莫尼定可促进房水流出和减少房水形成；**β 受体拮抗剂可用于原发性开角型青光眼**，但有明显副作用，不适合长期使用；曲伏前列素治疗开角型青光眼，用药后眼部颜色发黑，眼的睫毛变长；碳酸酐酶抑制剂布林佐胺减少房水生成。阿柏西普为治疗视网膜黄斑变性药物。

39. E。 考查皮肤寄生虫治疗药的药理作用。治疗疥螨主要是外用药，林旦霜疗效最佳，其次是 10% 克罗米通乳膏、苯甲酸苄酯、5%~10% 硫黄软膏，被公认为特效药。ABCD 选项均为克罗米通的药理作用，E 选项中的**急性渗出性皮肤病禁用克罗米通**。

40. D。 考查外用糖皮质激素的禁忌证。糖皮质激素长期外用，尤其外用强效药者，可引起激素依赖性皮炎，故任何激素都不应长期、大面积使用。ABCE 均为正确选项。

二、配伍选择题

[41-42] B、D。 考查解热镇痛药的应用特点。塞来昔布属于选择性COX-2 抑制剂。花生四烯酸在 COX-2 作用下，催化加氧生成前列腺素 PG，引起发热、炎症和疼痛，**抑制 COX-2 可抑制PG 生成，产生解热、镇痛、抗炎作用**。通常解热镇痛药可用于慢性钝痛，氟比洛芬还可用于内脏疼痛。双醋瑞因、金诺芬为抗风湿药，**金诺芬为含金的口服抗风湿药**，能减少类风湿因子及其抗体形成，抑制前列腺素合成和溶菌酶释放，有与免疫球蛋白补体结合的作用，阻断关节炎的发展。柳氮磺吡啶为肠道抗炎药。

[43-47] D、A、B、C、E。 考查平喘药作用特点。H₁ 受体拮抗剂与 β₂ 受体激动剂联用可有效防止 β₂ 受体发生向下调节；β₂ 受体激动剂：短效 β₂ 受动剂有沙丁胺醇和特布他林，长效 β₂ 受体激动剂有福莫特罗、沙美特罗及丙卡特罗；作用机制主要通过兴奋呼吸道平滑肌和肥大细胞等细胞膜表面的 β₂ 受体，激活腺苷酸环化酶，使细胞内的 cAMP 含量增加，游离 Ca²⁺ 减少，从而松弛支气管平滑肌；M 受体拮抗剂噻托溴铵长期使用可引起龋齿，不推荐 18 岁以下患者使用；白三烯调节剂治疗对阿司匹林敏感的哮喘以及预防运动诱发的支气管收缩，减轻过敏性鼻炎引起的症状；吸入型肾上腺糖皮质激素具有局部抗炎作用强、全身不良反应少的优点，被国内外权威的哮喘诊治指南推荐为治疗哮喘的一线药物。

[48-52] B、D、C、E、A。 考查消化系统药的作用特点。复方地芬诺酯中地芬诺酯是哌替啶的衍生物，对肠道作用类似吗啡，为阿片受体激动剂，直接作用于肠平滑肌，配以抗胆碱药阿托品，协同加强对肠管蠕动的抑制作用；蒽环类如番泻叶长期使用可致结肠黑变病；蒙脱石不溶于水，需要一定量的水形成混悬液，**通常建议每个包装（3g）至少需要 50ml 水稀释**；地衣芽孢杆菌为活菌制剂，但无需冷藏，室温贮藏即可，溶解时水温不宜超过 40℃，避免与抗菌药同服；利福昔明是一个非吸收性的利福霉素类药物，可有效**治疗由非侵袭性大肠埃希菌菌株引起的旅行者腹泻**。

[53-55] E、B、C。 考查肾素血管紧张素作用靶点。ACE 为血管紧张素转换酶抑制剂的作用靶点，缩写为 ACE；AT₁ 为血管紧张素Ⅱ受体抑制剂的作用靶

点；血管紧张素转换酶抑制剂引起干咳与缓激肽、P物质在体内堆积有关。

[56-58] D、B、E。考查利尿药的作用特点。低效利尿药，作用于远曲小管远端和集合管，减少钾的排出，分为两类，一类是醛固酮受体抑制剂，如螺内酯、依普利酮；另一类是 Na^+ 通道阻滞剂，如氨苯蝶啶、阿米洛利。噻嗪类不良反应有电解质紊乱、高血糖和高血脂等。

[59-62] D、A、B、C。考查抗糖皮质激素不良反应特点。

不良反应分类	不良反应症状
早期常见	高血压、**糖尿病**、消化性溃疡、痤疮
持续大剂量应用	**Cushing** 综合征体型、HPA轴抑制、感染、骨坏死、肌病、伤口愈合不良
隐匿或延迟	**骨质疏松症**、皮肤萎缩、白内障、动脉粥样硬化、生长迟滞、脂肪肝
少见及不可预测	**精神病**、假性脑瘤、青光眼、硬膜外脂肪过多症、胰腺炎、过敏性休克、脑静脉血栓形成

[63-65] E、C、D。考查胰岛素分类。短效胰岛素包括重组人胰岛素注射液，也称为普通、常规和中性胰岛素；**门冬胰岛素注射液为速效胰岛素类似物**；中效胰岛素有精蛋白重组人胰岛素、精蛋白人胰岛素、精蛋白锌重组人胰岛素；**长效胰岛素类似物包括甘精胰岛素注射液**。预混人胰岛素：精蛋白重组人胰岛素混合注射液、精蛋白人胰岛素混合注射液；预混胰岛素类似物：门冬胰岛素、精蛋白锌重组赖脯胰岛素混合注射液。近年来双胰岛素类似物也在我国应用，如德谷门冬胰岛素。

[66-69] E、C、A、D。考查口服降糖药的不良反应特点。①**磺酰脲的受体是胰岛B细胞上ATP敏感的钾离子通**道（K^+-ATP通道）的一部分，磺酰脲类药与磺酰脲受体结合可使胰岛B细胞上ATP敏感的钾离子通道分泌胰岛素，产生降糖作用；磺酰脲类药与心肌、血管平滑肌细胞的SUR2A和SUR2B等磺酰脲受体结合，对缺血心肌可能有害，如格列本脲；②α-葡萄糖苷酶抑制剂有阿卡波糖、伏格列波糖和米格列醇，配合饮食控制用于2型糖尿病，降低糖耐量异常者餐后血糖；③胰岛素增敏剂激活PPAR-γ受体可使骨骼肌、肝脏、脂肪组织对胰岛素的敏感性增加，通过增加葡萄糖的利用和减少葡萄糖的生成发挥降糖作用，PPAR-α主要表达于肝脏、心脏、骨骼肌和血管壁，引起不良反应；吡格列酮激活PPAR-γ受体发挥降糖作用，还有一定的PPAR-α激动剂作用，故有心脏的不良反应。④钠-葡萄糖协同转运蛋白2（SGLT-2）抑制剂达格列净的常见不良反应为生殖泌尿道感染，还可降低血压、减轻体重。

[70-72] D、A、C。考查抗菌药不良反应。庆大霉素等氨基苷类不可快速静脉滴注给药，以避免神经-肌肉接头阻滞作用发生，引起呼吸抑制，静脉注射钙盐可对抗肌毒性；米诺环素因前庭神经毒性，不用于脑膜炎感染的治疗；新生儿、哺乳期、妊娠期（尤其妊娠后期）禁用氯霉素，可透过血-胎盘屏障，发生灰婴综合征，儿童可服用无味氯霉素。

[73-77] C、B、D、E、A。考查抗菌药作用机制。青霉素（β内酰胺类）的作用机制是影响细菌细胞壁黏肽合成的最后一步；磷霉素的作用机制是影响细胞壁合成的早期；万古霉素的作用机制是影细菌响细胞壁合成的中间过程；异烟肼的作用机制是阻碍细菌细胞壁中磷酯和分枝菌酸的合成；磺胺类作用于

二氢叶酸合成酶，干扰细菌叶酸合成的第一步。

[78－80] B、A、D。考查抗菌药的抗菌谱。碳青霉烯类抗生素抗菌谱最广，对革兰阳性菌、革兰阴性菌、需氧菌、厌氧菌、包括产 ESBL 菌株均有很强的抗菌活性。氨曲南为窄谱抗菌药，仅对需氧革兰阴性菌有效；氨基苷替代品；氨曲南是唯一与青霉素类、孢菌素类没有交叉过敏反应的 β－内酰胺类药，可用于青霉素、头孢菌素过敏的替代药物。硝基咪唑类甲硝唑、替硝唑、奥硝唑有抗广谱厌氧菌作用，具强大抗菌活性，对所有的需氧菌无抗菌活性，为肠道和肠外阿米巴治疗药。

[81－83] A、B、C。考查抗寄生虫药的适应证。三氯苯达唑适用于 6 岁及以上儿童、成人对肝吸虫病的治疗；乙胺嗪适用于治疗班氏丝虫、马来丝虫和罗阿丝虫感染；氨苯砜为二氢叶酸合成酶抑制剂，与二氢叶酸还原酶抑制剂合用，抗疟原虫起双重阻断作用。

[84－86] A、D、B。考查免疫治疗相关不良反应。免疫检查点抑制剂引起免疫治疗相关不良反应，如果患者表现为甲状腺功能亢进，则需要使用 β 受体拮抗剂；表现为伴有疼痛的甲状腺炎，需要考虑泼尼松龙 0.5mg/kg 治疗。免疫相关肝炎通常发生于治疗后 8～12 周，需使用糖皮质激素治疗；应每周检测 2 次血清转氨酶和总胆红素水平。

[87－89] E、C、D。考查肠外营养药作用特点。组氨酸对婴儿，酪氨酸对于早产儿，半胱氨酸对于早产儿及足月儿都是条件必需氨基酸。用于颅脑损伤的是赖氨酸注射液。谷氨酰胺是一种重要的条件必需氨基酸，静脉用药时将其制成二肽即丙氨酰谷氨酰胺，用于免疫调节型的氨基酸丙氨酰谷氨酰胺注射液，

单独添加。

[90－94] A、D、B、E、C。考查生殖系统用药、性激素及生育用药分类。促性腺激素释放激素类似物代表药物：戈那瑞林、亮丙瑞林、曲普瑞林、丙氨瑞林；抗早产药包括利托君和硫酸镁；促性腺激素代表药品：绒促性素、尿促性素；阴道杀精药有壬苯醇醚；退乳的药物有两类：①多巴胺受体激动药，如溴隐亭、甲麦角林，②雌激素：雌二醇、己烯雌酚。

[95－97] C、D、E。考查耳鼻喉科药物的作用机理。组胺 H_1 受体拮抗药：西替利嗪、氮草斯汀、酮替芬；西替利嗪为第二代抗组胺药，用于季节性及常年性过敏性鼻炎的预防与治疗。鼻黏膜保护药复方薄荷脑滴鼻液（薄荷与樟脑等配成液状石蜡溶液）有抑菌作用、抑制痛觉神经和刺激腺体分泌。西地碘及碘喉片在唾液作用下可释放出碘，直接氧化和卤化菌体蛋白，属于咽喉部用药。

[98－100] B、E、D。考查皮肤病用药作用特点。维 A 酸治疗最初几周，可能出现红斑、灼痛、瘙痒、干燥或脱屑等皮肤刺激现象，对阳光敏感者不宜应用。曲安奈德为糖皮质激素，药物分子穿入细胞膜后与细胞质中特异性糖皮质激素受体结合，形成配体－受体复合物；可抑制磷酸酯酶 A 的活性，从而抑制了多种炎性介质的生成，如前列腺素、白三烯、血小板活化因子等。过氧乙酸是酸性强氧化性消毒药。

三、综合分析选择题

[101－103] E、B、A。考查柳氮磺吡啶作用特点。柳氮磺吡啶导致细胞内叶酸缺乏，并促发与治疗相关的巨幼细胞贫血，因此推荐所有使用者补充叶酸。柳氮磺吡啶的不良反应非常常见，20%～25% 的患者因此而停药，严重的

粒细胞缺乏是柳氮磺吡啶罕见但后果严重的不良反应，应进行全血细胞计数和肝功能检查。妊娠期和哺乳期，柳氮磺吡啶可继续安全使用，妊娠期妇女每日补充叶酸 2mg。

[104 – 106] E、B、C。考查调血脂药作用特点。他汀类药物主要用于各种原因引起的高胆固醇血症，是国际上治疗高胆固醇血症理想的一线药物。他汀类是现有调脂药中降低 LDL 作用最强的一类药，本类药应为首选治疗药。多数他汀类药物通过 CYP3A4 酶进行代谢，氟伐他汀、匹伐他汀经 CYP2C9 酶代谢，普伐他汀不经肝代谢；辛伐他汀为内酯环型前药，须在肝脏水解开环方有药理活性，**脂溶性**，透过血 - 脑屏障，晚间顿服，口服吸收率低，用于高脂血症、冠心病和脑卒中的防治。本类药的**典型不良反应有肌毒性**，肌痛、肌无力、严重者引起横纹肌溶解症。

[107 – 110] A、C、E、E。考查磺酰脲类药作用机制、作用特点、不良反应及注意事项。

（1）**磺酰脲类药与胰岛细胞的磺酰脲受体（SUR）1 亲和力高，两者结合使胰岛 β 细胞分泌胰岛素作用增加发挥降糖作用。**PPAR - γ 受体是胰岛素增敏剂的作用靶点，SGLT -2（钠 - 葡萄糖协同转运蛋白）是钠 - 葡萄糖协同转运蛋白抑制剂的作用靶点，DPP -4 是二肽基肽酶 -4 抑制剂的作用靶点，GLP -1 受体是胰高糖素样肽 -1 受体激动剂的作用靶点。

（2）二线治疗方案。单独使用二甲双胍治疗而血糖仍未达标，则可加用促胰岛素分泌剂（磺酰脲类药）或 α - 葡萄糖苷酶抑制剂。因是空腹血糖高，应加用磺酰脲类药。格列本脲不但和胰岛细胞的磺酰脲受体（SUR）1 亲和力高，

和心肌、血管平滑肌细胞的 SUR2A 和 SUR2B 等受体也有较高的亲和力。当磺酰脲类药和心肌细胞的 SUR2A 相结合时对缺血的心肌可能有害，如格列本脲；而格列齐特和格列喹酮对心肌 SUR2A 的结合力低，对心肌可能无影响或影响很小。

（3）ABCD 均为磺酰脲类药的不良反应，极罕见乳酸性血症是二甲双胍的典型不良反应。

（4）非磺酰脲类作用靶位与磺酰脲类相同，亦作用于胰岛 B 细胞膜上的磺酰脲受体（SUR）1，只是结合的区域不同；不适用于磺酰脲治疗失败者。ABC 为二甲双胍用药注意事项。**E 选项禁用于 1 型糖尿病，应激状态如发热、昏迷、感染和外科手术时，口服降糖药必须换成胰岛素治疗是正确选项。**

四、多项选择题

111. ABCE。考查用于脑功能改善及抗记忆障碍的代表药。①酰胺类中枢兴奋药：吡拉西坦、茴拉西坦、奥拉西坦。②胆碱酯酶抑制剂：**多奈哌齐、石杉碱甲、利斯的明、卡巴拉汀、加兰他敏。**可缓解因胆碱能神经功能缺陷引起的记忆和认知障碍。③其他类：**胞磷胆碱钠、艾地苯醌、银杏叶提取物**等。苯海索为抗胆碱药，用于治疗帕金森病。

112. ABCD。考查抗心律失常药作用特点。**ABCD 为正确选项，E 选项正确的表述应是维拉帕米作用于 L 型钙通道，可致负性肌力作用。**

113. ABDE。考查硫脲类药作用特点。C 选项正确的表述应是**甲巯咪唑及其代谢物 75％～80％经尿液排泄，易通过胎盘屏障并能经乳汁分泌；ABDE 均为正确选项。**

114. ABE。考查促进骨形成的药特

立帕肽作用特点。特立帕肽是唯一被批准的甲状旁腺激素 PTH 形式上市药物，是目前可用于治疗绝经后女性或男性骨质疏松的 PTH 形式；每天一次注射本品可通过优先刺激成骨细胞活性，增加新骨在松质骨和皮质骨表面的积聚。由于特立帕肽能瞬时提高血钙水平，禁用于高钙血症患者，本品治疗最长时间为 24 个月，患者终身仅能接受一次为期 24 个月的治疗。

115. ABDE。考查抗菌药作用机制。多数抗真菌药都是影响胞浆膜通透性表现出抗菌作用，如两性霉素、特比萘芬、伊曲康唑等，**多黏菌素也是通过影响胞浆膜通透性发挥抗菌作用。**

116. ABCDE。考查细菌耐药性发生机制。耐药性的发生机制：①钝化酶或灭活酶（如 β - 内酰胺酶、氨基糖苷类钝化酶、氯霉素乙酰转移酶）的形成；②细菌细胞壁通透性改变，使抗生素无法进入细胞内，从而难以作用于靶位；③促进菌体内药物外排，使菌体内药物减少而导致细菌耐药；④靶位组成部位的改变，使抗生素不能与靶位结合而发生抗菌效能；⑤由于代谢拮抗药的增加

或细菌酶系的变化等而产生耐药性。

117. CDE。考查雌激素药药动学特点。雌二醇、雌三醇可通过皮肤、黏膜、皮下、肌肉等各种途径吸收；因口服后经胃肠道迅速吸收，在肝脏中被破坏而失活，口服效价很低，不易口服；**炔雌醇、尼尔雌醇和非甾体雌激素如己烯雌酚是雌二醇为母体结构的合成衍生物和全合成的非甾体化合物，在肝脏中代谢较慢，故口服有效。**

118. ABC。考查紫杉醇类过敏反应应对措施。**ABC 选项为正确应对措施。**不应接触聚氯乙烯塑料是用药注意事项，不是应对过敏反应措施；口服洛哌丁胺是应对抗癌药引起腹泻的措施。

119. ABD。考查溴隐亭应用特点。溴隐亭为多巴胺受体激动剂，可治疗中枢纹状体多巴胺作用不足导致的帕金森症状，能刺激丘脑下部泌乳素抑制因子（多巴胺）的释放，用于退乳，还可用于肢端肥大症的辅助治疗。

120. ABCDE。考查白癜风治疗用药方法。使用白癜风治疗药物增加色素时，不宜食用含呋喃香豆素类食物，如酸橙、无花果、香菜、芥菜、胡萝卜或芹菜。

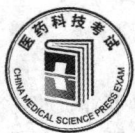

2024 国家执业药师职业资格考试
考点精练

药学专业知识（二）

主　编　齐赤虹

中国健康传媒集团
中国医药科技出版社

内 容 提 要

本书是"国家执业药师职业资格考试考点精练与冲刺卷"系列之一，由从事执业药师职业资格考试考前辅导的专家围绕新版考试大纲和考试指南精心编写而成。本书分两册：考点精练册、冲刺卷册。【考点精练】高度凝练新大纲与新指南的核心内容，内容精，考点准。【冲刺卷】包含 3 套试卷，随附参考答案及试卷精解独立成册，方便考生查阅。本书可以帮助考生在较短时间内迅速掌握重点内容，并且通过试卷进行考前模拟实战练习，检验自己的学习成果，及时查漏补缺，提高复习效果。随书附赠配套数字化资源，包括黄金 40 分课程、历年真题、考生手册、思维导图、考点速报、复习规划、高频考点、考前速记等，使复习更加高效、便捷，本书具有针对性和实用性，是参加 2024 年国家执业药师职业资格考试的参考用书。

图书在版编目（CIP）数据

药学专业知识. 二/齐赤虹主编. —北京：中国医药科技出版社，2023. 12

2024 国家执业药师职业资格考试考点精练与冲刺卷

ISBN 978 – 7 – 5214 – 4247 – 2

Ⅰ. ①药…　Ⅱ. ①齐…　Ⅲ. ①药物学 – 资格考试 – 习题集　Ⅳ. ①R9 – 44

中国国家版本馆 CIP 数据核字（2023）第 208682 号

美术编辑　陈君杞

责任编辑　李红日　董佳敏

版式设计　友全图文

出版　**中国健康传媒集团** | 中国医药科技出版社

地址　北京市海淀区文慧园北路甲 22 号

邮编　100082

电话　发行：010 – 62227427　邮购：010 – 62236938

网址　www. cmstp. com

规格　787 × 1092mm $^1/_{16}$

印张　16 $^1/_2$

字数　368 千字

版次　2023 年 12 月第 1 版

印次　2023 年 12 月第 1 次印刷

印刷　三河市航远印刷有限公司

经销　全国各地新华书店

书号　ISBN 978 – 7 – 5214 – 4247 – 2

定价　**41. 00 元**

获取新书信息、投稿、为图书纠错，请扫码联系我们。

出版说明

为了满足广大考生对于记练结合、题辅交融考试备战用书的迫切需求，我们力邀全国多年从事国家执业药师职业资格考试考前培训的专家、教师，紧密围绕国家执业药师职业资格考试新版大纲的要求，密切配合《国家执业药师职业资格考试指南》（第八版·2024），精心编写了"2024国家执业药师职业资格考试考点精练与冲刺卷"丛书。

本套丛书各科目均设置了【考点精练】【冲刺卷】两大部分，每部分单独装订成册，匠心独运的人性化设计便于考生在系统学习之后立即进入考试环境，可快速调适备战状态，力求达到融会贯通、"对症下药""一针见血"的备考效果。各部分编写特色如下：

【考点精练】对国家执业药师职业资格考试各科目的重点、历年考点进行详细的归纳与梳理，是一线授课教师多年的培训经验沉淀与积累，是在深谙与熟悉广大考生普遍水平、复习困惑基础之上编写的一套应试宝典，直击考试核心"腹地"，内容精、考点准，具有适用性与针对性。

【冲刺卷】共包含三套冲刺卷，并配精选解析，其所设题目数量、题型分配、难易程度比例、考核知识点构架均紧扣真题，是根据新版大纲的要求，在分析研究历年真题试卷的基础上，经过培训师资团队缜密斟酌，聚集体智慧，悉心编撰而成的备战"秘籍"，具有实战性与演练性。

为使考前复习更加高效、便捷，随书附赠配套数字化资源，包括黄金40分课程、历年真题、考生手册、思维导图、考点速报、复习规划、高频考点、考前速记等。获取步骤详见图书封底。

愿更多的考生能够受益于本套丛书，顺利通过考试，做一名会"用药"更会"用药治病"的金匮药师，为国家医药学事业贡献力量！

在此，预祝各位考生顺利通过考试！

中国医药科技出版社
2023 年 12 月

目 录
CONTENTS

第一章　精神与中枢神经系统疾病用药

第一节　镇静与催眠药

要点提示

①常用镇静催眠药的分类及机制。②代表药物的临床应用及不良反应特点。

一、药理作用与作用机制

常用药物有苯二氮䓬类、巴比妥类和其他类。共性特点：**镇静、催眠、抗惊厥、抗癫痫，有依赖性及后遗作用**。

1. **苯二氮䓬类**　为苯二氮䓬受体激动剂。

作用机制：苯二氮䓬类——苯二氮䓬类受体——GABA受体兴奋——中枢抑制作用

代表药物有：长效（地西泮、夸西泮、氟西泮），中效（氯硝西泮、艾司唑仑、劳拉西泮、替马西泮），**短效（三唑仑）**。长效药物在体内易蓄积，半衰期相较地西泮短的中短效药物连续应用不易蓄积，后遗作用小。

2. **巴比妥类**　巴比妥类药物作用的快慢与药物的脂溶性有关。巴比妥类药物有：长效（苯巴比妥），脂溶性低，中枢抑制作用起效慢；中效（戊巴比妥、异戊巴比妥），脂溶性较高；短效（司可巴比妥）、**超短效（硫喷妥）**，脂溶性高；碱化尿液可加速药物自尿中排出。

口诀　酸碱碱酸促排泄。

3. **其他类**　为非苯二氮䓬结构的镇静催眠药，环吡咯酮类及其他非苯二氮䓬类药物的化学结构，与苯二氮䓬类没有相关性，但其镇静催眠作用是基于对γ-氨基丁酸A型（GABAA）受体的苯二氮䓬结合位点的激动效应。**与苯二氮䓬类相比，本类化合物具较高的镇静催眠特异性，在抗惊厥、抗焦虑及肌肉松弛效应弱**。

药物	结构	药理作用及应用	药动学特点
佐匹克隆	环吡咯酮类（杂环）类	主要用于镇静催眠，抗焦虑、肌肉松弛和抗惊厥作用较苯二氮䓬类弱；仅用于失眠	口服吸收迅速，血浆蛋白结合率低，重复给药无蓄积
唑吡坦	咪唑并吡啶类	仅具镇静催眠作用；仅用于失眠	口服吸收迅速，血浆蛋白结合率高，主要经肝代谢
水合氯醛	醛类	作用机制与巴比妥类相似，可引起近似生理性睡眠；催眠作用温和，长期应用可产生依赖性和耐受性，大剂量可抑制心肌收缩力；可用于小儿高热、破伤风及子痫引起的惊厥	口服和直肠均能迅速吸收
雷美替胺	褪黑素类	为褪黑素受体激动剂，用于睡眠诱导困难为特征的慢性和一过性失眠症，缩短持续睡眠平均潜伏期；没有催眠副作用，没有戒断反应和反跳性失眠	半衰期为1.5~5小时

二、临床用药评价

（一）睡眠障碍的选药

根据睡眠状态选药
- 焦虑型睡眠不实、夜间醒来次数较多——→选用氟西泮
- 原发性失眠——→首选非苯二氮䓬类药物，唑吡坦、佐匹克隆可改善起始睡眠，维持睡眠质量
- 入睡困难者——→首选艾司唑仑或扎来普隆
- 睡眠诱导困难性失眠——→雷美替胺

（二）注意用药的安全性

长期用药可产生耐药性和依赖性，应交替使用，并尽量避免长期使用同一种药。高速、高空作业者应避免使用，**服用镇静催眠药期间不宜饮酒，与易成瘾或可能成瘾药物合用，成瘾危险性增加。**

（三）药物相互作用

巴比妥类为肝药酶诱导剂，长期用药可加速自身代谢，还可加速其他药物代谢。

（四）典型不良反应和禁忌

1. 不良反应 常见嗜睡、精神依赖性、步履蹒跚、肌无力、共济失调等"宿醉"现象。巴比妥类还有戒断症状，剥脱性皮疹，可能致死；醛类严重不良反应包括心律失常；褪黑素可能发生泌乳素水平升高和睾丸素水平下降。

（1）**巴比妥类严重者可发生剥脱性皮疹和史蒂文斯－约翰逊综合征**，可致死。一旦出现皮疹，应立即停药。

（2）关注老年人对苯二氮䓬类的敏感性和"宿醉"现象。

2. 禁忌 严重肺功能不全者、严重呼吸功能不全者、睡眠呼吸暂停综合征。

口诀 安眠药物要慎重，难睡首选艾司用。
焦虑不实氟西泮，原发首选唑吡坦。
诱导困难睡不着，褪黑素来调一调。

三、代表药品

地西泮

【适应证】用于**焦虑**、镇静催眠、抗惊厥、抗癫痫、反射性肌肉痉挛、紧张性头痛、**特发性震颤**或手术麻醉前给药。

【注意事项】①本品可透过胎盘屏障，在妊娠初期3个月内有增加胎儿致畸的危险；②嗜酒者半衰期延长，镇静作用增强，吸烟者半衰期明显缩短，镇静作用减弱；③呼吸困难的重症肌无力者病情加重；④不应连续滴注，癫痫持续状态除外；⑤静注可引起静脉血栓或静脉炎，**静注速度过快可引起呼吸暂停、低血压、心动过缓或心跳停止**；⑥与茶水或咖啡同服可发生药理性拮抗作用，疗效降低。

口诀 镇静催眠抗焦虑，中枢肌松慢呼吸。
肺部有病不能用，药量也要注意控。
碱化尿液救中毒，改善呼吸也神奇。

第二节　抗癫痫药

💡要点提示

①抗癫痫药按作用机制的分类。②主要临床应用和代表性不良反应。

抗癫痫药是可以消除或减轻癫痫发作频率的药物。

一、药理作用与作用机制

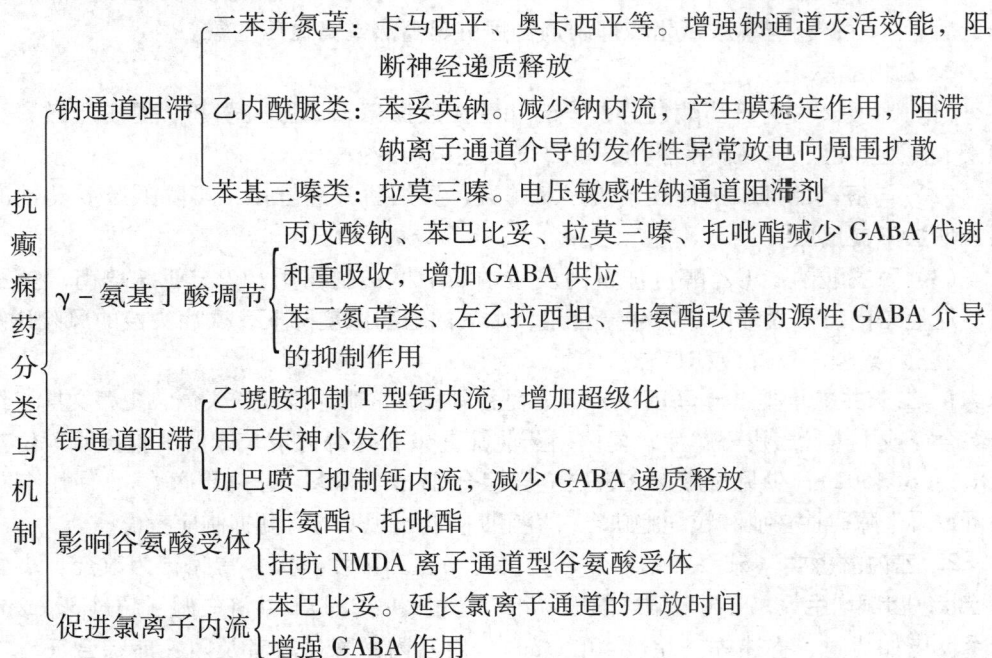

抗癫痫药分类与机制
- 钠通道阻滞
  - 二苯并氮䓬：卡马西平、奥卡西平等。增强钠通道灭活效能，阻断神经递质释放
  - 乙内酰脲类：苯妥英钠。减少钠内流，产生膜稳定作用，阻滞钠离子通道介导的发作性异常放电向周围扩散
  - 苯基三嗪类：拉莫三嗪。电压敏感性钠通道阻滞剂
- γ-氨基丁酸调节
  - 丙戊酸钠、苯巴比妥、拉莫三嗪、托吡酯减少 GABA 代谢和重吸收，增加 GABA 供应
  - 苯二氮䓬类、左乙拉西坦、非氨酯改善内源性 GABA 介导的抑制作用
- 钙通道阻滞
  - 乙琥胺抑制 T 型钙内流，增加超级化 用于失神小发作
  - 加巴喷丁抑制钙内流，减少 GABA 递质释放
- 影响谷氨酸受体
  - 非氨酯、托吡酯
  - 拮抗 NMDA 离子通道型谷氨酸受体
- 促进氯离子内流
  - 苯巴比妥。延长氯离子通道的开放时间
  - 增强 GABA 作用

二、临床用药评价

（一）作用特点

1. 卡马西平口服吸收慢而不规律，经肝脏代谢，并能诱发肝药酶活性，加速自身代谢，代谢产物存在药理活性。

2. 苯妥英钠为强碱性药物，产生抗癫痫作用时，不引起中枢神经系统的全面抑制。苯妥英钠口服吸收较缓慢，刺激性大，肌内注射吸收不完全，不规律，不宜肌内注射，血浆蛋白结合率高，主要在肝脏内代谢。苯妥英钠为肝药酶诱导剂，可加速与这些酶有关的药物代谢。苯妥英钠体内消除属于非线性动力学，当血药浓度低时按一级动力学消除，血药浓度高时按零级动力学消除。容易出现蓄积中毒，因此强调要进行血药浓度监测，根据测定结果合理调整剂量，以免发生毒性反应。苯妥英钠对局限性发作和全面强直－阵挛性发作有效，对失神发作、失张力发作、肌阵挛发作疗效较差。

3. 丙戊酸钠（VPA）为脂肪酸类；是一种广谱抗癫痫发作药，可单独使用或与其他药物联用治疗全面性和局灶性癫痫发作。

4. 苯巴比妥治疗全面性和局灶性癫痫发作。然而，由于该药具有镇静作用，故其临床应用有限。

5. 左乙拉西坦是一种**广谱抗癫痫发作药**，该药的最常见**不良反应为镇静**。

6. 拉莫三嗪为电压依赖性钠通道阻滞药，阻滞病灶的异常高频放电和神经细胞膜去极化，但不影响正常神经细胞的兴奋传导。本品可对抗超强电刺激引起的**强直性惊厥**，作用比苯妥英钠强。

（二）药物相互作用

1. 二苯并氮䓬类

卡马西平：①与对乙酰氨基酚合用增加肝毒性；②与香豆素类抗凝血药合用，可降低后者药效；③与单胺氧化酶抑制剂合用引起高热或高血压危象。

2. 乙内酰脲类

（1）苯妥英钠为肝药酶诱导剂。若和糖皮质激素、口服避孕药、促皮质激素、环孢素、左旋多巴、卡马西平合用，可降低上述药物疗效。

（2）与肝药酶抑制剂香豆素类、氯霉素、异烟肼等药合用，可降低苯妥英钠的代谢，增加不良反应。

（3）丙戊酸钠：①乙醇可加重丙戊酸钠的中枢抑制作用；②与亚胺培南、美罗培南、厄他培南、多立培南等抗生素合用，本品的血药浓度降低，癫痫失控的风险增加。

（三）典型不良反应和禁忌

1. 二苯并氮䓬类（卡马西平）　常见**视物模糊、眼球震颤、头痛**，史蒂文斯－约翰逊综合征或中毒性表皮松解症，提倡用药前筛查患者是否携带人体白细胞抗原等位基因（HLA－B*1502）；少见过敏，红斑狼疮样综合征（荨麻疹、骨关节痛等）；使用卡马西平可致再生障碍性贫血和粒细胞缺乏，治疗期间若出现明显骨髓抑制应考虑停药。

2. 乙内酰脲类（苯妥英钠）　不良反应与血药浓度有关，**常见行为改变，小脑前庭症状、齿龈增生等**，会出现眼球震颤（浓度超过 $20\mu g/ml$）、共济失调（超过 $30\mu g/ml$）、严重反应如嗜睡、昏迷等（超过 $40\mu g/ml$）。对乙内酰脲过敏者及阿－斯综合征、二至三度房室传导阻滞、窦房结阻滞、窦性心动过缓等心功能损害者禁用。

3. 丙戊酸钠　肝毒性可致黄疸，可出现胰腺炎，体重增加等症状。丙戊酸钠过敏及有明显肝脏功能损害者禁用。

（四）关注特殊人群的安全性

司机，妊娠期及哺乳期妇女有致畸风险，接受癫痫治疗的妇女应该特别注意。应告知育龄妇女服用抗癫痫药可能产生的后果，并提供产前筛查；为降低神经管缺陷的风险，建议在妊娠前和妊娠期应补充叶酸，一日 5mg；应监测抗癫痫药的血药浓度，在妊娠后期 3 个月给予维生素 K，一日 10mg。

三、主要药品

1. 卡马西平

【适应证】用于癫痫、躁狂症、三叉神经痛、神经源性尿崩症、糖尿病神经病变引起的疼痛。

2. 苯妥英钠

【适应证】用于强直阵挛性发作（大发作）、精神运动性发作、局限性发作和癫痫持续状态，三叉神经痛、三环类药物过量时的心脏传导障碍及洋地黄中毒所致的室性及室上性心律失常。

【注意事项】可致畸，哺乳期妇女用药期间应停止哺乳。嗜酒、贫血、心血管病、糖尿病、肝肾功能损害、甲状腺功能异常者慎用，用药期间应监测血常规。

3. 丙戊酸钠

【适应证】广谱抗癫痫，还能用于双相情感障碍相关的躁狂症。

【注意事项】妊娠期、哺乳期妇女慎用，3 岁以下发生肝功能损害危险较大，应定期检查肝功能。用药期间禁酒，避免与具肝毒性药物合用。

口诀　癫痫发作不用怕，苯妥英钠作用大。

　　　大发重要小无效，心律失常也用它。

　　　丙戊酸钠是广谱，应对疼痛用卡马。

第三节　抗抑郁药

要点提示

①抗抑郁药按作用机制分类。②临床应用特点。

一、药理作用与作用机制

抗抑郁药按机制分类
- 选择性 5 - 羟色胺再摄取抑制剂：氟西汀、帕罗西汀、舍曲林、西肽普兰
- 5 - HT 及去甲肾上腺素再摄取抑制剂 SNPI：文拉法辛、度洛西汀
- 三环类：阿米替林、丙咪嗪、氯米帕明、多塞平
- 去甲肾上腺素能及特异性 5 - HT 能抗抑郁药：米氮平
- 四环类：马普替林
- 单胺氧化酶抑制剂：吗氯贝胺

其他有 5 - HT 受体拮抗剂/再摄取抑制剂**曲唑酮**，选择性 NA 再摄取抑制药**瑞波西汀**。

二、临床用药评价

（一）作用特点

1. 选择性 5 - 羟色胺再摄取抑制剂（SSRI）　本类药物除舍曲林口服吸收缓慢外，其他药物口服吸收均较良好。除西酞普兰、艾司西酞普兰外，均存在首关效应；5 - 羟色胺再摄取抑制剂的疗效与三环类抗抑郁药几无差异，但安全性和耐受性有了很大的改进。

氟西汀需停药 5 周才能换用单胺氧化酶抑制剂，其他 5 - HT 再摄取抑制剂需停药 2 周才能换用单氨氧化酶抑制剂。单氨氧化酶抑制剂在停用 2 周后才能换用 5 - HT 再摄取抑制剂。**出汗是突然停药或大剂量减药的最常见症状**，建议在停止治疗前逐渐减量。

帕罗西汀为起效快，不良反应轻的新型抗抑郁药，可增加口服抗凝血药华法林和强心苷的药效，用药期间不宜从事高速高空作业，服用本药应避免饮酒。

2. 5 - HT 及去甲肾上腺素再摄取抑制剂（SNRI）　本类药物**对难治性抑郁症的疗效明显优于 5 - 羟色胺再摄取抑制剂**，甚至对多种不同抗抑郁药治疗失败者有效。

3. 去甲肾上腺素能及特异性 5 - HT 能抗抑郁药　临床广泛用于治疗中性抑郁、广

泛焦虑障碍和伴有紧张性头痛的抑郁症。

4. 三环类、四环类抗抑郁药和单胺氧化酶抑制剂 易出现不良反应，和其他药物相互作用多，临床使用逐渐减少。

5. 抗抑郁药的个体化治疗 抗抑郁药的应用因人而异，须**全面考虑患者症状特点、年龄、躯体状况、药物的耐受性、有无合并症，予以个体化合理用药**。使用抗抑郁药时，应从小剂量开始，逐增剂量，尽可能采用最小有效量，使不良反应减至最少，以提高服药依从性。倘若患者的经济条件允许，最好使用每日服用1次、不良反应轻微、起效较快的新型抗抑郁药，如5-HT再摄取抑制剂类的氟西汀、帕罗西汀、舍曲林等。

抗抑郁药起效缓慢，大多数药物起效需要一定的时间，并且需要足够长的疗程，**一般4~6周方显效**，即便是起效较快的抗抑郁药如米氮平和文拉法辛，也需要1周左右的时间，因此要有足够的耐心，切忌频繁换药。只有在足量、足疗程使用某种抗抑郁药仍无效时，方可考虑换用同类另一种或作用机制不同的另一类药。对难治性抑郁（经过2种或多种抗抑郁药足量足疗程治疗后无明显疗效）可以联合用药以增加疗效。

（二）典型不良反应和禁忌

1. 选择性5-HT再摄取抑制剂 常见焦虑、震颤，睡眠异常、欣快感等，戒断症状也是较常见的不良反应，原因是长期服用，脑内5-HT受体敏感性下调，使突触间隙中5-HT浓度下降；特别是在半衰期较短的帕罗西汀中最易出现；因此在长期服用SSRI而需停药时，应采用逐步减量然后终止的方法。

2. 5-HT及去甲肾上腺素再摄取抑制剂 文拉法辛常见嗜睡、失眠、焦虑、性功能障碍等；**严重不良反应有粒细胞缺乏**。

3. 米氮平 常见体重增加，严重不良反应有急性骨髓功能抑制。

4. 三环类抗抑郁药 常见抗胆碱效应（口干、便秘、尿潴留、眼内压升高等），心律失常、嗜睡、**体重增加、性功能障碍**等。

5. 四环类 常见抗胆碱效应，偶见氨基转移酶升高，嗜睡、体重增加及性功能障碍等。

6. 其他 单胺氧化酶MAO抑制剂：多见多汗、口干、失眠、困倦、心悸等，少见转氨酶升高、震颤、可逆性意识模糊。

三、代表药品

1. **氟西汀** 【适应证】**抑郁症、强迫症、神经性贪食症**。
2. **帕罗西汀** 【适应证】**抑郁症、强迫症、惊恐障碍及社交恐惧症**等。
3. **度洛西汀** 【适应证】用于各种抑郁症。
4. **米氮平** 【适应证】适用于各种抑郁症。本药口服吸收快而安全，本药在用药1~2周后起效。由于对H_1受体亲和力高，具有镇静作用；本药并非CYP450酶系的强效或中效抑制剂，相互作用风险小。

第四节 脑功能改善及抗记忆障碍药

要点提示

治疗老年痴呆药物按作用机制的分类。

一、药理作用与作用机制

此类药物主要作用是改善脑功能，促进脑组织新陈代谢，改善脑血液循环。按其作用机制可分为：酰胺类中枢兴奋药、乙酰胆碱酯酶抑制剂和其他类。

1. 酰胺类中枢兴奋药　促进乙酰胆碱合成，可激活、保护和修复神经细胞，还可促进突触前膜对胆碱的再吸收。代表药有：**吡拉西坦、茴拉西坦、奥拉西坦**。

2. 乙酰胆碱酯酶抑制剂　通过抑制胆碱酯酶活性，阻止乙酰胆碱水解，提高脑内乙酰胆碱含量，缓解因胆碱能神经功能缺陷引起的记忆和认知障碍；用于治疗阿尔茨海默症。代表药有：**多奈哌齐、石杉碱甲、利斯的明**（卡巴拉丁）、**加兰他敏**。

3. 其他类　胞磷胆碱钠、艾地苯醌、银杏叶提取物、依达拉奉等。

（1）胞磷胆碱钠为核苷衍生物，可改善脑组织代谢，促进大脑功能恢复、促进苏醒。

（2）艾地苯醌可激活脑线粒体呼吸活性，改善脑缺血部位的能量代谢，改善脑内葡萄糖利用率，使脑内 ATP 产生增加，进而改善脑功能。

（3）银杏叶提取物可清除氧自由基生成，抑制细胞脂质过氧化，促进脑血液循环，改善脑细胞代谢，进而改善脑功能。

（4）依达拉奉是我国自主研究的一类新药，存在脑保护的作用，具有清除自由基的功效，能够改善脑部代谢，对于缺血性脑血管病起到一定的改善作用。

二、临床用药评价

（一）作用特点

1. 酰胺类中枢兴奋药　吡拉西坦用于脑外伤、脑动脉硬化、脑血管病等多种原因所致的记忆及思维功能减退。吡拉西坦在体内不被代谢，以原型经尿和粪便排出；阿尼西坦主要经肝脏代谢，主要代谢产物具有促智作用。

2. 乙酰胆碱酯酶抑制剂　乙酰胆碱酯酶抑制剂可能引发剂量依赖性胆碱能效应，故应从小剂量用起。多奈哌齐、利斯的明、石杉碱甲均口服吸收良好，生物利用度高，临床上用于轻、中度老年痴呆症状。

3. 其他类　银杏叶提取物用于脑部、周边等血液循环障碍，改善急、慢性脑功能不全及其后遗症等。

（二）典型不良反应和禁忌

1. 酰胺类中枢兴奋药　吡拉西坦常见兴奋、易激动、头晕和失眠等；偶见轻度肝功能损害、体重增加等。

2. 乙酰胆碱酯酶抑制剂　**多奈哌齐常见幻觉、攻击行为等，少见癫痫，罕见锥体外系反应**；肝功能不全者对多奈哌齐的清除时间减慢20%，故需适当减少剂量。利斯的明常见嗜睡、震颤、意识模糊，胃及十二指肠溃疡，十分罕见消化道出血；石杉碱甲偶见乏力，视物模糊，癫痫、心绞痛患者禁用。

3. 与抗血小板药或抗凝血药合用者禁用银杏叶提取物。

第五节　治疗缺血性脑血管病药

常见用药分类包括：溶栓剂、自由基清除剂、钙通道阻滞剂、血管平滑肌扩张剂、抗血小板药、改善脑代谢药物等。

本节介绍可改善微循环的临床常用药物倍他司汀、丁苯酞及尼麦角林。

一、药理作用与作用机制

1. **倍他司汀** 为新型组胺类药物，本药能选择性激动 H_1 受体，具有扩张毛细血管、舒张前毛细血管括约肌、增加前毛细血管微循环血流量的作用，增加内耳动脉血流量。在肝脏分布最高，其次是脂肪、脾、肾。本药扩张血管作用较组胺弱而持久，扩血管时不增加微血管的通透性，刺激胃酸分泌的作用很小。

2. **丁苯酞** 为我国开发的一类新药，该药能促进中枢神经功能改善和恢复，具较强的抗脑缺血作用。①重构缺血区微循环。②保护线粒体功能，抑制神经细胞凋亡。③恢复缺血区脑组织能量代谢，改善脑细胞能量平衡。④抗脑血栓形成和抗血小板聚集作用。药物吸收后在胃、肠、脂肪、脑等组织含量较高，可迅速通过血脑屏障，在体内消除完全，不易蓄积。

3. **尼麦角林** 为半合成的麦角衍生物，具有较强的 α 受体拮抗作用和血管扩张作用。

二、临床用药评价

（一）作用特点

1. **倍他司汀** 在临床主要用于内耳眩晕症，亦可用于脑动脉硬化、缺血性脑血管疾病及高血压所致体位性眩晕、耳鸣。

2. **丁苯酞** 主要用于治疗轻、中度急性缺血性脑卒中。禁用于对芹菜过敏者。

3. **尼麦角林** 主要用于急、慢性脑血管疾病和代谢性脑供血不足，如脑动脉硬化、脑血栓形成、脑栓塞、短暂性脑缺血发作。也用于高血压、脑卒中后偏瘫患者的辅助治疗。

（二）药物相互作用

倍他司汀与抗抑郁药同时服用时，建议减少抗抑郁药剂量。同时服用单胺氧化酶抑制剂，有可能增强作用效应。

第六节　镇痛药

🔆 要点提示

①镇痛药的分类，吗啡的作用机制。②吗啡的作用特点。③吗啡的主要不良反应和与药物的相互作用。④吗啡的应用及注意事项。

镇痛药是一类作用于中枢神经系统，能选择性地缓解疼痛，而对其他感觉无明显影响，并能保持意识清醒，同时还能消除疼痛引起的情绪反应的药物。可分为麻醉性镇痛药、非麻醉性镇痛药及其他机制镇痛药。

（1）非麻醉性镇痛药

1）非甾体抗炎药：阿司匹林类。

2）中枢性镇痛药：曲马多。

（2）麻醉性镇痛药

1）阿片生物碱：代表药有吗啡、可待因。

2）半合成吗啡样镇痛药：双氢可待因、丁丙诺非、氢吗啡酮、羟吗啡酮。

3）合成阿片类（分为四类）。①苯哌啶类：哌替啶、芬太尼、舒芬太尼、阿芬太尼；②二苯甲烷类：美沙酮、右丙氧芬；③吗啡烷类：左啡诺、布托非诺；④苯并吗啡烷类：喷他佐辛、非那佐辛。

一、药理作用与作用机制

1. 麻醉性镇痛药通过激动不同的阿片受体（κ、δ、μ），产生不同作用。μ_1 受体兴奋产生镇痛、欣快、依赖，μ_2 受体兴奋引起呼吸抑制、心动过缓、恶心呕吐；κ 受体兴奋引起镇痛、镇静、抑制呼吸；δ 受体兴奋引起镇痛、血压下降、缩瞳，通过局部与中枢作用可止泻，直接作用于咳嗽中枢而止咳。

2. 阿片类镇痛药须从血液透过生物膜进入中枢神经受体发挥止痛作用。止痛效应除与药物剂量、强度相关外，还取决于药物分子量、离子化程度、脂溶性和蛋白结合力。脂溶性高、分子量小的药物有较高的生物膜渗透性。非离子化药物的脂溶性比离子化药物的脂溶性高，**故非离子化药物的比率越高，进入中枢神经系统的药物越多，起效越快。**

大多数极易成瘾，造成严重后果，在使用和保管上要严格控制。

3. 吗啡作用特点

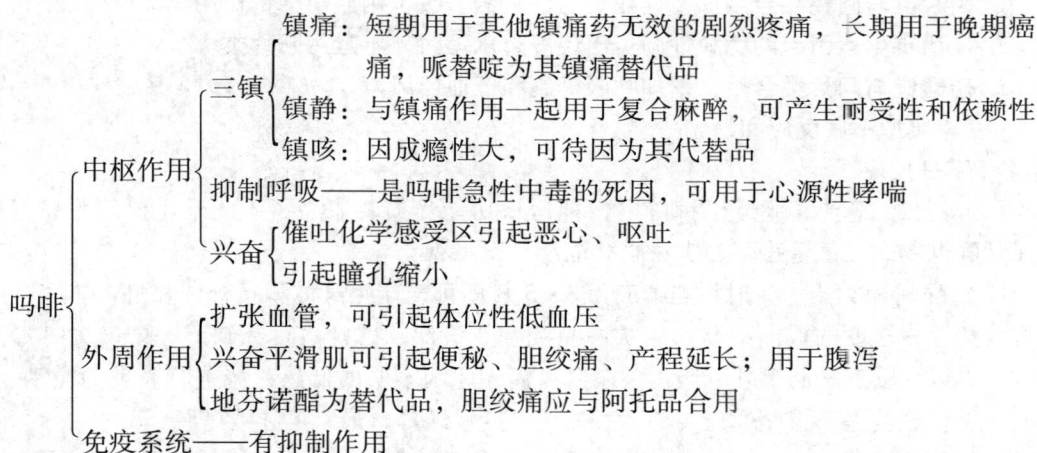

$$
\text{吗啡}
\begin{cases}
\text{中枢作用}
\begin{cases}
\text{三镇}
\begin{cases}
\text{镇痛：短期用于其他镇痛药无效的剧烈疼痛，长期用于晚期癌痛，哌替啶为其镇痛替代品}\\
\text{镇静：与镇痛作用一起用于复合麻醉，可产生耐受性和依赖性}\\
\text{镇咳：因成瘾性大，可待因为其代替品}
\end{cases}\\
\text{抑制呼吸——是吗啡急性中毒的死因，可用于心源性哮喘}\\
\text{兴奋}
\begin{cases}
\text{催吐化学感受区引起恶心、呕吐}\\
\text{引起瞳孔缩小}
\end{cases}
\end{cases}\\
\text{外周作用}
\begin{cases}
\text{扩张血管，可引起体位性低血压}\\
\text{兴奋平滑肌可引起便秘、胆绞痛、产程延长；用于腹泻}\\
\text{地芬诺酯为替代品，胆绞痛应与阿托品合用}
\end{cases}\\
\text{免疫系统——有抑制作用}
\end{cases}
$$

二、临床用药评价

（一）作用特点

1. **治疗强度**　根据阿片类镇痛药的止痛强度，临床上将其分为弱、强阿片类药。

（1）弱阿片类：**可待因、双氢可待因；主要用于轻、中度疼痛和癌性疼痛的治疗。**

（2）强阿片类：**吗啡、哌替啶、芬太尼；**主要用于**全身麻醉的诱导和维持、术后止痛以及中到重度癌性疼痛、慢性疼痛的治疗。**阿片类药物在不同患者临床效价和效果可能无法预测。

2. **治疗评估**　在使用阿片类药物前应进行充分的评估，不应用强阿片类药物长期治疗慢性疼痛。对患者没有充分评估的情况下不宜随意调整剂量，更不建议患者自行调整治疗剂量。

3. **依赖性**　使用阿片类镇痛药可致生理或心理依赖性，**突然停药可出现戒断症状。**

双相类药，如布托啡诺、喷他佐辛等症状较轻，可待因、右丙氧芬等较难成瘾，强阿片类包括哌替啶、芬太尼等成瘾性较常见。疼痛患者采用合适的口服给药方案，则不易产生躯体依赖和精神依赖性。

4. 规避不利的应用方法 ①使用阿片类镇痛药时，需按患者年龄、性别、精神状态、体重、身高、健康情况，以及所存在的病理生理情况调整用药量。②休克患者血压偏低，外周毛细血管流通不畅，不宜作皮下注射。③门诊患者的镇痛，按需以选用本类药与对乙酰氨基酚等非甾体抗炎药组成的复方制剂为宜。④**哌替啶在体内可转变成毒性代谢物去甲哌替啶产生神经毒性，不适合用于晚期癌痛。**

5. 镇痛药物使用原则

（1）口服给药，尽可能避免创伤性给药，尤其是强阿片类药。

（2）"按时"给药而不是"按需"给药。

（3）按阶梯给药：轻度疼痛首选非甾体抗炎药，中度疼痛选弱阿片类，重度疼痛选强阿片类药。

阿片类药物无"天花板效应"，但可产生耐受，需适当增加剂量克服耐受现象。

（4）用药应剂量个体化，不应对药量限制过严，导致用量不足，影响疗效。

（二）药物相互作用

1. 阿片类与阿托品合用加重便秘，与甲氧氯普胺合用产生拮抗作用。

2. 广谱抗生素引起的**伪膜性肠炎出现严重水泻时，不宜用阿片类。**

3. 硫酸镁与阿片类合用，增加呼吸抑制和低血压风险。

（三）典型不良反应和禁忌

1. 不良反应

（1）便秘、恶心、呕吐、镇静、精神运动功能受损及尿潴留；此外还要监测患者有无**呼吸抑制、支气管痉挛**；少见瞳孔缩小，罕见视觉异常。

（2）强阿片类药物注射剂**连续应用3~5日即可能产生身体和精神依赖性**，本类药物有成瘾性，轻度的戒断症状有呵欠、打喷嚏、流涕、冒汗、食欲缺乏；中度为神经过敏、难以入眠、恶心呕吐、腹泻、全身疼痛、原因不明的低热；严重时表现为激动、不安、发抖、震颤、胃痉挛痛、心动过速、极度疲乏等，最终可导致虚脱。

（3）阿片类药物对认知功能的影响可损害患者的驾驶能力；睡眠呼吸障碍也可能是长期使用阿片类药物的并发症。

（4）给药过程中如发生危象征兆，应先作对症处理。如：①**心动过缓，肌内注射或静脉注射阿托品。**②呼吸抑制，给氧，进行人工呼吸。③血压下降，按需给予适宜的升压药和补液。④肌肉僵直，严重时应即静脉注射适量的肌松药，并进行人工呼吸。

（5）成瘾性镇痛药**过量处理：口服给药过量在距口服给药时间4~6小时内应即洗胃**；注射给药后出现危象，可静脉注射阿片受体拮抗剂纳洛酮，必要时重复给药。

2. 禁忌（关键词：**过敏、妊娠、哺乳、单胺氧化酶抑制剂**）

（1）对吗啡、可待因**过敏者、婴幼儿、妊娠期和哺乳期妇女、颅内压增高和颅脑损伤、支气管哮喘、甲状腺功能减退、皮质功能不全、前列腺肥大、麻痹性肠梗阻等患者禁用吗啡。多痰患者、婴幼儿、未成熟新生儿、对可待因过敏者禁用可待因。**

（2）哌替啶禁与单胺氧化酶抑制剂合用。

（3）对芬太尼特别敏感的患者及重症肌无力者禁用芬太尼。

（4）正在接受或过去 14 天服用过单胺氧化酶抑制剂者禁用曲马多。

（四）特殊人群用药

1. 阿片类镇痛药均能透过胎盘屏障，成瘾产妇的新生儿可立即出现戒断症状。

2. 儿童及老年患者由于清除缓慢，血浆半衰期长，尤易引起呼吸抑制，应减少镇痛药给药剂量。

三、代表药品

1. 吗啡

【适应证】 适用于其他镇痛药无效的急性锐痛、心源性哮喘、心肌梗死而血压正常者、麻醉前给药，内脏绞痛应与阿托品合用，吗啡缓、控释片主要用于重度癌痛患者的镇痛。

【注意事项】

（1）本品急性中毒的主要症状为昏迷，呼吸深度抑制、瞳孔极度缩小，或呈针尖样大。

（2）与吩噻嗪类、镇静催眠药、单胺氧化酶抑制剂、三环类抗抑郁药、抗组胺药等合用，可加剧及延长吗啡的抑制作用；吗啡可增强香豆素类药物的抗凝血作用。

（3）对于重度癌痛患者首次剂量范围较大，一日 3～6 次，临睡前一次剂量可加倍。

2. 芬太尼

【适应证】 用于麻醉前、中、后的镇静与镇痛，**是目前复合麻醉中常用药物。**

3. 羟考酮

【适应证】 用于持续的中、重度疼痛。口服本品 10mg 相当于口服吗啡 20mg。

【注意事项】 下列情况慎用：颅内高压、低血压、低血容量、胆道疾病、胰腺炎等。不推荐 18 岁以下儿童使用。服药不得从事驾驶或操作机械，控释片必须整片吞服。

4. 曲马多

【适应证】 中、重度疼痛。哺乳期妇女使用时约有 0.1% 剂量可由乳汁分泌，故单用不必中断哺乳。

【注意事项】 禁止作为对阿片类有依赖性的代替品。

口诀　哌替啶，可待因、吗啡同属麻醉品。

解痉挛，能镇咳，抑制呼吸能要命。

止疼常用易成瘾，解毒可用纳洛酮。

第七节　抗帕金森病药

要点提示

①抗帕金森病药左旋多巴的作用机制、药动学特点、主要应用特点。②苯海索的

药理作用及临床应用特点。③左旋多巴增效剂的作用特点。

帕金森病是一种常见的中老年神经系统退行性疾病。常见症状为进行性运动迟缓、震颤、肌强直和运动障碍等。病变部位主要发生在黑质－纹状体多巴胺能神经通路上。黑质中有多巴胺能神经元，其末梢释放抑制性递质多巴胺；对脊髓前角运动神经元起抑制作用；还存在有胆碱能神经元，其末梢释放兴奋性递质乙酰胆碱，对脊髓前角运动神经元起兴奋作用。正常情况下，两种递质相互制约，处于平衡状态，共同调节运动功能。病变时，黑质内多巴胺能神经元变性，使纹状体内 DA 合成减少，多巴胺含量降低，使胆碱能神经相对占优势，产生震颤。

药物治疗为首选，且是整个治疗过程中的主要治疗手段，可从增加多巴胺含量和效应或降低乙酰胆碱含量和功能入手。

药物分类如下。

（1）拟多巴胺药：①DA 的前体：左旋多巴；②外周脱羧酶抑制剂：卡比多巴、苄丝肼等；③儿茶酚胺氧位甲基转移酶（COMT）抑制剂：恩他卡朋；④中枢 DA 受体激动剂：溴隐亭、培高利特、普拉克索；⑤单胺氧化酶－B（MAO－B）抑制剂：司来吉兰、雷沙吉兰。

（2）抗胆碱类：苯海索。

（3）其他类：金刚烷胺和美金刚等也用于 PD 的治疗。

一、药理作用与作用机制

1. **左旋多巴*** 为 DA 的前体物质，为氨基酸，其本身并无药理活性。左旋多巴可通过血－脑脊液屏障，脱羧转化为多巴胺，可补充脑内 DA 的缺乏，使多巴胺和乙酰胆碱两种递质重新取得平衡，达到治疗目的。

因为 DA 不易通过血－脑屏障，而左旋多巴是氨基酸，可通过血－脑屏障，可有效增加中枢内多巴胺含量。为了避免左旋多巴在外周脱羧，可与多巴脱羧酶抑制剂合用，使左旋多巴在外周脱羧减少，脑内 DA 增加，从而提高疗效，减少不良反应。

抗帕金森病：PD 对症治疗最有效的药物是左旋多巴，对轻症和年轻患者疗效较好，对重度或老年人则较差。

2. **儿茶酚氧位甲基转移酶（COMT）抑制剂** 恩他卡朋、硝替卡朋。可增加左旋多巴进入脑组织的药量，延长左旋多巴的消除半衰期。

3. **中枢抗胆碱药** 苯海索（安坦），中枢抗胆碱作用强，外周抗胆碱作用弱，主要通过部分阻断中枢纹状体胆碱受体，明显抑制相对过高的乙酰胆碱作用，同时抑制突触间隙中多巴胺的再摄取，改善帕金森病症状，用药后可减轻流涎症状，缓解帕金森病症状及药物诱发的锥体外系症状，但迟发性运动障碍不会减轻，反而加重。

4. **司来吉兰** 为单胺氧化酶抑制药（MAOI），可提高多巴胺的活性，还能抑制突触前膜对多巴胺的再摄取，改善帕金森病的相关症状。一日服用本药 10mg 几乎可完全抑制脑内 MAO－B。本药与 MAO－B 的结合是不可逆的。

二、临床用药评价

（一）作用特点

1. **左旋多巴** 若症状明显，尤其是**运动徐缓相关症状**显著的话，应**首选左旋多巴**。

本药口服后在胃不吸收，可迅速以有活性的氨基酸运输系统转运至小肠吸收，但进入中枢神经系统的药物不到1%，绝大部分均在脑外脱羧成多巴胺。

2. COMT 抑制剂　托卡朋和恩他卡朋**单用无效**，但与左旋多巴联用时可延长和加强左旋多巴的作用，因此将其用作**左旋多巴增效剂**。恩他卡朋可使尿液变成红棕色，这种现象无害。

3. **苯海索**　是最常用的**抗胆碱能药**。对于年龄在 70 岁以下、有震颤问题困扰、不伴明显运动徐缓及步态障碍的 PD 患者，抗胆碱能药物作为单一疗法最有用。对于经左旋多巴或 DA 治疗后仍有持续性震颤的较晚期 PD 患者也有用；**苯海索抗帕金森的总疗效不及左旋多巴、金刚烷胺。抗胆碱能药不良反应较普遍，常常限制其应用。现主要用于年轻患者，不能耐受左旋多巴或禁用于左旋多巴的患者。**

4. 司来吉兰和雷沙吉兰　可能对**早期 PD** 患者有用，但**单药治疗对症状的改善仅为轻度**。单用治疗早期帕金森病或与左旋多巴及外周多巴脱羧酶抑制剂合用。司来吉兰与左旋多巴合用特别适用于治疗运动波动，例如由于大剂量左旋多巴治疗引起的剂末波动。

5. 金刚烷胺　是作用相对较弱的抗帕金森病药物，其毒性小，治疗较年轻的早期或轻度 PD 患者最有用。

（二）**典型不良反应和禁忌**

1. **左旋多巴**　①本药的不良反应主要由于用药时间较长、**外周产生的多巴胺过多引起**。②常见严重或连续的恶心、呕吐，以及食欲缺乏等，多能逐渐耐受，应选用外周多巴胺受体拮抗剂多潘立酮减少其恶心、呕吐不良反应；③在**开始治疗时约 30% 患者可发生直立性低血压**；④异常不随意运动，可见于面部、舌、上肢、头部及身体上部，**50% ~ 80% 患者出现舞蹈样或其他不随意运动**，且常与剂量有关。

2. **苯海索**　①常见口干、视物模糊等，偶见心动过速、恶心、呕吐、尿潴留、便秘等。长期应用可出现嗜睡、抑郁、记忆力下降、幻觉、意识浑浊。②**严重的反应主要是停药后可出现戒断症状，禁用于青光眼患者、尿潴留者及前列腺增生患者。**

第八节　抗精神病药

要点提示

①第一代与第二代抗精神病药和 5 - HT - DA 系统稳定剂作用机制不同点。②第一代和第二代抗精神病药适应证。③代表药物的不良反应。

精神失常是由多种原因引起的精神活动障碍的一类疾病。治疗这类疾病的药物统称为抗精神病药。

精神分裂症的多巴胺学说：目前认为精神分裂症的发生是由于患者脑内多巴胺（DA）能神经元功能亢进及 DA 受体密度增高，5 - 羟色胺（**5 - HT**）系统功能不足所致。**5 - HT 对 DA 释放有抑制作用，5 - HT 功能减弱，DA 功能亢进，可出现精神分裂症。若为精神分裂症阳性症状，主要使用 DA 受体拮抗剂治疗，若为阴性症状，主要用 5 - HT 受体抑制药治疗。**

1. 多巴胺能神经通路 DA 是重要的中枢神经递质，现已知脑内存在有四条神经通路。

（1）黑质－纹状体通路，此通路与锥体外系功能有关。

（2）中脑－边缘系统，此通路与精神、情绪及行为活动有关。

（3）中脑－皮质系统，此通路与精神及行为活动有关。

（4）结节－漏斗系统，此通路与内分泌功能有关。

2. 多巴胺受体学说 脑内多巴胺受体根据其对药物反应性的不同，可分为两个亚型：D_1 和 D_2 受体，其受体数目增多或作用增强可引起精神失常。DA 受体拮抗剂对其有治疗作用。

目前临床应用的抗精神病药物主要分为两代：第一代抗精神病药物指主要作用于中枢 D_2 受体的抗精神病药物，包括氯丙嗪、氯哌噻吨、氟哌啶醇和舒必利等；第二代抗精神病药物包括氯氮平、利培酮、奥氮平、喹硫平、齐拉西酮和阿立哌唑等。

一、药理作用与作用机制

第一代抗精神病药即典型抗精神病药物（FGAs），主要作用于脑内多巴胺 D_2 受体，为 D_2 受体拮抗剂。其特征是拮抗多巴胺 D_2 受体大于拮抗 $5-HT_{2A}$ 受体。

第二代抗精神病药（SGAs）与吩噻嗪类等药物相比，它们具有较高的 $5-HT_2$ 受体拮抗作用，称多巴胺－$5-HT$ 受体拮抗剂，对中脑－边缘系统的作用比对纹状体系统的作用更具有选择性，特征是拮抗 $5-HT_{2A}$ 受体大于拮抗多巴胺 D_2 受体。第二代抗精神病药物对精神分裂症多维症状具有广谱疗效，且较少发生第一代抗精神病药物常见的 EPS 和泌乳素水平升高。躁狂和抑郁症患者的脑内都缺少 $5-HT$，当脑内 NA 过多时为躁狂，脑内 NA 过少时为抑郁，心境稳定剂具有双向调节作用。

阿立哌唑为 $5-HT-DA$ 系统稳定剂。阿立哌唑对突触后多巴胺 D_2 受体具有弱激动作用，DA 活动过高时可以起到下调 DA 的活动，治疗精神分裂症阳性症状。该药对突触前膜 DA 自身受体具有部分激动作用，对 DA 活动降低的脑区可以上调 DA 功能，治疗精神分裂症和阴性症状认知功能损害。

二、临床用药评价

（一）作用特点

第一代抗精神病药物（FGAs）和第二代抗精神病药物（SGAs）均对首发精神分裂症患者急性期治疗有明确的疗效，但首发患者存在神经系统不良反应易感性，在决定采用 FGAs 治疗前需要充分考虑到这一点，应避免高剂量使用 FGAs。FGAs 治疗的靶症状主要局限于阳性症状群。

第二代抗精神病药物（SGAs），阿立哌唑、氨磺必利、奥氮平、喹硫平、帕利哌酮、利培酮和齐拉西酮等已经作为首发患者的一线用药选择，具体选择何种抗精神病药作为首选治疗用药，应根据个体化评估结果和临床治疗学原理做出抉择。鉴于治疗中安全性和严重不良反应等因素，原则上不推荐氯氮平作为首发精神分裂症患者的一线治疗选择。

（二）药物相互作用

乙醇可以增强抗精神病药，尤其是典型抗精神病药的中枢抑制作用，导致注意力、定向力、判断力损害，并表现为嗜睡和懒散；增加锥体外系不良反应的发生；可能发生呼吸抑制、低血压和肝脏毒性。建议抗精神病药物治疗时不饮酒。

（三）典型不良反应和禁忌

第一代抗精神病药物，如氯丙嗪、氟哌啶醇、奋乃静等最常见引起锥体外系不良反应，而第二代抗精神病药物，如氯氮平、奥氮平、利培酮、喹硫平、齐拉西酮等则较少引起锥体外系不良反应，但会引起**体重增加及糖脂代谢异常等代谢综合征的不良反应。**

1. **常见不良反应** 锥体外系反应：与阻断第三条通路有关。主要表现为：①类帕金森综合征如动作迟缓、面容呆板、流涎等症状；**②静坐不能；③急性肌张力障碍，应用安坦类中枢抗胆碱药对抗，而不能用拟多巴胺类药如左旋多巴治疗。**④长期用药还可引起迟发性运动障碍，停用药物后部分患者不能恢复正常，目前无药可治。

2. **代谢紊乱** 抗精神病药物引起的**体重增加及糖脂代谢异常等代谢综合征的症状目前已成为药物治疗中需要重视的问题，也是第二代抗精神病药物常见的不良反应。**

3. **高泌乳素血症** 抗精神病药物可**引起泌乳素升高，进一步导致月经紊乱、性激素水平异常及性功能异常。**

4. **心血管系统不良反应** 几乎所有的抗精神病药物均可能引起心血管系统方面的**不良反应，表现为体位性低血压、心动过速、心动过缓和传导阻滞。尤其是长期服用**抗精神病药物的患者。

5. **外周抗胆碱能反应** 低效价抗精神病药物，如氯丙嗪、硫利达嗪等及非典型抗**精神病药物氯氮平等多见，奥氮平也可见到。**外周抗胆碱能作用表现有口干、视物模糊、便秘和尿潴留等。

6. **肝功能损害** 氯丙嗪可引起胆汁淤积性黄胆，更常见无黄胆性肝功能异常，一过性的丙氨酸氨基转移酶升高，多能自行恢复。

7. **诱发癫痫发作** 第一代抗精神病药以氯丙嗪风险最高，而氟哌啶醇风险最低。

氯丙嗪的特点："三个受体四通路，三大系统有作用。锥体外系反应多，人工冬眠**精神病。**"解释为："三个受体四通路"——三个受体指 DA、α 及 M 受体。四通路指中脑–边缘系统，中脑–皮质通路，黑质–纹状体通路，结节–漏斗通路，"三大系统有作用"——中枢神经系统，内分泌系统，自主神经系统。"锥体外系反应多"——帕金森综合征，静坐不能，急性肌张力障碍，迟发性运动障碍。"人工冬眠精神病"——是临床应用。

三、代表药品

1. **氯氮平**

【适应证】本品适用于精神分裂症、躁狂症。

2. **碳酸锂**

躁狂症与脑内 5-HT 缺少和 NA 偏高有关。碳酸锂抑制脑内 NA 和 DA 的释放，具**抗躁狂作用。**

【适应证】主要治疗躁狂症，对躁狂和抑郁交替发作的双相情感性精神障碍有很好的治疗和预防复发作用，对反复发作的抑郁症也有预防发作作用。也用于治疗分裂–情感性精神病。

3. **利培酮**

低剂量拮抗 $5-HT_2$ 受体，高剂量拮抗 D_2 受体；可全面解除精神分裂症患者的阳性症状。

【适应证】用于**治疗精神分裂症，也可减轻与精神分裂症有关的情感障碍**。用于治疗双相情感障碍的躁狂发作。

4. **阿立哌唑**

【适应证】用于**治疗精神分裂症，对精神分裂症的阳性、阴性症状都有效**。对急性复发者、慢性患者及情感性精神分裂症有效。

第二章 解热、镇痛、抗炎、抗风湿及抗痛风药

第一节 解热、镇痛、抗炎、抗风湿药

第一亚类 解热、镇痛、抗炎药

💡 **要点提示**

①以阿司匹林为代表的非甾体抗炎药的作用机制、药理作用特点及不良反应。②其他药物的不良反应特点和禁忌证。

一、药理作用与作用机制

（一）作用机制

甾体抗炎药的化学结构都含有甾体。凡是结构上无甾环的抗炎药，均为非甾体抗炎药。

解热、镇痛、抗炎药又名非甾体抗炎药（NSAID），是一类通过抑制环氧化酶（COX），减少前列腺素（PG）合成，表现为解热及减轻局部慢性钝痛作用的药物。多数还兼有抗炎、抗风湿作用。

［解热镇痛抗炎药的药理作用基础］ 磷酯代谢与药物作用

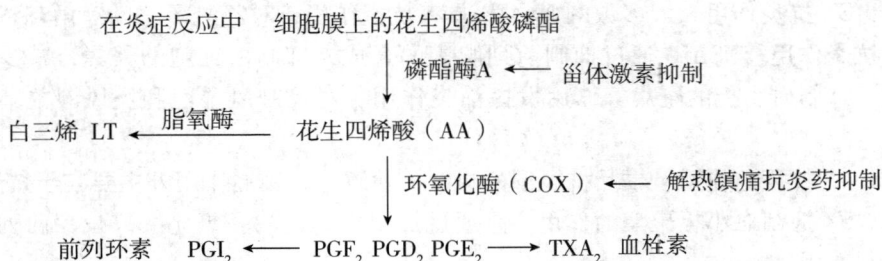

在炎症反应中　细胞膜上的花生四烯酸磷酯

↓ 磷酯酶A ← 甾体激素抑制

白三烯 LT ← 脂氧酶 ← 花生四烯酸（AA）

↓ 环氧化酶（COX） ← 解热镇痛抗炎药抑制

前列环素　PGI_2 ← PGF_2 PGD_2 PGE_2 → TXA_2 血栓素

NSAID 主要通过抑制炎症细胞的花生四烯酸代谢物过程中的 COX 减少炎症介质，环氧化酶是前列腺素合成初始步骤中的关键性限速酶。

在炎症部位，PG 具有的血管扩张作用促使局部组织充血、肿胀。PG 构成炎症部位肿痛炎症症状；当 COX 被 NSAID 抑制后，临床肿痛症状得以改善。

解热作用：可能通过抑制下丘脑**体温调节中枢 PG 的合成**，通过出汗，使散热增加而起解热作用。

镇痛作用：主要是抑制前列腺素**降低痛觉感受器对致痛物质的敏感性**，取消 PG 对**炎性疼痛的放大作用**。

COX 有两种同工酶，COX –1 和 COX –2。前者为结构型，由其合成的 PG 具有多种生理功能；后者为诱导型，由其合成的 PG 可引起病理反应。本类药通过可逆或不可

逆地抑制 COX－2 抑制 PG 合成，产生解热、镇痛和抗炎作用，而对 COX－1 的抑制是其发生不良反应的原理。

（二）分类

1. 非选择性 COX 抑制剂

（1）水杨酸类：阿司匹林、贝诺酯。

（2）乙酰苯胺类：对乙酰氨基酚、丙帕他莫。

（3）芳基乙酸类：吲哚美辛、双氯芬酸。

（4）芳基丙酸类：布洛芬、萘普生、氟比洛芬。

（5）1，2 苯并噻嗪类：吡罗昔康、美洛昔康；对 COX－2 的作用强于 COX－1。

（6）吡唑酮类：保泰松。

（7）非酸性：萘丁美酮。

2. 选择性 COX－2 抑制剂 塞来昔布、依托考昔、帕瑞昔布、尼美舒利、洛索洛芬。

二、临床用药评价

（一）作用特点

1. 解热作用 抑制 COX，可抑制中枢前列腺素的合成和释放，取消前列腺素对体温调节中枢的影响，而发挥解热作用，能使**发热患者的体温接近正常，对正常体温没有影响**。

2. 镇痛作用 前列腺素 PGE_1、PGE_2、$PGF_{2\alpha}$ 是致痛物质，本类药物可有效地抑制 COX，减少前列腺素的合成和释放，取消前列腺素对疼痛的放大作用。**中等程度的镇痛作用，镇痛作用部位主要在外周；氟比洛芬可减轻内脏平滑肌痛感。对慢性疼痛，如头痛、关节肌肉疼痛、牙痛等效果较好。**

3. 抗炎作用 大多数的 NSAID 具有抗炎作用，对乙酰氨基酚**有解热、镇痛作用而无抗炎作用**。NSAID 通过抑制前列腺素的合成，抑制白细胞的聚集，减少缓激肽的形成，抑制血小板的凝集等作用发挥消炎作用。对控制风湿性和类风湿关节炎的症状疗效肯定。

4. 抗风湿作用 本品抗风湿的机制，除解热、镇痛作用外**主要在于抗炎作用**。

5. 抑制血小板聚集的作用 是通过抑制血小板的环氧化酶，减少前列腺素的生成而起作用。

6. 预防肿瘤作用 COX－2 抑制剂对**预防结直肠癌有一定作用**。

（二）典型不良反应和禁忌

1. 典型不良反应 COX－1 抑制剂胃肠道反应最常见，症状包括胃及十二指肠溃疡和出血，穿孔等；**选择性 COX－2 抑制剂可避免胃肠道损害**，消化道溃疡和胃肠道出血风险高患者可选用，但其抑制血管内皮前列腺素合成，使血管内的前列腺素和血小板中的血栓素动态平衡失调，导致血栓素升高，**促进血栓形成**，心血管风险增加；由于肾脏同时有两种 COX，因此某些药有下肢浮肿，血压升高、电解质紊乱的不良反应。**塞来昔布有类磺胺过敏反应**，严重者可出现史蒂文斯－约翰逊综合征、中毒性表皮松解症。

2. 禁忌

（1）对对乙酰氨基酚、安乃近、阿司匹林或其他非甾体抗炎药过敏者应禁用本类药物，**对磺胺类药过敏者禁用昔布类**。

（2）妊娠期、哺乳期妇女禁用，**12 岁以下儿童禁用尼美舒利**。

（3）消化道出血禁用阿司匹林，血友病、血小板减少者禁用阿司匹林。

（4）癫痫、帕金森等精神疾病患者服用吲哚美辛可加重病情。

（5）肛门炎禁止直肠给予双氯芬酸和吲哚美辛。

（6）重度肝损害、**有心梗病史或脑卒中病史患者禁用塞来昔布**。

（三）特殊人群用药

儿童常用退热药为对乙酰氨基酚、布洛芬，两种药物对于儿童发热较为安全有效。2 个月以上婴幼儿可使用对乙酰氨基酚，6 个月以上婴幼儿可使用布洛芬。

三、代表药品

1. 对乙酰氨基酚

【适应证】用于普通感冒或流行性感冒引起的发热，也用于**缓解轻至中度疼痛，如头痛、关节痛、偏头痛、牙痛、肌肉痛、神经痛、痛经**。

【用法用量】口服：6 ~ 12 岁儿童，一次 0.5 片；12 岁以上儿童及成人一次 1 片；推荐对乙酰氨基酚一日最大用量应不超过 2.0g。

妊娠期及哺乳期妇女慎用，重度肝功能不全者禁用。

2. 吲哚美辛

【适应证】关节炎，可缓解疼痛和肿胀；软组织损伤和炎症；解热；其他：偏头痛、痛经、手术后痛、创伤后痛等。

【临床应用注意】本品对造血系统有抑制作用，再生障碍性贫血、粒细胞减少等患者应慎用。由于本品不良反应较大，一般不作为关节炎的首选治疗用药，仅在其他非甾体抗炎治疗无效时才考虑使用。

3. 布洛芬

【适应证】具有抗炎、镇痛、解热作用，适用于治疗风湿性关节炎、类风湿关节炎、骨关节炎、强直性脊柱炎和神经炎等。也用于普通感冒或流行性感冒引起的发热。儿童用混悬液用于儿童普通感冒或流行性感冒引起的发热。也用于缓解儿童轻至中度疼痛。

4. 双氯芬酸

【适应证】用于各种急、慢性关节炎和软组织风湿所致的疼痛，以及创伤后疼痛、术后的疼痛、牙痛、头痛等，对成年人及儿童的发热有解热作用，双氯芬酸起效迅速，**可用于痛经及拔牙后止痛**。

5. 美洛昔康

【适应证】适用于类风湿关节炎的症状治疗，疼痛性骨关节炎（关节病、退行性骨关节病）的症状治疗。本品出现胃肠道溃疡及出血风险略低于其他传统非甾体抗炎药。

6. 尼美舒利

【适应证】可用于慢性关节炎症（如类风湿关节炎和骨关节炎等）；手术和急性创伤后的疼痛和炎症；耳鼻咽部炎症引起的疼痛；痛经；上呼吸道感染引起的发热等症状的治疗。

7．塞来昔布

【适应证】①用于**缓解骨关节炎的症状**和体征；②用于缓解成人类风湿关节炎的症状和体征；③用于治疗成人急性疼痛；④用于缓解强直性脊柱炎的症状和体征。

8．依托考昔

【适应证】治疗**骨关节炎急性期和慢性期的症状和体征、急性痛风性关节炎**、原发性痛经。

口诀 阿司匹林抗风湿，解热镇痛很常用。防梗治栓抗凝血，心血管病风险平。
作用抑制环氧酶，前列腺素难合成。胃肠有病须慎用，创伤止血药应停。
哮喘反应要注意，中枢兴奋防神经。

【对比记忆】

1．**吗啡与阿司匹林的镇痛作用比较**

区别点	吗啡	阿司匹林
作用部位	中枢	外周
机制	阿片受体激动剂	抑制环氧化酶，抑制 PG 合成
特点	钝、锐痛均有效作用强	只对钝痛有效，中等镇痛
应用	剧痛	轻、中度钝痛

2．**阿司匹林与甾体激素的比较**

区别点	甾体激素	阿司匹林
结构	有甾体结构	无甾体结构
机制	与胞内受体结合	抑制 PG 合成
特点	各期炎症均有作用	对急性炎症有效
应用	严重感染，可防止后遗症	风湿、类风湿

第二亚类　抗风湿药

要点提示

抗风湿病药的作用机制、药理作用特点及不良反应。

风湿病是一组侵犯关节、骨骼、肌肉、血管及有关软组织或结缔组织为主的疾病，其中**多数为自身免疫性疾病**。发病多较隐蔽而缓慢，病程较长，且大多具有遗传倾向。常用的抗风湿药物包括非甾体抗炎药、糖皮质激素，慢作用抗风湿药（SAARD）和生物制剂。

一、药理作用与作用机制

1．非甾体抗炎药（NSAID）　有镇痛、解热、抗炎作用，对肌肉、关节、关节周围的软组织的疼痛和肿胀有一定缓解作用，是风湿病中常用的对症药物。现常用的有布洛芬、双氯芬酸、萘普生等。最常见的不良反应为胃肠道不良反应，最严重的出现胃黏膜溃疡、出血、穿孔。

2. 糖皮质激素 是某些结缔组织病，如**系统性红斑狼疮、皮肌炎（多肌炎）等的首选治疗药物**，有强大的抗炎作用。

3. 缓解和阻止病情进展的药物

（1）慢作用抗风湿药（SAARD） 本类药物起效较慢，故名慢作用抗风湿药。常用慢作用抗风湿药如下。

①甲氨蝶呤（MTX）：本药**抑制细胞内二氢叶酸还原酶，使嘌呤合成受抑制**，同时具抗炎作用。

②柳氮磺吡啶：为**磺胺类抗菌药**，属于口服不易吸收的磺胺药。

③来氟米特：主要**抑制**合成嘧啶的**二氢乳清酸脱氢酶**，使活化淋巴细胞的生长受抑制。

④羟氯喹和氯喹：**抗疟药本身具有抗炎、调节免疫等作用**。有抗炎作用，起效慢。

⑤金制剂：含金的口服抗风湿药能减少类风湿因子及其抗体形成，抑制 PG 合成和溶菌酶的释放，有与免疫球蛋白补体结合的作用，阻断关节炎的发展。

⑥双醋瑞因：**为骨关节炎 IL‐1 的重要抑制剂**。

其他 SAARD 还包括青霉胺、雷公藤总苷、硫唑嘌呤、环孢素等。

（2）生物制剂

①融合蛋白类：依那西普。

②单克隆抗体：阿达木单抗、英夫利西单抗。

二、代表药品

1. 来氟米特

【适应证】①适用于成人类风湿关节炎，有改善病情作用；②狼疮性肾炎。

本药半衰期较长，建议间隔 24h 给药 1 次。

2. 双醋瑞因

【适应证】用于治疗退行性关节疾病（骨关节炎及相关疾病）。

3. 金诺芬

【适应证】主要用于活动性类风湿关节炎、亦用于使用非甾体抗炎药效果不明显或无法耐受的患者，可延缓类风湿关节炎病变发展，改善症状，耐受好。

第二节 抗痛风药

💡**要点提示**

①抗痛风药按作用机制的分类及各类代表药。②抗痛风药的主要临床应用和代表性不良反应。

尿酸是人体内嘌呤代谢的终产物，溶解性低，痛风是因尿酸盐过多沉积于骨关节和软骨所致，常伴有高尿酸血症，若肾功能不全使尿酸排泄减少，也将引起痛风。

一、药理作用与作用机制

药物分类	作用机制	代表药物
选择性抗急性痛风性关节炎药	1. 抑制粒细胞浸润和白细胞趋化 2. 抑制磷脂酶 A_2 3. 抑制局部细胞产生 IL – 6 等	秋水仙碱
促进尿酸排泄药	抑制近端肾小管对尿酸盐的重吸收，**升尿尿酸量**，使尿酸排出增加，**降血尿酸**；亦促进尿酸结晶的重新溶解作用	丙磺舒、苯溴马隆
抑制尿酸生成药	1. **黄嘌呤氧化酶（XOR）抑制剂，阻止嘌呤代谢为尿酸，降血尿酸和尿酸水平，别嘌醇尤其适用于血尿酸和 24 小时尿尿酸过高者** 2. 防止尿酸形成结晶并沉积在关节等处 3. 抗氧化 **抑酸降酸作用强大持久——非布司他**	别嘌醇、非布司他
碱化尿液药	口服后可迅速中和胃酸，解除胃酸过多或烧心症状。此外，它也有一定的碱化尿液的效果	碳酸氢钠

二、临床用药评价

急性痛风发作主要用秋水仙碱和 NSAID，慢性痛风发作主要用丙磺舒和别嘌醇等。

（一）作用特点

1. 急性发作期（含病情突然加重）　秋水仙碱，75% 患者在用药 12 ~18h 见效，90% 患者在用药 24 ~48h 内疼痛消失，疗效持续 48 ~72h

2. 促进尿酸排泄药丙磺舒口服后吸收迅速而完全。

3. 抑制内源性尿酸生成药别嘌醇用于痛风缓解期，**尤其适用于血尿酸和 24 小时尿尿酸过多或有痛风结石、肾结石、泌尿系统结石、不宜应用促进尿酸排出药者**，服后一般 **24 小时起效，2 ~4 周下降最为明显**。

4. 服用碱化尿液药碳酸氢钠期间宜多饮水，使尿液呈碱性以利于排酸。

（二）典型不良反应

1. **秋水仙碱**　常见尿道刺激症状，严重者可致死，晚期中毒有血尿，肾衰竭等症状。可致骨髓抑制和可逆性维生素 B_{12} 吸收不良。

2. **别嘌醇**　常见皮疹、剥脱性皮炎、多形性红斑等。

3. **丙磺舒**　因升高尿酸，少见尿频、肾结石、肾绞痛、风团、痛风急性发作等；偶见骨髓造血功能抑制，罕见再生障碍性贫血。

三、代表药品

1. 秋水仙碱

【适应证】口服治疗痛风性关节炎的急性发作，缓解痛风炎症症状，预防复发性痛风性关节炎的急性发作。

注意：应尽量避免注射和长期口服，也不能口服和注射并用，每个疗程应停药 3 日，以免发生蓄积中毒。

2. 苯溴马隆

【适应证】适用于原发性和继发性高尿酸血症、各种原因引起的痛风及痛风性关节炎非急性发作期。

注意：急性痛风发作结束之前，不要用药。治疗期间需大量饮水以增加尿量（治疗初期，一日饮水量不得少于 1.5～2L）。痛风急性发作禁用，妊娠期、哺乳期禁用；与水杨酸盐和阿司匹林合用可抑制本类药的排酸作用。

3. 别嘌醇

【适应证】①原发性和继发性高尿酸血症，尤其是尿酸生成过多而引起的高尿酸血症；②反复发作或慢性痛风者；③痛风石；④尿酸性肾结石和（或）尿酸性肾病；⑤有肾功能不全的高尿酸血症。

注意：**不能控制痛风性关节炎的急性炎症症状，不能作为抗炎药使用**。因为本品促使尿酸结晶重新溶解时可再次诱发并加重关节炎急性期症状。

本品用于血尿酸和 24 小时尿尿酸过多者，**必须在痛风性关节炎的急性炎症症状消失后（一般在发作后两周左右）方开始应用**。

可致超敏反应综合征 AHS，建议用药前做 HLA－B5801* 基因筛查。

4. 非布司他

【适应证】适用于痛风患者高尿酸血症的长期治疗。不推荐用于无临床症状的高尿酸血症，给药时无需考虑食物和抗酸剂的影响。

本品初始剂量为 20mg，一日 1 次，4 周后根据血尿酸值逐渐增加用量，每次增加 20mg，一日最大剂量为 80mg，血尿酸值达标（<6mg/dl 或 360μmol/L）后，维持最低有效剂量。

注意：1. 由于非布司他同类药物（别嘌醇）可抑制黄嘌呤氧化酶，非布司他与硫唑嘌呤或巯唑嘌呤同服会使巯唑嘌呤的血药浓度升高，从而导致其骨髓抑制等不良反应增强。因此非布司他禁用于正在接受硫唑嘌呤或巯嘌呤治疗的患者。

2. 由于为降尿酸药物，在痛风性关节炎（痛风发作）时使用本药可使血尿酸值降低，加重痛风性关节炎（痛风发作），故在使用本药前有痛风性关节炎的患者，在症状稳定前，不可使用本药。

3. 在使用本药治疗期间，如果痛风发作，无需中止非布司他治疗，亦可根据具体症状合用秋水仙碱、非甾体抗炎药、肾上腺皮质激素等。

4. 患者在第一次使用非布司他之前应进行一次肝功检查（血清 ALT、AST、碱性磷酸酶和总胆红素），将此结果作为基线水平。如果发现功能异常（ALT 超过参考范围上限的 3 倍以上），应中止服药。

口诀　秋水仙碱抗痛风，别嘌醇抑尿酸成。

　　　　磺舒促使酸排泄，可引结石要警戒。

第三章　呼吸系统疾病用药

第一节　镇咳药

💡**要点提示**

镇咳药分类及特点。

一、分类与作用机制

1. 按照作用机制不同分类

（1）**中枢性镇咳药**：可待因、福尔可定、喷托维林、右美沙芬、苯丙哌林、依普拉酮。

（2）**外周性镇咳药**：那可丁、左羟丙哌嗪。

（3）苯丙哌林、依普拉酮兼有中枢性和外周性两种镇咳作用。

2. 作用机制　中枢性镇咳药选择性地抑制延髓的咳嗽中枢，抑制支气管腺体的分泌，产生中枢性镇咳作用。

二、临床用药评价

对于痰多黏稠的患者，不宜单独使用中枢性镇咳药，宜与祛痰药合用。该类药**特别适用于无痰、干咳患者**。除了镇咳作用外还有镇痛、镇静，可用于中度以上疼痛，局麻或全麻时镇静。

（一）作用特点

1. 可待因　为前药，在体内约 **15％经肝药酶 CYP2D6** 代谢为吗啡后再作用于吗啡受体，直接抑制咳嗽中枢，镇咳作用强而迅速，为吗啡的 **1/4**，适用于各种原因引起的无痰干咳和刺激性咳嗽（尤其是伴有胸痛剧烈干咳），还具镇痛和镇静作用，**用于中度疼痛，具成瘾性**。CYP2D6 有四种代谢类型：超快型、快速型、正常型和缓慢代谢型，已知为 CYP2D6 超快代谢者禁用。含有可待因的咳嗽感冒药禁用于 18 岁以下青少年儿童。

2. 喷托维林　为人工合成非成瘾性中枢性镇咳药，选择性抑制咳嗽中枢，强度约为可待因的 **1/3**。口服易吸收，在 **20～30** 分钟内起效，一次给药镇咳作用可维持 **4～6h**。

3. 福尔可定　具有与可待因相似的镇咳、镇痛作用，缓解干咳与刺激性咳嗽比可待因好。**成瘾性比可待因小，呼吸抑制比可待因弱**，儿童对其耐受性好。

4. 苯丙哌林　镇咳作用强，为可待因的 **2～4 倍**，无麻醉作用，不抑制呼吸，不引起便秘，无成瘾性和耐受性。服用时需整粒吞服，切勿嚼碎，以免引起口腔麻木。

5. 右美沙芬　其镇咳作用与可待因相当或略强，无镇痛作用，用于干咳；口服吸收迅速，治疗剂量不抑制呼吸，长期应用未见耐受性和成瘾性。

中枢性镇咳药属于对症治疗药物，用药 7 日如症状未缓解，宜停药就诊。并且服药期间不得驾驶车、船，从事高空作业、机械作业及操作精密仪器。

（二）药物相互作用

乙醇及其他中枢系统抑制剂可增强中枢性镇咳药的中枢抑制（镇静）作用，故用药期间不宜饮酒。

（三）典型不良反应

患者重复使用中枢性镇咳药可产生耐药性，久用有成瘾性，但常用量引起的依赖性比吗啡类药物弱。长期用药要预防便秘。

（四）特殊人群用药

中枢性镇咳药通常可透过胎盘屏障，使胎儿成瘾，引起新生儿的戒断症状，妊娠期妇女禁用。哺乳期妇女慎用。1 岁以下儿童禁用。

三、代表药品

适应证
- 可待因
  - ①镇咳：严重、频繁干咳
  - ②镇痛：中度以上疼痛
  - ③镇静：用于局麻或全麻
- 福尔可定
  - ①镇咳：剧烈干咳
  - ②镇痛：中度疼痛
- 喷托维林：各种原因引起的干咳
- 右美沙芬：各种原因引起的干咳，包括上呼吸道感染、支气管炎等
- 苯丙哌林：急、慢性支气管炎及各种刺激引起的刺激性干咳

第二节　祛痰药

💡**要点提示**

祛痰药的分类及作用特点。

祛痰药能改变痰中黏性成分，降低痰的黏滞度，使痰易于咳出。按作用机制分为**恶心性祛痰药、刺激性祛痰药、黏痰溶解剂、黏液稀释剂四类。**

祛痰药
- **恶心性祛痰药**：氯化铵、**愈创甘油醚**、桔梗流浸膏
- 刺激性祛痰药：碘化钾、愈创木酚磺酸钠
- 黏痰溶解剂：溴己新、氨溴索、乙酰半胱氨酸、桉柠蒎、厄多司坦、福多司坦、美司坦、糜蛋白酶
- 黏痰稀释剂：羧甲司坦

第一亚类　恶心性祛痰药

一、药理作用与作用机制

恶心性祛痰药**刺激胃黏膜**，引起轻微的恶心，反射性引起支气管黏膜腺体分泌增

加，降低痰液黏性，痰液得到稀释而易于咳出，适用于呼吸道感染引起的咳嗽、多痰。

二、临床用药评价

恶心性祛痰药尤其适用于干咳、咳嗽伴黏稠痰的患者。

三、代表药品

1. 氯化铵

【适应证】①干咳以及痰不易咳出等；②酸化尿液；③纠正代谢性碱中毒。

2. 愈创甘油醚

【适应证】用于呼吸道感染引起的咳嗽、多痰。

肺出血、肾炎、急性胃肠炎患者禁用。

第二亚类　黏痰溶解剂

一、药理作用与作用机制

溴己新、氨溴索、乙酰半胱氨酸从不同途径，分解痰液中的黏液成分，如黏多糖和黏蛋白，使黏痰液化，痰液黏度降低而易于咳出。本类药物均适用于痰液黏稠不易咳出的患者。

二、临床用药评价

1. 溴己新口服吸收迅速、完全，黏痰溶解作用持续 6~8h。

2. 氨溴索的祛痰作用比溴己新强。口服吸收迅速，药物可进入脑脊液，也可透过胎盘屏障，生物利用度 70%~80%，主要在肝脏中代谢，90% 代谢产物经肾脏清除。

3. 乙酰半胱氨酸具有较强的黏痰溶解作用，不仅能溶解白色黏痰，也能溶解脓性痰，雾化吸入祛痰**效果显著优于氨溴索、溴己新、糜蛋白酶**。口服后在小肠黏膜和肝脏存在首关效应，口服生物利用度极低（6%~10%）。本品是合成谷胱甘肽（GSH）的必需氨基酸，故还**可用于对乙酰氨基酚中毒的解救，治疗环磷酰胺引起的出血性膀胱炎**。

4. **桉柠蒎**除促进黏痰溶解外，还有抗炎作用，可**用于支气管造影术后，促进造影剂的排出**。

5. 糜蛋白酶以雾化吸入给药时，患者经常性吸入可能导致气道上皮鳞状化生，现已逐渐被其他祛痰药取代。

6. **黏痰溶解剂仅对咳痰症状有改善作用，并避免与中枢性镇咳药（右美沙芬等）同时使用**，以免稀化的痰液堵塞气道。

三、代表药品

乙酰半胱氨酸

【适应证】用于痰液黏稠引起的呼吸困难、咳痰困难者。

【临床应用注意】

（1）颗粒剂用温开水（禁用 80℃ 以上热水）溶解后直接服用，也可**加入果汁**服用。

（2）本品能**减弱青霉素、头孢菌素、四环素类药物的抗菌活性**，故不宜与这些抗菌药物合用。

第三亚类 黏液稀释剂

羧甲司坦，是较常用的黏液稀释剂，其具有 5 方面药理作用：①分裂黏蛋白、糖蛋白多肽链上的分子间的二硫键，使分子变小；②增加黏膜纤毛的转运，从而增加痰液排出；③改善呼吸道分泌细胞的功能；④抑制支气管杯状细胞的增生；⑤对抗炎症和修复黏膜。

主要适用于慢性支气管炎、支气管哮喘等疾病引起的痰液黏稠、咳出困难。

第三节 平喘药

要点提示

①平喘药按作用机制的分类。②药物作用及应用特点。

平喘药能通过不同的作用机制来缓解支气管平滑肌痉挛，使其松弛和扩张，因而可以缓解气急、呼吸困难的症状。

1. **平喘药根据治疗目的可分为两类** ①第一类是控制症状类药物，即每日需要使用并长时间维持应用的药物，主要**通过其抗炎作用使哮喘患者维持在临床控制状态，包括吸入性肾上腺糖皮质激素**（ICS，最有效、最安全），ICS 与长效 β_2 受体激动剂复方制剂（ICS/LABA），全身性肾上腺糖皮质激素，白三烯受体拮抗剂（LTRA），缓释茶碱，抗 IgE 单克隆抗体。②第二类是缓解症状类药物，又称急救药物。急性发作时可按需使用，主要**通过迅速解除支气管痉挛从而缓解患者哮喘症状，包括速效吸入和短效口服 β_2 受体激动剂（SABA）**、ICS 与福莫特罗复方制剂、全身性肾上腺糖皮质激素、吸入型抗胆碱能药物、短效茶碱。

2. **平喘药按作用机制可分为六类** ①β_2 受体激动剂，包括沙丁胺醇、特布他林、沙美特罗等；②M 胆碱受体拮抗剂，如异丙托溴铵；③黄嘌呤类药物，如茶碱、氨茶碱、多索茶碱、二羟丙茶碱等；④过敏介质阻释剂，如肥大细胞膜稳定剂色甘酸钠，H_1 受体拮抗剂酮替芬等；⑤肾上腺糖皮质激素，如氢化可的松、布地奈德、氟替卡松、倍氯米松等，它们还有抗过敏作用；⑥白三烯受体拮抗剂，如孟鲁司特、扎鲁司特、普鲁司特等。

3. **β_2 受体激动剂与其他平喘药联合用药特点**

合用药物	机制	结果
黄嘌呤类	通过不同方式增加细胞内环磷酸腺苷（cAMP）的浓度而达到增强彼此平喘疗效的目的	相加作用
M 胆碱受体拮抗剂	作用于 M_3 受体，增加细胞内 cAMP 的浓度。适用于老年人	相加作用
H_1 受体拮抗剂	有效防止 β_2 受体数目的向下调节	减轻耐药性
糖皮质激素	可以从多个不同环节对抗气道炎症，恢复或增加气道对这些支气管扩张剂的敏感性	常联用

β₂受体激动剂：沙丁胺醇、特布他林、沙美特罗、班布特罗

M 胆碱受体拮抗剂：异丙托溴铵、噻托溴铵

嘌呤类药物：茶碱、氨茶碱

平喘药分类

过敏介质阻释剂 { 肥大细胞膜拮抗剂：色甘酸钠 / 抗组胺药：酮替酚 }

肾上腺糖皮质激素 { 倍氯米松 / 氟替卡松 / 布地奈德 }

白三烯受体拮抗剂：孟鲁司特

具有平喘作用复方制剂 { 沙美特罗替卡松 / 布地奈德福莫特罗 / 复方异丙托溴铵 }

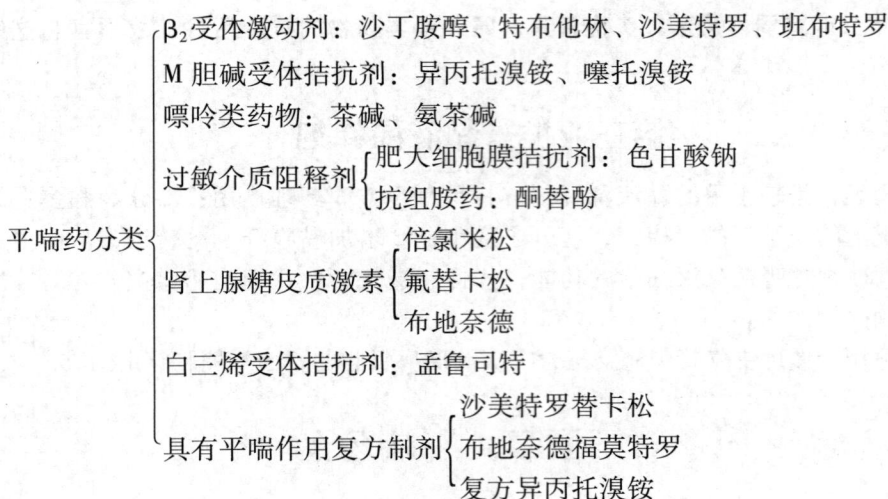

第一亚类　β₂肾上腺素受体激动剂

一、药理作用与作用机制

β₂肾上腺素受体激动剂，简称 β₂受体激动剂，主要通过兴奋呼吸道平滑肌和肥大细胞等细胞膜表面的 β₂受体，激活腺苷酸环化酶，使细胞内的 cAMP 含量增加，游离 Ca^{2+} 减少，从而松弛支气管平滑肌。

二、临床用药评价

常用的**短效 β₂ 受体激动剂有沙丁胺醇和特布他林**，平喘作用维持 4～6h，是**缓解轻、中度急性哮喘症状的首选药**。长效 β₂受体激动剂有福莫特罗、沙美特罗及丙卡特罗，平喘作用维持 10～12h，不推荐单独使用，可与糖皮质激素合用。口服 β₂受体激动剂对运动诱发性支气管痉挛几乎无预防作用。

本类药物可能会引起低钾血症，有可能引起心律不齐，尤其是联用洋地黄类药物的患者。长期使用可形成耐药性，药效降低。

三、代表药品

1. 沙丁胺醇

【适应证】用于治疗支气管哮喘或喘息性慢性支气管炎伴支气管痉挛。

口服给药后30min 内起效，吸入可快速起效（3～5min），急性哮喘应选择吸入给药。

2. 沙美特罗

【适应证】用于长期常规治疗哮喘的可逆性呼吸道阻塞和慢性支气管炎。还可用于需常规使用支气管扩张剂的患者，以及预防夜间哮喘发作或控制日间哮喘的不稳定（如运动前或接触致敏原前）。

3. 特布他林

【适应证】用于支气管哮喘、慢性支气管炎、肺气肿和其他伴有支气管痉挛的肺部疾病。

第二亚类　M胆碱受体拮抗剂

一、药理作用与作用机制

M胆碱受体拮抗剂为阿托品衍生物，能选择性拮抗节后迷走神经的M_3受体，扩张支气管平滑肌，缓解哮喘症状。代表药物有：异丙托溴铵、噻托溴铵。

二、临床用药评价

M胆碱受体拮抗剂松弛支气管平滑肌作用比β_2受体激动剂弱，持续时间与β_2受体激动剂相同或略长，两类药物联用对慢性哮喘患者产生协同效果。**COPD患者应选用无分泌抑制作用的M胆碱受体拮抗剂。**

异丙托溴铵具有强效抗胆碱（M受体）作用，**尤其适用于因用β受体激动剂产生肌肉震颤、心动过速而不能耐受此类药物的患者。**

噻托溴铵与M_3受体的亲和力是异丙托溴铵的10倍，松弛气道平滑肌作用更强。不适用于伴有前列腺增生的哮喘患者。

噻托溴铵用药注意：

①胶囊仅供吸入；②每天用药不得超过1次；③起效慢，不应用作支气管痉挛的急性发作抢救药，适用于慢性阻塞性肺疾病的维持治疗；④长期使用可引起龋齿；⑤不推荐18岁以下患者使用。

第三亚类　黄嘌呤类药物

一、药理作用与作用机制

黄嘌呤类药物具有松弛气道平滑肌、呼吸兴奋、强心等作用，但急性心肌梗死伴血压显著降低患者禁用。代表药物有茶碱、氨茶碱、多索茶碱、二羟丙茶碱。

二、临床用药评价

（一）作用特点

单用β_2受体激动剂疗效不佳时，配合静脉滴注黄嘌呤类药物可增强疗效。茶碱为代表药物，与盐基或碱基可形成复盐，如氨茶碱、胆茶碱、茶碱甘氨酸钠。这些复盐的水溶性显著提高，但并不增加生物利用度，故并不增强药理作用。茶碱衍生物，如多索茶碱、二羟丙茶碱、羟丙茶碱、巴米茶碱，这些茶碱衍生物对胃肠道刺激较小，但药理作用比茶碱弱。茶碱缓释制剂口服血药浓度波动小，**一日给药2次即能维持有效血药浓度，有效地降低了茶碱中毒风险，适用于慢性哮喘，尤其是夜间发作的哮喘患者。**

（二）典型不良反应和禁忌

黄嘌呤类药物易发生中毒。茶碱血药浓度在$15 \sim 20\mu g/ml$时会出现毒性反应，早期多见恶心、呕吐、易激动、失眠等；**通常血药浓度在$10\mu g/ml$时可达到有效的治疗浓度，$20\mu g/ml$以上会出现毒性反应，如出现心动过速、心律失常；当血药浓度超过$40\mu g/ml$时会出现发热、失水、惊厥，严重者呼吸、心跳停止，甚至致死。**

（三）特殊人群用药

妊娠期、哺乳期妇女尽可能避免使用。

三、代表药品

1. 茶碱

【适应证】用于支气管哮喘、喘息型支气管炎、阻塞性肺气肿等，缓解喘息症状；也可用于心源性肺水肿引起的哮喘。

【临床应用注意】茶碱类药物治疗窗窄，应当进行茶碱血药浓度监测，既保证疗效又防止毒性反应的发生。

2. 多索茶碱

【适应证及用法】用于支气管哮喘、喘息性慢性支气管炎等，口服制剂应在餐前或餐后 3 小时服用。

第四亚类　过敏介质阻释剂

一、药理作用与作用机制

过敏介质阻释剂分为肥大细胞膜稳定剂、H_1 受体拮抗剂。

肥大细胞膜稳定剂，如色甘酸钠，稳定肺组织肥大细胞膜，抑制过敏介质释放。

曲尼司特作用机制除与色甘酸钠相似外，还能直接拮抗组胺和白三烯的支气管平滑肌收缩作用，如与 β_2 受体激动剂联合应用，不仅提高平喘效果，还可防止 β_2 肾上腺素受体向下调节而稳定 β_2 受体激动剂的疗效。

H_1 受体拮抗剂中，酮替芬、西替利嗪、氯雷他定不仅高选择性地抑制 H_1 受体，抑制组胺诱导的气道高反应性，还兼有稳定肺组织肥大细胞膜和拮抗其他介质，降低急性、慢性哮喘反应的作用，可用于预防哮喘发作，若与平喘药、肾上腺皮质激素联合应用于哮喘发作期也有一定协同作用。

二、临床用药评价

色甘酸钠对速发型过敏反应有良好的预防作用。

酮替芬兼具很强的组胺 H_1 受体拮抗作用和抑制过敏反应介质释放的作用；**抗组胺作用较氯苯那敏强约 10 倍，且具长效。**酮替芬不仅抑制支气管周围黏膜下肥大细胞释放组胺、慢反应物质，而且也抑制血液中嗜酸性粒细胞释放组胺、慢反应物质，产生很强的抗过敏作用，并较色甘酸钠强。酮替芬能抑制抗原、组胺、阿司匹林和运动诱发的气道痉挛，防治支气管哮喘。因此，**适用于多种类型的支气管哮喘，尤其对过敏性哮喘疗效显著**，对预防各种支气管哮喘发作及外源性哮喘的疗效比对内源性哮喘更好，可减少哮喘的发作频率与严重程度。

三、代表药品

色甘酸钠

【适应证】用于预防支气管哮喘和过敏性鼻炎。

【临床应用注意】本品起效较慢，需连用数日甚至数周后才起作用，故对正在发作的哮喘无效。

第五亚类 吸入型肾上腺糖皮质激素

一、药理作用与作用机制

肾上腺糖皮质激素能抑制参与哮喘发病的多种炎症介质及免疫细胞,具有强大抗炎、抗免疫作用,并具有抗过敏等作用,缓解哮喘症状。哮喘患者早期即可大剂量使用;适用于重症哮喘(哮喘持续状态)、慢性反复发作的哮喘、激素依赖性哮喘。

二、临床用药评价

(一)作用特点

吸入型肾上腺糖皮质激素具有局部抗炎作用强、全身不良反应少的优点。被国内外权威的哮喘诊治指南**推荐为治疗哮喘的一线药物**。

布地奈德属于强效肾上腺糖皮质激素,与其他药物相比作用强度如下。

布地奈德与其他药物相比	作用特点	强度指标
皮质醇	受体亲和力	200 倍
	局部抗炎能力	1000 倍
	皮下给药效能	40 倍
	口服给药效能	25 倍
强的松龙	抗炎作用	15 倍
二丙酸倍氯米松	局部作用	1.6~3 倍

布地奈德适用于轻度持续型(2 级以上)哮喘的长期治疗,吸入剂用于哮喘和 COPD 的预防和长期维持治疗。**氟替卡松作用强于布地奈德。氟替卡松**适用于轻度持续型(2 级以上)哮喘的长期治疗以及抗过敏反应。

肾上腺糖皮质激素与 β_2 受体激动剂配伍而成的复方制剂如沙美特罗替卡松粉吸入剂等,为目前治疗哮喘夜间发作和哮喘维持治疗的理想方案。

(二)典型不良反应和禁忌

少数长期吸入给药患者可能引起口腔、咽喉部的白假丝酵母菌感染,表现为声音嘶哑、咽部不适,吸药后立即用水漱口及局部应用抗霉菌药物可降低发生率。

长期大剂量应用可引起骨质疏松症、高血压、糖尿病。若患者以往罹患结核病或现有活动性肺结核,应当特别注意其结核病是否得到控制。**为了预防激素对儿童生长发育的影响,长期使用肾上腺糖皮质激素(包括吸入剂)的患儿应定期监测身高。**

三、代表药品

1. 布地奈德

【适应证】用于持续性哮喘的长期治疗,具有轻度持续性哮喘以上程度即可使用。

2. 氟替卡松

【适应证】①用于持续性哮喘的长期治疗。具有轻度持续性哮喘以上程度即可使用。②鼻喷剂可用于预防和治疗季节性过敏性鼻炎(包括花粉症)及常年性过敏性鼻炎。

3. 倍氯米松

【适应证】①用于持续性哮喘的长期治疗;②用于常年性变应性鼻炎和季节性变应性鼻炎及血管运动性鼻炎;③用于鼻息肉手术后,预防息肉的再生。

第六亚类　白三烯受体拮抗剂

一、药理作用与作用机制

半胱氨酰白三烯是白细胞重要的趋化剂和激动剂，可引起气道平滑肌收缩，增加黏液分泌，促进炎症细胞如嗜酸性粒细胞聚焦，参与气道重塑，是**哮喘发病机制的重要强效炎症介质之一**。

白三烯受体拮抗剂对 **CysLT1** 受体有高度的亲和力和选择性，能抑制炎症细胞的黏附、聚集和增殖，诱导炎症细胞凋亡，促进细胞因子及**抑制炎症介质释放**，**显著改善哮喘炎症指标，减轻过敏性鼻炎引起的症状**；适用于哮喘的长期治疗和预防，包括预防白天和夜间的哮喘症状，治疗对阿司匹林敏感的哮喘，以及预防运动诱发的支气管收缩，减轻过敏性鼻炎引起的症状。

二、临床用药评价

（一）作用特点

白三烯受体拮抗剂具有如下特点：①**不良反应少而轻**。②**起效慢，一般连续应用4周显效**。③作用较弱，相当于色甘酸钠。仅适用于轻、中度哮喘和稳定期的控制，或合并应用以减少肾上腺糖皮质激素和 β_2 受体激动剂的剂量。

$$预防和治疗\begin{cases} 白三烯\ LTD_4\ 诱发的支气管哮喘 \\ NSAID\ 诱发的支气管哮喘 \\ 尤其适用于阿司匹林哮喘、运动哮喘 \\ 伴有过敏性鼻炎的哮喘患者 \\ 慢性哮喘 \end{cases}$$

治疗哮喘时**白三烯受体拮抗剂不宜单独应用**。对接受吸入型肾上腺糖皮质激素治疗的哮喘患者加用白三烯受体拮抗剂后，应在医生指导下根据患者的耐受情况适当减少肾上腺糖皮质激素的剂量。有些患者可逐渐减量直至完全停用吸入型肾上腺糖皮质激素，但不应当用白三烯受体拮抗剂突然替代吸入型肾上腺糖皮质激素。**白三烯受体拮抗剂通常不宜用于治疗急性哮喘发作**。

（二）典型不良反应和禁忌

孟鲁司特可出现严重神经系统不良反应。主要表现为攻击性行为、异常兴奋、焦虑、抑郁、方向知觉丧失、注意力不集中、夜梦异常、口吃、幻觉、失眠、记忆损伤、精神运动过激（易激惹、烦躁不安和震颤）、梦游、自杀的想法和行为、抽搐、眩晕、嗜睡、触觉减退等。

三、代表药品

孟鲁司特

【适应证】成人及儿童哮喘的预防和长期治疗。

【用法用量】口服：哮喘患者应在睡前服用。

注意：过敏性鼻炎患者不宜首选孟鲁司特，仅适宜用于吸入性糖皮质激素、过敏介质阻释剂等药物治疗无效或不能耐受的情况。

第四章　消化系统疾病用药

消化系统疾病包括酸相关性疾病、功能性胃肠道病、肝胆疾病、便秘、腹泻和肠道感染、消化不良等。

第一节　抗酸药和胃黏膜保护药

💡**要点提示**

分类与药物作用特点。

胃壁细胞膜上有四种受体——组胺（H_2）受体、乙酰胆碱受体、胃泌素受体和前列腺 E_2 受体 EP_3 亚型。前三种受体受到激动后，壁细胞内的氢 – 钾 – ATP 酶泌酸泵将氢离子（H^+）从胞质泵向胃腔，与从胃腔进入胞浆的钾离子（K^+）交换，H^+ 与氯离子形成胃酸的主要成分——盐酸。

而当前列腺 E_2 受体 EP_3 亚型受到刺激时，则会抑制壁细胞酸分泌胃蛋白酶是一种消化性蛋白酶，由胃的主细胞分泌，胃蛋白酶不是由细胞直接生成的。

胃黏膜表面存在两个保护性屏障，第一个是黏液 – 碳酸氢盐屏障，此屏障可中和不断从胃液扩散至黏液层的胃酸，不仅避免酸的直接侵蚀作用，也使胃蛋白酶原不能在胃黏膜上皮细胞侧被酸激活，避免了对黏膜的消化。第二个屏障是胃黏膜上皮细胞之间的紧密连接构成的生理屏障，防止 H^+ 由胃腔向胃黏膜逆向扩散及阻止 Na^+ 从黏膜向胃腔内扩散。

抗酸药是口服的弱碱性无机化合物，可直接中和胃酸。抗酸药包括含镁、铝、钙的化合物，也常常和其他药物组成复方制剂。

胃黏膜保护药是指防止胃黏膜损伤，保护胃黏膜，促进组织修复和溃疡愈合的药物。

抗酸药胃黏膜保护药作用特点
- 抗酸药
  - ①碳酸氢钠——较少用于消化性溃疡，更多作为碱化尿液使用
  - ②铝镁制剂（铝碳酸镁、氢氧化铝、三硅酸镁等）用含难吸收阳离子 Mg、Al 的碱只中和胃酸，不入血，甚至可造成反跳性胃酸分泌增加，其疗效安全性不及抑酸药，不是酸相关疾病的首选药
- 胃黏膜保护药：枸橼酸铋钾、胶体果胶铋、复方铝碳酸铋、硫糖铝、吉法酯、瑞巴派特、替普瑞酮
  在酸性环境中形成弥散性保护层覆盖于溃疡面上，阻滞胃酸、酶及食物对溃疡的侵袭。

一、药理作用与作用机制

1. **抗酸药**　抗酸药是碱性物质，在胃内直接中和胃酸，能够快速有效地缓解反酸、胃痛等不适症状。

氢氧化铝是典型且常用的抗酸药，氢氧化铝与胃酸作用时，产生的氧化铝有收敛

作用，但是也有可能引起便秘。氢氧化铝还与胃液混合，形成凝胶，覆盖在溃疡表面，形成一层保护膜，起机械保护作用。

铝碳酸镁在胃中可迅速转化为氢氧化铝和氢氧化镁。铝离子可松弛胃平滑肌引起胃排空延迟和便秘，而镁有导泻作用，因此服用铝碳酸镁对胃排空和小肠功能影响很小，基本上抵消了便秘和腹泻等不良反应。

2. 胃黏膜保护药

（1）枸橼酸铋钾有效成分是三钾二枸橼酸铋，在胃的酸性环境中形成弥散性的保护层覆盖于溃疡面上，阻止胃酸、酶及食物对溃疡的侵袭，降低胃蛋白酶活性，增加黏蛋白分泌，促进黏膜释放前列腺素，保护胃黏膜，**对幽门螺杆菌具有杀灭作用**。铋在胃中形成不溶性沉淀，仅有少量铋（少于1%）在肠道吸收。与枸橼酸铋钾相比，胶体果胶铋的胶体特性更好。

（2）**硫糖铝是一种胃黏膜保护剂**。可促进溃疡的愈合，还具有吸附胃蛋白酶、中和胃酸、胆汁酸的作用。

（3）**吉法酯能够保护胃黏膜**，促进溃疡修复愈合，增加胃黏膜前列腺素，防止黏膜电位差低下，促进可溶性黏液分泌，增加可视黏液层厚度，增强胃黏膜屏障，扩张胃黏膜微循环，改善血流分布。

二、临床用药评价

（一）作用特点

1. 胃酸分泌是持续的，**抗酸药仅中和已经分泌的胃酸，不能抑制胃酸分泌，药效持续的时间很短，甚至可能造成反跳性的胃酸分泌增加**，其疗效和安全性不及抑酸剂。目前抗酸药常用于轻度间歇性胃食管反流病引起的烧心，**不是酸相关性疾病的首选药**。

2. 氢氧化铝还曾用作磷结合剂，避免或减轻肾衰竭患者的高磷血症，此用途因为铝的毒性而逐步被淘汰。

3. 碳酸氢钠口服具有调节体内酸碱平衡和碱化尿液的作用，目前口服碳酸氢钠更多用于碱化尿液，较少用作抗酸药。

（二）不良反应和禁忌

铝、钙剂可致便秘，与剂量相关。

三、代表药品

1. 铝碳酸镁

【适应证】胆酸相关性疾病；急、慢性胃炎；反流性食管炎；胃、十二指肠溃疡；与胃酸有关的胃部不适症状；预防非甾体类药物的胃黏膜损伤；在餐后 1 ~ 2h 或睡前或胃部不适时使用。

2. 枸橼酸铋钾

【适应证】胃及十二指肠溃疡、急慢性胃炎、幽门螺杆菌根除治疗。

【临床应用注意】

（1）妊娠期妇女禁用。

（2）肾功能不全者禁用。

（3）服药期间，口中有氨味，并可使舌苔及大便呈灰黑色。

（4）避免同服牛奶等高蛋白饮食（如需合用，至少间隔 0.5h；抗酸药可干扰本品作用）。

（5）口服的铋，在胃中形成不溶性沉淀，有不到1%在肠道吸收，吸收的铋可通过肾脏代谢，在肾脏与铋金属结合蛋白结合，因此铋剂有一定的肾毒性；肾功能不全者可致神经病变、脑病、骨关节病、齿龈炎、口腔炎和结肠炎。

3. 硫糖铝

【适应证】胃及十二指肠溃疡，慢性胃炎及缓解胃酸过多引起的胃痛、胃灼热感（烧心）、反酸。一日4次，餐前1小时及睡前服用。

4. 吉法酯

【适应证】胃及十二指肠溃疡、急慢性胃炎、胃酸过多、胃灼热、腹胀、消化不良、空肠溃疡及痉挛。有前列腺素类药物禁忌者，如青光眼患者慎用。

第二节　抑酸剂

抑酸剂，包括 H_2 受体拮抗剂、质子泵抑制剂、钾竞争性酸阻滞剂、前列腺素类抑酸剂等几个亚类。抗胆碱药 M 受体拮抗剂（哌仑西平）和胃泌素受体拮抗剂（丙谷胺）也曾作为抑酸剂使用，由于受体选择性低、抑酸能力不足和不良反应等原因，已较少单独应用。

第一亚类　H_2 受体拮抗剂

要点提示

①组胺 H_2 受体拮抗剂的作用及不良反应特点。②H_2 受体拮抗剂有西咪替丁、雷尼替丁、法莫替丁、尼沙替丁、罗沙替丁和拉呋替丁等。

一、药理作用与作用机制

H_2 受体拮抗剂，能竞争性地拮抗组胺与胃壁细胞上的 H_2 受体结合，抑制基础胃酸分泌及由组胺和食物刺激后引起的胃酸分泌，降低胃蛋白酶的活性，还能抑制胃蛋白酶的分泌。

（一）作用特点

雷尼替丁对肝药酶的抑制作用较西咪替丁轻。

（二）药物相互作用

西咪替丁中含有咪唑环结构，通过其咪唑环与肝药酶活性有较强的亲和力，而雷尼替丁和法莫替丁因与西咪替丁有结构差异，不属于肝药酶抑制剂。雷尼替丁可能干扰磺酰脲类口服降糖药的药效，导致低血糖或高血糖。

硫糖铝需经胃酸水解后才能发挥作用，而 H_2 受体拮抗剂抑制胃酸分泌，故联合用药时硫糖铝的疗效可能降低，宜避免合用。

（三）典型不良反应和禁忌

H_2 受体拮抗剂可透过血－脑屏障，引起头痛、头晕、乏力，精神异常、行为异常等症状。西咪替丁是上市最早的 H_2 受体拮抗剂，不良反应相对较多，特别是它具有轻度抗雄性激素作用，高泌乳素血症、女性溢乳等，而雷尼替丁和法莫替丁对性激素的影响较轻。一般不推荐儿童使用。

二、代表药品

1. 雷尼替丁

【适应证】十二指肠溃疡、预防十二指肠溃疡复发、胃溃疡、反流性食管炎、预防与治疗应激性溃疡及药物性溃疡等；治疗卓－艾综合征、消化性溃疡并发出血，以及缓解胃酸过多所致胃痛、烧心、反酸。

【用法用量】口服：成人一次 150mg，一日 2 次，早、晚餐时服；或 300mg 睡前一次服。注射：应缓慢静脉注射，超过 2 分钟。

【临床应用注意】建议糖尿病患者最好避免同时应用雷尼替丁和磺酰脲类降糖药。

2. 法莫替丁

【用法用量】口服：成人一次 20mg，一日 2 次，早、晚餐时服；或 40mg 睡前一次服。

【临床应用注意】

（1）妊娠期、哺乳期妇女禁用。

（2）本药主要通过肾排泄，肾功能不全者要减少给药量或延长给药间隔，严重肾功能不全者禁用。

（3）不是肝药酶抑制剂，不影响茶碱、华法林及地西泮等药物代谢。

第二亚类　质子泵抑制剂

要点提示

作用机制、药动学特点和主要不良反应。

质子泵抑制剂（PPI）代表药物有奥美拉唑、兰索拉唑、泮托拉唑、雷贝拉唑、艾司奥美拉唑（即埃索美拉唑）、艾普拉唑和右兰索拉唑等，其中艾司奥美拉唑和右兰索拉唑分别是 S 型奥美拉唑和 R 型兰索拉唑的一个手性药物。

一、药理作用与作用机制

PPI 为前药，在壁细胞微管的酸性环境中，经酸催化转换为活性形式，即亚磺酰胺的活性形式，然后通过二硫键与质子泵的巯基呈不可逆性的结合，形成亚磺酰胺与质子泵的复合物，对基础胃酸分泌和各种刺激因素引起的胃酸分泌均有很强的抑制作用。

二、临床用药评价

（一）作用特点

1. PPI 经肝脏细胞色素 P_{450} 酶代谢，多数 **PPI** 的代谢以 **CYP2C19** 为主导作用，也有例外，兰索拉唑主要代谢酶是 **CYP3A4**；**PPI** 对质子泵的抑制作用是不可逆的，待新的质子泵生成后，才能恢复泌酸作用，故虽然 **PPI** 的体内半衰期只有 **1～2h**，但单次抑酸作用时间可维持 **12h** 以上。

2. PPI 遇酸会快速分解，口服必须采用肠溶剂型，普通肠溶剂型服用时不能咬碎或掰开；PPI 注射剂型都是粉针剂，也都在辅料中添加了氢氧化钠，确保稀释后的溶液 pH 在 9~10 之间，才能保证 PPI 不降解和变色。在辅料中加入 EDTA，螯合能催化 PPI 降解的微量金属杂质。不建议用 5% 葡萄糖稀释 PPI 针剂。

（二）药物相互作用

PPI 和氯吡格雷的相互作用最为典型。氯吡格雷为前药，可被肝药酶代谢活化，一部分（20% 左右）氯吡格雷被 **CYP2C19** 代谢为活性代谢产物，使用抑制 **CYP2C19** 的药物会导致氯吡格雷活性代谢产物转化减少，血小板抑制作用降低；不推荐氯吡格雷与奥美拉唑或艾司奥美拉唑联合使用；右兰索拉唑对氯吡格雷的影响是所有 **PPI** 中最小的。

（三）典型不良反应和禁忌

作为强效抑酸剂，**PPI** 可以减少胃酸分泌，干扰胃酸的非特异性杀菌能力，有增加胃肠道和呼吸道感染的风险。2012 年，美国 FDA 发布了 PPI 的使用可能会增加难辨梭状芽孢杆菌相关性腹泻风险的预警。**PPI** 对幽门螺杆菌有直接或间接的抑制作用；具有引起高胃泌素血症风险。

如果患者长期服用质子泵抑制剂，在用药过程中，要注意可能出现的骨折风险（尤其是老年患者）；定期监测血镁水平，防止低镁血症的出现。

三、代表药品

奥美拉唑

【适应证】胃、十二指肠溃疡，消化性溃疡急性出血，反流性食管炎和卓 – 艾综合征。并可与抗菌药物合用治疗幽门螺杆菌（Hp）相关性消化性溃疡。

第三亚类 钾竞争性酸阻滞剂

要点提示

代表药品、作用机制及药动学特点。

钾竞争性酸阻滞剂（**P – CABs**）通过竞争胃壁细胞膜腔面的钾离子来发挥作用，能够对质子泵产生可逆性的抑制作用的有伏诺拉生、瑞伐拉生、特戈拉生和替戈拉生等。

PPI 体内代谢快，有时无法提供足够长的疗效，有时需要一日给药 **2** 次。**P – CABs** 体内代谢慢，具有更持久的胃酸分泌抑制作用。

伏诺拉生首个获批的适应证是反流性食管炎，除这个适应证外，还能用于 NSAID 所致溃疡的预防和消化性溃疡病的治疗。伏诺拉生在日本还获批了联合抗菌药物根除幽门螺杆菌的适应证。伏诺拉生并不主要由 **CYP3A4** 代谢，同时对质子泵的抑制作用无需酸的激活，可以直接作用于质子泵，因此能够快速起效，且在 **1h** 内就能达到最大效果，可以比较容易达到最佳抑酸状态。

伏诺拉生

【适应证】反流性食管炎。

【临床应用注意】常见不良反应有腹泻、便秘；偶见不良反应包括恶心、腹胀、肝酶升高、头痛、皮疹、水肿、嗜酸性粒细胞增多。妊娠期不应使用。哺乳期妇女也应避免使用。

第四亚类　前列腺素类抑酸剂

要点提示

代表药品及应用特点。

前列腺素类抑酸剂（特别是 E 和 I 组）可降低胃壁细胞的胃酸分泌，还可增强黏膜的防御机制，能增加碳酸氢盐和黏液的分泌。**米索前列醇是前列腺素 E_1 的类似物，它也是终止早孕药，具有宫颈软化作用。**最常见的剂量依赖性不良反应是腹部绞痛、腹痛和腹泻；降低腹泻风险的措施为：**单次剂量不超过 0.2mg，并与食物一起服用，避免与含镁抗酸药合用。**

米索前列醇

【适应证】十二指肠溃疡、胃溃疡及由 NSAID 引起的消化性溃疡。预防 NSAID 引起的消化性溃疡。**与米非司酮序贯合并使用，可用于终止停经 49 日内的早期妊娠。**

第三节　解痉药、胃肠动力药和治疗功能性胃肠病药

要点提示

①药物分类及各类代表药。②药物作用机制、特点，主要临床应用。③依据便秘类型选药。④主要不良反应。

属于影响胃肠动力的药物，目前影响胃肠动力的药物主要有如下几类：胆碱 M 受体拮抗剂、多巴胺受体拮抗剂、5 - HT 受体激动剂、胃动素受体激动剂、一氧化氮合酶（NOS）抑制剂、胆囊收缩素（CCK）- A 受体拮抗剂、γ - 氨基丁酸（GABA）- B 受体激动剂、阿片肽、κ 受体拮抗剂、生长抑素及其类似物等。

第一亚类　解痉药

解痉药除了传统的抗胆碱 M 受体药，还可选用季铵类、罂粟碱及其衍生物等。

一、药理作用与作用机制

1. **抗胆碱 M 受体药**　是莨菪碱类药物及其衍生物，包括颠茄、阿托品、山莨菪碱、丁溴东莨菪碱、东莨菪碱。此类药物具有松弛胃肠平滑肌作用，从而解除平滑肌痉挛，缓解或消除胃肠平滑肌痉挛所致的绞痛。东莨菪碱的外周作用较阿托品强而维持时间短，中枢作用以抑制为主，对大脑有镇静、催眠作用，对呼吸中枢有兴奋作用。

2. **季铵类**　是具有高度选择性的钙拮抗剂，通过抑制钙离子流入肠道平滑肌细胞，防止肌肉过度收缩而达到解痉作用，并增加肠道蠕动能力。代表药物是匹维溴铵，它没有抗胆碱能作用，也没有对心血管系统的不良反应，为解痉药。

3. **罂粟碱及其衍生物**　罂粟碱对血管、心脏或其他平滑肌有直接的非特异性松弛作用；屈他维林是人工合成的罂粟碱衍生物。

二、临床用药评价

（一）作用特点

阿托品伴随剂量增加可依次出现如下反应：腺体分泌减少、瞳孔扩大和调节麻痹、心率加快、膀胱和胃肠道平滑肌的兴奋性降低、胃液分泌抑制。

山莨菪碱作用与阿托品相似或稍弱，但扩瞳和抑制腺体分泌（如唾液腺）作用较弱，且极少引起中枢兴奋症状。

东莨菪碱有氢溴东莨菪碱和丁溴东莨菪碱两种，丁溴东莨菪碱不进入中枢神经系统，没有中枢抗胆碱药效，不宜用于预防晕动症。

东莨菪碱散瞳及抑制腺体分泌作用比阿托品强，更易通过血－脑屏障和胎盘屏障，具有改善微循环以及抗晕船、晕车等作用。临床上用于全身麻醉前给药、预防和控制晕动症、震颤麻痹、狂躁性精神病，还用于内脏平滑肌痉挛、睫状肌麻痹、感染性休克和有机磷酸酯类中毒等。

屈他维林只有针对胆道和泌尿系统平滑肌痉挛的适应证，无心脑血管痉挛方面的适应证。

（二）莨菪碱类药物相互作用

吩噻嗪类抗精神病药、三环类抗抑郁药、金刚烷胺，可增强阿托品的不良反应。

（三）莨菪碱类药物典型不良反应和禁忌

莨菪碱类药物会引起抗胆碱能效应，山莨菪碱不良反应与阿托品相似，但毒性比阿托品低。

禁忌有：**青光眼患者、前列腺增生患者、高热患者、重症肌无力患者、幽门梗阻与肠梗阻者。**

三、代表药品

1. **颠茄**

【适应证】胃及十二指肠溃疡，胃肠道、肾、胆绞痛等。

2. **阿托品**

【适应证】①各种内脏绞痛，如胃肠绞痛及膀胱刺激症状。对胆绞痛、肾绞痛的疗效较差。②全身麻醉前给药，严重盗汗和流涎症。③迷走神经过度兴奋所致的窦房阻滞、房室阻滞等缓慢性的心律失常。④抗休克。⑤解救有机磷酸酯类农药中毒。

【临床应用注意】

婴幼儿对阿托品的毒性反应极其敏感，特别是痉挛性麻痹与脑损伤的儿童，反应更强；儿童治疗屈光不正时容易出现毒性反应，故儿童用药宜选用眼膏，或浓度较低的滴眼液（0.5% 较适中，1% 浓度偏高），以减少全身性吸收。

3. **东莨菪碱**

【适应证】东莨菪碱贴片用于预防晕动病伴发的恶心、呕吐。

第二亚类　胃肠动力药

通过增加胃肠推进性运动，增强胃肠道收缩，促进和刺激胃肠排空，同时减轻食物对胃窦部 G 细胞和壁细胞的刺激，抑制胃酸的分泌，改善功能性消化不良等症状。常用促胃肠动力药大多以多巴胺受体或 5－HT$_4$ 为作用靶点。

多巴胺受体拮抗剂包括：多巴胺 D$_2$ 受体拮抗剂甲氧氯普胺、外周性多巴胺 D$_2$ 受体拮抗剂多潘立酮、既可拮抗多巴胺 D$_2$ 受体活性又能抑制乙酰胆碱酯酶活性的伊托必利。

5－HT$_4$ 受体激动剂包括莫沙必利和因有风险已经撤市的西沙必利、替加色罗。

一、药理作用与作用机制

甲氧氯普胺兼有中枢和外周多巴胺 D$_2$ 受体抑制作用，能抑制中枢催吐化学感受区的多巴胺受体，具有较强的中枢性镇吐作用，同时有胃肠道兴奋作用，可促进胃肠蠕动，此外还能刺激泌乳素的释放。用于治疗胃肠运动障碍，改善恶心、呕吐症状，还常用于肿瘤化疗、放疗引起的各种呕吐。哺乳期少乳者可短期用于催乳。

多潘立酮是外周性多巴胺受体拮抗剂，直接拮抗胃肠道多巴胺 D$_2$ 受体及血－脑屏障外的化学感受器触发区的多巴胺受体，促进胃肠蠕动，使张力恢复正常，促进胃排空，同时抑制恶心、呕吐，并有效地防止胆汁反流，但对小肠和结肠平滑肌无明显作用；多潘立酮不易透过血－脑屏障，在脑内的浓度很低，使用者中罕见锥体外系反应，但多潘立酮有促进脑垂体泌乳素释放的作用。

莫沙必利为选择性 5－HT$_4$ 受体激动剂，从而增强上消化道（胃和小肠）运动；莫沙必利口服后主要分布在胃肠道和肝肾组织，脑内几乎没有分布，与中枢的多巴胺 D$_2$ 受体、肾上腺素 α$_1$ 受体、毒蕈碱受体（M 受体）无亲和力，因此不会引起锥体外系反应和泌乳素分泌增多，同时也不会导致 Q－T 间期延长；和抗胆碱药（阿托品等莨菪碱药）合用，会减弱本品作用。

二、临床用药评价

甲氧氯普胺易透过血－脑屏障，常引起锥体外系反应，如嗜睡和倦怠；多潘立酮可导致神经系统不良反应，如头晕、头痛、眩晕、嗜睡、震颤、锥体外系反应，新生儿及 1 岁以下婴儿使用时，中枢神经系统不良事件，如椎体外系反应、惊厥和兴奋的发生风险高于成人和儿童。莫沙必利在脑内几乎没有分布，故不会引起锥体外系反应和泌乳素增多的不良反应，还克服了西沙必利对心脏的不良反应。促胃肠动力药与抗胆碱药合用可发生药理性拮抗作用。

三、代表药品

多潘立酮

【适应证】因胃排空延缓、胃食管反流、食管炎引起的消化不良。功能性、器质性、感染性疾病，以及放、化疗所引起的恶心和呕吐。

注意：有时会导致血清泌乳素水平升高、溢乳、男子乳房女性化、女性月经不调等；泌乳素瘤、嗜铬细胞瘤、乳腺癌患者禁用。12 岁以下儿童（尤其是婴儿）、体重小于 35kg 的青少年和成人慎用，且用药时密切监测不良反应。

第三亚类　治疗功能性胃肠病药

1. 匹维溴铵

【适应证】对症治疗与肠道功能紊乱有关的疼痛、排便异常和肠道不适；对症治疗与胆道功能紊乱有关的疼痛；为钡灌肠做准备。

药物可能对食管有刺激性，需整片吞服，切勿咀嚼或掰碎药片，不要在卧位或睡前服用。

2. 曲美布汀

可使胃排空功能减弱得到改善，还可使胃肠功能亢进得到抑制。

【适应证】 胃肠道运动功能紊乱引起的食欲不振、恶心、呕吐、嗳气、腹胀、腹鸣、腹痛、腹泻、便秘等症状的改善。肠易激综合征。

第四节 止吐药

止吐药是指防止或减轻恶心和呕吐的药物。止吐药或促胃动力药都有助于缓解急性或慢性恶心和呕吐，而现有促胃动力药止吐疗效有限。

止吐药以化疗所致恶心呕吐（CINV）的研究最为充分，按作用位点分类可包括：抗胆碱能药物（东莨菪碱），抗组胺药（氯丙嗪、苯海拉明），多巴胺受体拮抗剂（甲氧氯普胺、氯丙嗪、氟哌啶醇和氟哌利多），5－羟色胺受体（5－HT$_3$）拮抗剂（昂丹司琼、格拉司琼、托烷司琼、帕洛诺司琼、雷莫司琼、阿扎司琼），神经激肽（NK－1）受体拮抗剂（阿瑞匹坦），糖皮质激素（地塞米松），苯二氮䓬类（劳拉西泮、阿普唑仑），以及精神疾病药物（奥氮平）。

一、药理作用与作用机制

1. **抗胆碱能药物** 东莨菪碱是抗胆碱能药物，**易通过血－脑屏障**，能有效预防晕动病，可抗晕船、晕车。

2. **抗组胺药** 苯海拉明抗组胺效应不及异丙嗪，镇静作用两药一致。

3. **多巴胺受体拮抗剂** 甲氧氯普胺属于苯甲酰胺类，低剂量用药时对中枢和外周多巴胺 D$_2$ 受体有拮抗作用；氯丙嗪属于吩噻嗪类，这类药物主要通过拮抗中脑最后区的多巴胺 D$_2$ 受体发挥作用；氟哌啶醇和氟哌利多属于丁酰苯类，是抗精神病药物，能增强阿片类药物的作用，单独应用时具有止吐作用。

4. **5－HT$_3$受体拮抗剂** 能高效地预防 CINV，特别对于中至高度致吐性化疗药物引起的急性呕吐，**5－HT$_3$受体拮抗剂是治疗方案的基础药物。**

5. **神经激肽（NK－1）受体拮抗剂** 阿瑞匹坦是口服的 **NK－1 受体拮抗剂**，为CYP3A4 的抑制剂，也是 CYP2C9 的诱导剂。

6. **糖皮质激素** 特别是**地塞米松，对 CINV 有效**，且耐受良好，但尚不明确其作用机制。

7. **苯二氮䓬类药物** 单独应用时止吐作用相对较弱，最常用的是劳拉西泮和阿普唑仑，主要作为辅助药物。

8. **奥氮平** 具有阻滞 5－HT$_2$受体和多巴胺 D$_2$受体的作用，**对预防 CINV 有效。**

二、临床用药评价

多种抗肿瘤治疗，包括化疗、分子靶向药物治疗、止痛治疗、放疗及手术等，都可能引起患者恶心呕吐。**CINV 通常可以分为急性、延迟性、预期性、爆发性及难治性**

5 种类型。急性恶心呕吐一般发生在给药数分钟至数小时；延迟性恶心呕吐多在化疗 **24h** 之后发生，常见于顺铂、卡铂、环磷酰胺和阿霉素化疗时，可持续数日。预期性恶心呕吐是指患者在前一次化疗时经历了难以控制的 **CINV** 之后，在下一次化疗开始之前即发生的恶心呕吐，是一种条件反射；爆发性呕吐是指即使进行了预防处理但仍出现的呕吐，并需要进行"解救性治疗"。难治性呕吐是指以往的化疗周期中使用预防性和（或）解救性止吐治疗失败。

一般可将抗肿瘤药物分为高度、中度、低度和轻微 **4** 个催吐风险等级，4 个级别对应的是：

催吐风险等级	高度	中度	低度	轻微
呕吐发生率	>90%	30%～90%	10%～30%	<10%

CINV 的药物预防。

方案	选用药物及方法
高度	单剂量 5－HT$_3$ 受体拮抗剂、地塞米松和 NK－1 受体拮抗剂
中度	推荐第 1 日采用 5－HT$_3$ 受体拮抗剂联合地塞米松，第 2 和第 3 日继续使用地塞米松
低度	建议用单一药物，如地塞米松、5－HT$_3$ 受体拮抗剂或甲氧氯普胺预防呕吐
轻微	无恶心和呕吐史的患者，不必在化疗前常规给予止吐药物
多日	5－HT$_3$ 受体拮抗剂联合地塞米松是标准治疗，通常主张在化疗期间每日使用 5－HT$_3$ 受体拮抗剂，地塞米松应连续使用至化疗结束后 2～3 日

锥体外系症状主要见于甲氧氯普胺，5－HT$_3$ 受体拮抗剂最常见不良反应是便秘，常见不良反应是头痛。

三、代表药品

1. 昂丹司琼

【适应证】控制癌症化疗和放射治疗引起的恶心和呕吐；亦适用于预防和手术后恶心呕吐。妊娠期、哺乳期妇女禁用，本药可延长 Q－T 间期，Q－T 间期延长的患者应避免或谨慎使用。

【用法用量】口服或肌内注射、静脉注射 8mg。

2. 阿瑞匹坦

【适应证】与其他止吐药物联合给药，用于预防高度致吐性抗肿瘤化疗的初次和重复治疗过程中出现的急性和迟发性恶心和呕吐。

第五节　肝胆疾病用药

要点提示

①药物分类及作用特点。②药物的适应证及注意事项。

肝病可以是遗传性的，也可以由多种损害肝脏的因素引起，例如病毒性肝炎、乙醇、肝毒性药物使用，肥胖也可引起肝损害。此类药物的药理作用与作用机制如下。

1. 促进代谢类药物　可促进物质代谢和能量代谢，代表药物有门冬氨酸鸟氨酸。

2. 必需磷脂类　必需磷脂类作为细胞膜的重要组分，特异性地与肝细胞膜结合，促进肝细胞膜再生，协调磷脂和细胞膜功能，降低脂肪浸润，增强细胞膜的防御能力，起到稳定、保护、修复细胞膜的作用。**代表性药物是多烯磷脂酰胆碱。**临床用于以肝细胞膜损害为主的急慢性肝炎、药物性肝炎、酒精性肝病、中毒性肝炎等。多烯磷脂酰胆碱为目前疗效最为肯定的一种肝脏疾病治疗药物。

3. 解毒类药　可以提供巯基或葡萄糖醛酸，增强解毒功能。**代表性药物有谷胱甘肽、还原型谷胱甘肽、硫普罗宁、葡醛内酯。**还原型谷胱甘肽与体内过氧化物和自由基自由结合，对抗氧化剂对巯基的破坏，保护细胞中含巯基的蛋白质和酶，参与多种外源性、内源性有毒物质的减毒反应。**硫普罗宁**是一种与青霉胺性质相似的含巯基药物，本药可提供巯基，具有解毒、抗组胺和清除自由基和保护肝细胞作用。**葡醛内酯**在体内可与含有羟基或羧基的毒物结合，形成低毒或无毒结合物，由尿排出体外，用于急慢性肝炎的辅助治疗。

4. 抗炎类药　主要为甘草甜素制剂，如复方甘草甜素、甘草酸二铵、异甘草酸镁。化学结构与醛固酮的类固醇环相似。

肝脏炎症反应是产生肝脏损害的共同通道，抗炎类药物具有较强的抗炎、保护肝细胞膜及改善肝功能的作用，还可发挥类固醇（激素）样作用，在肝脏疾病辅助治疗中具有一定的地位。

5. 降酶药　常用品种有**联苯双酯和双环醇。**其特点是降低血清丙氨酸氨基转移酶（ALT）作用肯定，但对天冬氨酸氨基转移酶（AST）作用不明显。

6. 利胆药　可促进胆汁分泌，减轻胆汁淤滞，代表药物有腺苷蛋氨酸、熊去氧胆酸等。腺苷蛋氨酸是人体所有组织和体液中的一种生理活性物质，参与重要生化反应，在肝内有助于防止胆汁淤积，肝硬化时肝腺苷蛋氨酸的合成明显下降，削弱了防止胆汁淤积的正常生理过程，给肝硬化患者补充腺苷蛋氨酸可以使其恢复内源性水平，腺苷蛋氨酸用于治疗自体免疫性肝炎及胆汁性肝硬化、硬化性胆管炎等各种胆汁淤积症。熊去氧胆酸适用于胆固醇性胆囊结石，溶石治疗一般需 6~24 个月，不应与考来烯铵、氢氧化铝合用，因其在肠中与熊去氧胆酸结合，阻碍熊去氧胆酸的吸收，影响疗效。

第一亚类　肝脏疾病用药

1. 双环醇

【适应证】 治疗慢性肝炎所致的氨基转移酶升高。

2. 多烯磷脂酰胆碱

【适应证】 口服制剂适用于辅助改善中毒性肝损伤，以及脂肪肝和肝炎患者的食欲不振、右上腹压迫。注射液适用于各种类型的肝病、脂肪肝、胆汁阻塞、中毒性肝损伤、预防胆结石复发、手术前后的治疗妊娠中毒（包括呕吐）、银屑病、神经性皮炎、放射综合征。

【临床应用注意】

（1）**注射液含苯甲醇，给予新生儿和早产儿含有苯甲醇的制剂可导致致命性的**

"喘息综合征"，新生儿和早产儿禁用。

（2）注射液严禁用电解质溶液（0.9%氯化钠溶液、林格液等）稀释，如需稀释，只能用5%、10%葡萄糖溶液或木糖醇注射液。

3. 甘草酸二铵

【适应证】注射液适用于伴有丙氨酸氨基转移酶升高的急、慢性病毒性肝炎的治疗；口服制剂适用于伴有丙氨酸氨基转移酶升高的急、慢性肝炎的治疗。严重低钾血症、高钠血症、高血压、心力衰竭、肾功能衰竭者禁用。

4. 硫普罗宁

【适应证】改善各类急慢性肝炎的肝功能。

【注意】本药可引起青霉胺的所有不良反应，皮肤反应是本药最常见的不良反应，其中皮肤皱纹通常仅在长期治疗后发生，曾经使用过青霉胺或使用青霉胺时发生过严重不良反应的患者慎用。

第二亚类　胆疾病用药

鹅去氧胆酸、熊去氧胆酸和去氢胆酸可治疗胆固醇性胆结石症；熊去氧胆酸还用于胆汁淤积性肝病。

一、药理作用与作用机制

1. **治疗胆固醇性胆囊结石**　鹅去氧胆酸、熊去氧胆酸、去氢胆酸能降低胆汁内胆固醇的饱和度，使结石中的胆固醇溶解、脱落。

2. **胆汁淤积性肝病**　熊去氧胆酸是一种无毒性的亲水胆酸，能竞争性地抑制毒性内源性胆酸在回肠的吸收。

二、临床用药评价

鹅去氧胆酸服药量较大，腹泻发生率高，且对肝脏有一定毒性，目前已少用。

三、代表药品

熊去氧胆酸

【适应证】胆固醇性胆囊结石必须是X射线能穿透的结石，胆汁淤积性肝病。

第六节　泻药和便秘治疗药

💡**要点提示**

①药物分类及各类代表药。②药理作用及应用特点。

便秘是一种（组）症状，表现为排便困难和（或）排便次数减少、粪便干硬。便秘是指排便次数减少，每周排便少于3次，慢性便秘的病程至少为6个月。

慢性便秘的病因包括功能性、器质性和药物性。药物性便秘主要由抗胆碱能药物、阿片类药物、钙拮抗剂、抗抑郁药、抗组胺药、解痉药、抗惊厥药等诱发。

一、药理作用与作用机制

1. **刺激性泻药**　比沙可啶、蒽醌类药物（如大黄、番泻叶及麻仁丸等中药）和蓖麻油等。

2. **渗透性泻药**　聚乙二醇、乳果糖、盐类泻药（如硫酸镁等）。

3. **容积性泻药**　欧车前、聚卡波非钙和麦麸等。

4. **润滑性泻药**　甘油、液体石蜡、多库酯钠等。

5. **促动力药**　伊托必利、莫沙必利和普芦卡必利。

6. **促分泌药**　鲁比前列酮和利那洛肽。

鲁比前列酮是前列腺素 E_1 衍生物，可选择性激活位于肠上皮细胞顶膜的 2 型氯离子通道，使肠液分泌增加，疏松粪便，从而加快排便频率，改变粪便性状，减轻排便费力感。利那洛肽为 14 个氨基酸组成的多肽，为鸟苷酸环化酶激动剂，可结合和激活肠上皮细胞 GC－C 受体，使细胞内和细胞外环磷酸鸟苷（cGMP）的浓度显著升高，增加氯化物和碳酸氢盐的分泌并加速肠道蠕动，不建议在妊娠期使用。

7. **微生态制剂**　慢性便秘患者存在肠道微生态失衡，但目前肠道微生态失衡与慢性便秘之间的关系尚未完全明确。**微生态制剂虽不是治疗慢性便秘的一线药物，但可通过调节肠道菌群失衡，促进肠道蠕动和胃肠动力恢复。微生态制剂可分为益生菌、益生元和合生元 3 类，粪菌移植治疗也属于广义的肠道微生态治疗。**

8. **中医中药。**

二、临床用药评价

（一）作用特点

1. **刺激性泻药**　虽起效快、效果好，但长期使用会影响肠道水电解质平衡和维生素吸收，也会损害肠神经系统，导致大肠肌无力、药物依赖和大便失禁，**不建议慢性便秘患者，尤其老年患者，长期使用。仅推荐刺激性泻药作为补救措施，短期或间断性使用。**酚酞因存在严重不良反应，出于安全性考虑，我国于 2021 年 1 月停止了酚酞片和酚酞含片的生产、销售和使用，并对已上市销售的药品进行了召回销毁。蒽醌类（番泻叶）长期服用可导致结肠黑变病。

2. **渗透性泻药**　适用于轻度和中度便秘患者，盐类泻药过量应用会导致电解质紊乱。

3. **容积性泻药**　主要用于轻度便秘患者的治疗，本类药潜在不良反应包括腹胀、食管结肠梗阻，以及钙和铁的吸收不良；建议慢性便秘患者在服用容积性泻剂的同时应摄入足够水分。

4. **润滑性泻药**　适合于年老体弱及伴有高血压、心功能不全等排便费力的患者。多库酯钠为一种阴离子表面活性剂，口服后基本不吸收，适用于慢性功能性便秘。

5. **促动力药**　主要用于排便次数少、粪便干硬的慢传输型便秘患者。普芦卡必利可用于治疗成年女性患者中通过轻泻剂难以充分缓解的慢性便秘症状。

6. **微生态制剂**　为慢性便秘的长期辅助用药。

（二）特殊人群用药

分类	便秘选药	注意事项
老年人便秘	首选容积性、渗透性泻药（**乳果糖、聚乙二醇**）	应首先增加膳食纤维和水分摄入、合理运动，尽量停用导致便秘的药物

续表

分类	便秘选药	注意事项
儿童便秘	聚乙二醇是便秘患儿的一线治疗药物	非药物治疗包括家庭教育、合理饮食和排便习惯训练。因本品含有山梨糖醇，果糖不耐受患儿禁用
妊娠期便秘	容积性泻药，以及某些渗透性泻药，如聚乙二醇、乳果糖，可作为妊娠期便秘患者的首选泻剂，聚卡波非钙也可应用	
糖尿病患者便秘	容积性、渗透性、刺激性泻药	改变生活方式
阿片类药物引起的便秘		

三、代表药品

乳果糖

【药理作用与作用机制】乳果糖口服后几乎不被吸收，发挥渗透效应，并通过保留水分，增加粪便体积，从而发挥导泻作用。

【适应证】便秘；肝性脑病（用于治疗和预防肝昏迷或昏迷前状态）。

第七节　止泻药、肠道抗感染药、肠道抗炎药

腹泻通常指在 24h 内至少排便 3 次。急性腹泻为腹泻持续时间不超过 14 日；迁延性腹泻病程大于 14 日，但不超过 30 日；慢性腹泻病程大于 30 日。

大部分急性腹泻病例都是由感染引起，在处理急性腹泻患者时，首先采用的是一般措施，如补液和维持营养，必要时调整饮食。大多数患者都不需要抗生素治疗，因为急性腹泻通常呈自限性；**慢性腹泻可因细菌、分枝杆菌及寄生虫的慢性感染引起**。慢性腹泻的常见原因包括肠易激综合征腹泻型、炎症性肠病、吸收不良综合征及慢性感染，这些腹泻大部分都不需要抗感染治疗。

第一亚类　止泻药

💡**要点提示**

①药物分类及各类代表药。②药理作用及应用特点。

止泻药为腹泻的对症治疗药，分为吸附剂、口服补液溶液、抗动力药、抗分泌药和微生态制剂等。

一、药理作用与作用机制

1. 吸附剂　吸附剂可结合消化道黏液和毒素，**代表药物有蒙脱石散和药用炭**，蒙脱石具有层纹状结构及非均匀性电荷分布，**对消化道内的病毒、病菌及其产生的毒素有固定、抑制作用**；对消化道黏膜有覆盖能力，并通过与黏液糖蛋白相互结合，**提高**

黏膜屏障对攻击因子的防御功能。

2. **口服补液盐（口服补液溶液，ORS）** 补液能有效纠正腹泻引起的液体和电解质丢失。**严重低血容量（如重度脱水）时，应首选静脉补液**，一旦情况稳定，就可改为口服补液疗法。口服补液盐有三种配方Ⅰ、Ⅱ、Ⅲ，口服补液盐Ⅰ中含碳酸氢钠，其余2种没有。

口服补液盐分类	相同成分	其他成分	特点
Ⅰ	葡萄糖 氯化钠 氯化钾	碳酸氢钠	
Ⅱ		枸橼酸钠	
Ⅲ			WHO 推荐的低渗方案

3. **抗动力药** 阿片受体激动剂（洛哌丁胺、复方地芬诺酯）。**地芬诺酯是哌替啶的衍生物，对肠道作用类似吗啡，直接作用于肠平滑肌**，配以抗胆碱药阿托品，协同加强对肠管蠕动的抑制作用。

洛哌丁胺与肠壁有高亲和力，抑制乙酰胆碱和前列腺素类的释放，从而减少推动性蠕动，洛哌丁胺可增强肛门括约肌的张力，从而减少大便失禁和便急。禁用于2岁以下患儿。

4. **抗分泌药** 消旋卡多曲和次水杨酸铋。**消旋卡多曲是一种脑啡肽酶抑制剂，有快速抗腹泻的作用**，口服消旋卡多曲作用于外周脑啡肽酶，不影响中枢神经系统的脑啡肽酶活性。**次水杨酸铋口服后，铋可覆盖于胃黏膜表面，保护胃黏膜，减少对胃的不良刺激，兼有抗分泌作用和吸附毒素的作用。**

5. **微生态制剂** 常用芽孢杆菌、双歧杆菌、嗜酸乳杆菌、粪肠球菌等活菌。地衣芽孢杆菌活菌进入肠道后，对葡萄球菌、酵母样菌等致病菌有拮抗作用，而对双歧杆菌、乳酸杆菌、拟杆菌、消化链球菌有促进生长作用，从而可调整菌群失调达到治疗目的。

双歧杆菌三联活菌为复方制剂，其组分为：长型双歧杆菌、嗜酸乳杆菌和粪肠球菌。

二、临床用药评价

抗动力药和抗分泌药是一种针对症状的治疗方法，比如细菌感染性腹泻，则需要抗生素的特异性治疗，故抗动力药和抗分泌药不能用作细菌性腹泻的基本治疗药物。

抗酸药、抗菌药与活菌制剂合用可减弱其疗效，避免同服；铋剂、鞣酸、活性炭、酊剂等能抑制、吸附或杀灭活菌，故也应错时分开服用，一般错开间隔为 2～3h。

三、代表药品

1. **蒙脱石**

【适应证】 成人及儿童急、慢性腹泻。用于食道、胃、十二指肠疾病引起的相关疼痛症状的辅助治疗。

【临床应用注意】 蒙脱石不溶于水，服用时，需要一定量的水形成混悬液后才能有利于药物在胃肠道黏膜表面的散布，通常建议**每个包装（3g）至少需要 50ml 水稀释**。如需服用其他药物，建议与蒙脱石间隔一段时间。

2. 补液盐

【适应证】预防和治疗腹泻引起的轻、中度脱水，并可用于补充钠、钾、氯。

3. 洛哌丁胺

【适应证】**用于控制急、慢性腹泻的症状。**用于回肠造瘘术患者可减少排便量及次数，增加大便稠硬度。禁用于 2 岁以下患儿。

4. 消旋卡多曲

【适应证】成人的急性腹泻。

5. 地衣芽孢杆菌活菌

【适应证】用于细菌或真菌引起的急、慢性肠炎、腹泻。也可用于其他原因引起的胃肠道菌群失调的防治。

【临床应用注意】

（1）**活菌制剂，但无须冷藏，室温贮藏即可，溶解时水温不宜超过 40℃。避免与抗菌药同服。**

（2）相互作用。与抗菌药合用时可减低本品的疗效，故不应同服，必要时可间隔3h 服用。

同类药双歧杆菌三联活菌，需在 2～8℃冷藏保存。

第二亚类　肠道抗感染药

要点提示

药理作用特点。

急性腹泻大多数为自限性，仅补液治疗即可在 3～5 日内自行缓解，**严重腹泻患者有必要应用抗菌药物；**一般而言，氟喹诺酮类药物因其有效性和耐受性是首选的抗生素，阿奇霉素是妊娠期妇女及儿童首选的药物。利福昔明是一个非吸收性的利福霉素类药物，可有效治疗由非侵袭性大肠埃希菌菌株引起的旅行者腹泻。小檗碱亦称黄连素，我国常用的一种肠道抗感染药。

利福昔明

【药理作用与作用机制】利福昔明通过与依赖 DNA 的 RNA 多聚酶的 β 亚单位牢固结合，抑制细菌 RNA 的合成，**具有广泛的抗菌谱，对多数革兰阳性菌和革兰阴性菌，包括需氧菌和厌氧菌的感染具有杀菌作用。少数患者可致尿液呈粉红色。**

第三亚类　肠道抗炎药

要点提示

药理作用及不良反应特点。

肠道抗炎药是针对肠道的慢性非感染性炎症的药物，**柳氮磺吡啶和美沙拉秦主要用于溃疡性结肠炎（UC）治疗。单纯局部使用美沙拉秦是 UC 的一线治疗方案，**克罗恩病（CD）是一种病因不明的炎症性疾病，克罗恩病的治疗药物包括：口服美沙拉秦，糖皮质激素，免疫调节剂（如硫唑嘌呤、6-巯嘌呤、甲氨蝶呤），生物制剂（如英夫利西单抗、阿达木单抗、塞妥珠单抗、那他珠单抗、维多珠单抗、优特克单抗)。柳氮磺吡啶最初治疗类风湿关节炎,后发现对炎症性肠病尤其是 UC 也有效。

一、药理作用与作用机制

柳氮磺吡啶是由美沙拉秦通过偶氮键与磺胺吡啶相连而构成,是美沙拉秦的前体药物,主要是美沙拉秦发挥了抗炎效果;作用机制不明确,可能与叶酸代谢有关。通过抗菌、抗炎和免疫抑制等作用也能发挥抗风湿性关节炎等效应。

美沙拉秦没有与磺胺吡啶相关的不良反应。

二、临床用药评价

柳氮磺吡啶的不良反应非常常见,20%～25%的患者因此而停药;如发生皮疹、肝炎、胰腺炎、肺炎、粒细胞缺乏和再生障碍性贫血,应立即停药;严重的粒细胞缺乏是柳氮磺吡啶罕见但后果严重的不良反应,应进行全血细胞计数和肝功能检查。柳氮磺吡啶导致细胞内叶酸缺乏,并促发与治疗相关的巨幼细胞贫血,因此推荐所有使用者补充叶酸。妊娠期和哺乳期,柳氮磺吡啶可继续安全使用,妊娠期妇女每日补充叶酸 2mg。

美沙拉秦的耐受性通常优于柳氮磺吡啶,常见不良反应有头痛、恶心和腹痛。

三、代表药品

药物	适应证	用药注意
柳氮磺吡啶	溃疡性结肠炎;克罗恩病;类风湿关节炎、脊柱关节病、强直性脊柱炎、反应性关节炎、银屑病关节炎、儿童慢性关节炎、其他风湿病等	新生儿及 2 岁以下儿童禁用
美沙拉秦	溃疡性结肠炎;克罗恩病急性发作期	妊娠期妇女尽可能不用,用药期间停止哺乳

第八节 助消化药

要点提示

代表药物与作用特点。

助消化药物是促进胃肠道消化功能的药物。通常分为两类,一类是消化分泌液内的正常成分,如盐酸和各种消化酶制剂,当消化分泌功能减弱时,起到补充治疗的作用;另一类是能促进消化液分泌或肠道内过度发酵的药物,用于治疗消化不良等。乳酶生是活菌制剂,属于微生态制剂;胰腺提取自动物胰腺,进行胰酶替代治疗。

一、药理作用与作用机制

1. **乳酶生** 是活肠球菌的干燥制剂,在肠内分解糖类生成乳酸,致肠内酸度增加,抑制腐败菌的生长繁殖,并防止肠内发酵,减少产气,因而有促进消化和止泻作用。

2. **胰酶** 在肠液中可消化淀粉、蛋白质和脂肪。胰酶需要使用肠溶剂型,肠溶包衣能保护胰酶不被强酸性的胃液降解或灭活。

二、代表药品

1. 乳酶生
【适应证】用于消化不良、腹胀及小儿饮食失调所引起的腹泻、绿便等。

2. 胰酶
【适应证】儿童或成人的胰腺外分泌不足的替代治疗。

胰酶在中性或微碱性环境下助消化效果最好，故多制成肠溶片剂，餐前服用且不应嚼服。胰腺炎早期禁用。

第五章　心血管系统疾病用药

第一节　抗心律失常药

要点提示

①抗心律失常药按作用机制的分类及主要适应证。②代表药物的主要不良反应。

根据心律失常时心率的快慢分为快速型、缓慢型心律失常。临床以快速型心律失常最为常见，包括室上性快速型心律失常（窦性心动过速、房性期前收缩、房性心动过速、室上速、加速性交界区自主心律、房颤及房扑）及室性心律失常（室性期前收缩、有器质性心脏病基础的室速、心室颤动等）。

一、分类

1. 作用于心血管系统离子通道的药物

（1）Ⅰ类——钠通道阻滞药

①Ⅰa类：适度阻滞钠通道，奎尼丁，普鲁卡因胺。

②Ⅰb类：轻度阻滞钠通道，利多卡因，苯妥英钠、美西律。

③Ⅰc类：重度阻滞钠通道，普罗帕酮，氟卡尼。

（2）Ⅲ类——延长动作电位过程的药物：胺碘酮、索他洛尔。

（3）Ⅳ类——钙通道阻滞剂：阻滞 Ca^{2+} 内流，维拉帕米、地尔硫草。

缓慢型：阿托品、异丙肾上腺素。

2. Ⅱ类——β受体拮抗药　如普萘洛尔、美托洛尔、阿替洛尔、阿罗洛尔。

二、药理作用与作用机制

（一）β受体拮抗剂

β受体拮抗剂可拮抗β肾上腺素能受体，降低交感神经效应，从而减慢窦性节律，减慢心房和房室结的传导，延长房室结的功能性不应期，因此可用于治疗心律失常。

（二）作用于心血管系统离子通道的药物

作用于心血管系统离子通道的药物通常主要作用于电压门控的钠通道、钾通道或钙通道，如第Ⅰ类、第Ⅲ类和第Ⅳ类抗心律失常药。

1. 作用于钠通道的药物　主要是钠通道阻滞剂，临床上常用的有局麻药、抗癫痫药和Ⅰ类抗心律失常药。

Ⅰa类适度阻滞钠通道：降低动作电位0相上升速率，延长复极过程，延长有效不应期更为显著，抑制心肌的自律性。

Ⅰb类轻度阻滞钠通道：可使传导减慢，异位节律点的自律性降低。

Ⅰc类明显阻滞钠通道：显著降低动作电位0相上升速率和幅度，减慢传导性的作用最为显著。

2. 作用于钾通道的药物　通常被称为钾通道调节剂，包括钾通道阻滞剂和钾通道开放药。钾通道阻滞剂如磺酰脲类降糖药及新型Ⅲ类抗心律失常药；钾通道开放药如尼可地尔。

Ⅲ类抗心律失常药胺碘酮、索他洛尔抑制多种钾通道，延长动作电位时程和有效不应期；索他洛尔同时也兼有Ⅱ类抗心律失常药的β受体拮抗作用，阻滞作用为普萘洛尔的**1/3**。

3. **作用于钙通道的药物**　即钙通道阻滞剂又称钙拮抗药。钙通道分为L－型钙通道和T－型钙通道。**L－型钙通道是细胞兴奋时外钙内流的主要途径**，分布于各种可兴奋细胞上。非二氢吡啶类钙通道阻滞剂**选择性的作用于L－型钙通道**，通过减慢房室结传导速度，减低窦房结自律性从而减慢心率，此作用是钙通道阻滞剂治疗室上性心动过速的理论基础。负性频率和负性传导以维拉帕米和地尔硫䓬最强，因此临床上用这两种药物治疗过速型心律失常。

三、临床用药评价

1. **奎尼丁**　广谱抗心律失常，主要用于房颤与心房扑动（房扑）的复律，可致尖端扭转型室速等。

2. **普鲁卡因胺**　广谱抗心律失常药，可致尖端扭转型室速，长期使用可致狼疮样综合征，已很少使用。

3. **普罗帕酮**　适用于室上性和室性心律失常的治疗，不良反应使室内传导障碍加重。

4. **胺碘酮**　广谱抗心律失常药，适用于室上性和室性心律失常的治疗，可致尖端扭转型室速。**不良反应有肺毒性、肝毒性、甲状腺功能障碍**；此药含碘量高，长期应用的主要不良反应为甲状腺功能改变，应定期检查甲状腺功能。在常用的维持剂量下很少发生肺纤维化。

5. **索他洛尔**　用于室上性和各种室性心律失常、心房扑动、心房颤动的治疗。

6. **利多卡因、美西律**　对短动作电位时程的心房肌无效。**仅用于室性心律失常**。

7. **β受体拮抗剂**　用于控制房颤和房扑的心室率。典型不良反应有低血压、房室传导阻滞、心动过缓、哮喘、心力衰竭等。

8. **维拉帕米、地尔硫䓬**　用于控制房颤和房扑的心室率，减慢窦速。不良反应有低血压、房室传导阻滞、心力衰竭。

四、代表药品

1. 普罗帕酮

【适应证】用于阵发性室性心动过速及室上性心动过速。由于局部麻醉作用，宜在餐后与饮料或食物同时吞服，不得嚼碎。

2. 胺碘酮

【适应证】尤其适用于合并器质性心脏病的患者。①房性心律失常（心房扑动、心房纤颤转律和转律后窦性心律的维持）；②结性心律失常；③室性心律失常；④伴预激综合征的心律失常。

【用法用量】口服：①负荷量，通常一日600mg（3片），可以连续应用8～10日。②维持量，宜应用最小有效剂量。可给予一日100～400mg。

【临床应用注意】胺碘酮可引起肺毒性，起病隐匿，最短见于用药后1周，多在连续应用 3～12 个月后出现。最早表现为咳嗽，但病情发展时可出现发热和呼吸困难，表现为急性肺炎。

3. 维拉帕米

【适应证】口服。①心绞痛，变异型心绞痛；不稳定型心绞痛；慢性稳定型心绞痛。②心律失常，与地高辛合用控制慢性心房颤动和（或）心房扑动时的心室率；预防阵发性室上性心动过速的反复发作。安全有效剂量为不超时 480mg/d。

静脉给药，严重肝功能不全时，维拉帕米的半衰期浓度延长至 14～16 小时，该类患者只需服用正常剂量的 30%。

【临床应用注意】有减慢窦房结自律性和抑制房室传导作用，故病窦综合征患者和二度或三度房室传导阻滞患者禁用，窦性心动过缓和一度房室传导阻滞患者慎用；有负性肌力作用，对严重左心室功能不全和低血压患者应禁用。

第二节　抗高血压药

要点提示

①抗高血压药分类及作用特点。②肾素－血管紧张素系统作用机制。③抗高血压药首选应用及代表性应用。④代表药物主要不良反应。⑤有意义的联合用药。

血压形成的基本因素为心排血量和外周血管阻力，参与血压调节的器官主要为脑、心脏、血管、肾，而心血管活动的调节涉及神经、体液等因素。抗高血压药物通过作用于上述器官，调节神经、体液紊乱，减少心排血量和（或）降低外周血管阻力而发挥降压作用。常用抗高血压药物包括钙通道阻滞剂（CCB）、血管紧张素转化酶抑制剂（ACEI）、血管紧张素 II 受体拮抗剂（ARB）、利尿剂和 β 受体拮抗剂五类。

第一亚类　肾素－血管紧张素系统抑制药

血管紧张素原在肾素（蛋白水解酶）的作用下转变为血管紧张素 I（angiotensin I，Ang I），后者在血管紧张素 I 转化酶（angiotensin－converting enzyme，ACE）作用下转变为血管紧张素 II（Ang II）。Ang II 生成除了 ACE 途径外，还可以通过糜酶途径生成。

一、药理作用与作用机制

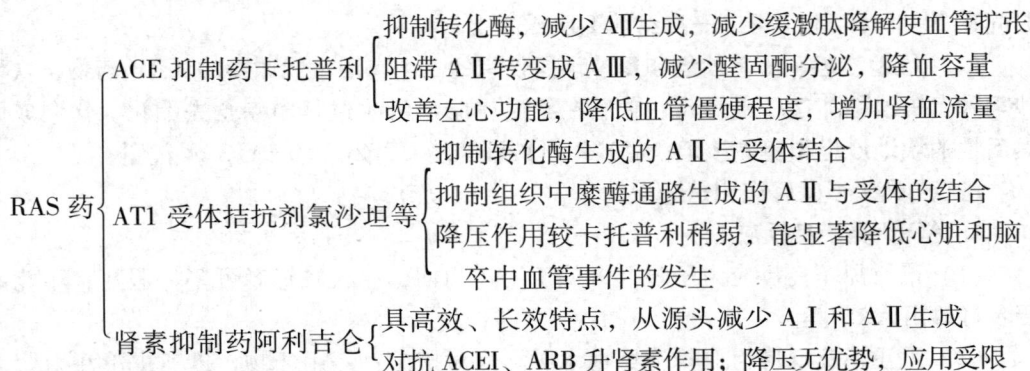

RAS 药

ACE 抑制药卡托普利
- 抑制转化酶，减少 AII 生成，减少缓激肽降解使血管扩张
- 阻滞 AII 转变成 AIII，减少醛固酮分泌，降血容量
- 改善左心功能，降低血管僵硬程度，增加肾血流量

AT1 受体拮抗剂氯沙坦等
- 抑制转化酶生成的 AII 与受体结合
- 抑制组织中糜酶通路生成的 AII 与受体的结合
- 降压作用较卡托普利稍弱，能显著降低心脏和脑卒中血管事件的发生

肾素抑制药阿利吉仑
- 具高效、长效特点，从源头减少 AI 和 AII 生成
- 对抗 ACEI、ARB 升肾素作用；降压无优势，应用受限

1. ACEI 类　本类药物的降压机制是**通过抑制 ACE，减少 Ang Ⅱ 的生成和升高缓激肽水平**，临床用于**高血压**、**心力衰竭**、冠心病、左心室肥厚、左心室功能不全、心房颤动预防、颈动脉粥样硬化、非糖尿病肾病、**糖尿病肾病**、**蛋白尿/微量白蛋白尿**、代谢综合征。

2. ARB 类　药物能够阻断不同途径生成的 Ang Ⅱ 与受体 AT_1 结合，避免 AT_1 受体激活产生对心血管损害的作用。

ACEI 类药可导致缓激肽、P 物质堆积，引起咳嗽等不良反应，**本类药物一般无咳嗽、血管神经性水肿的不良反应**。临床应用于高血压、心力衰竭、冠心病、左心室肥厚、心房颤动预防、糖尿病肾病、蛋白尿/微量白蛋白尿、代谢综合征，**尤其是不能耐受 ACEI 引起咳嗽的患者。**

二、临床用药评价

（一）作用特点

1. ACEI 类　卡托普利的半衰期较短，虽起效快，但作用时间短，需一日给药 **2 ~ 3次**，多数 ACEI 可一日给药 1 次，对于使用依那普利、贝那普利和雷米普利较大剂量的患者，可一日分 2 次给药，以维持 24h 的有效作用。许多 ACEI 是含酯的前药，虽活性减少 **100 ~ 1000 倍**，但口服生物利用度提高。大部分 ACEI 及其代谢产物主要经肾排泄，故肾功能异常时要调小剂量或禁止使用；福辛普利经肝和肾排泄，肾功能不全时无需调整剂量。赖诺普利、培哚普利肝功能损害患者无需调整剂量。

2. ARB 类

药物	生物利用度	消除及注意
厄贝沙坦	60% ~ 80%	轻中度肾损害无需调整剂量
缬沙坦		
替米沙坦	42% ~ 57%	粪便排出；重度肝损害避免使用
其他 ARB	低于 15% ~ 33%	
奥美沙坦		中到明显肝肾损害无需调整剂量
多数	长	以原型排出，双通道排出

（1）**大部分的 ARB 药物因生物利用度低、脂溶性较差和吸收不完全等原因，多以原型药物排出**。所有的 ARB 起效时间在 2 小时左右、蛋白结合率大于 96%，作用持续时间在 24 小时以上，可以一日给药 1 次或 2 次。

（2）**坎地沙坦、奥美沙坦和氯沙坦是仅有的三个有活性代谢物的 ARB 药物**；坎地沙坦和奥美沙坦酯化后成前药，它们在经过胃肠道吸收过程中完全去酯化，代谢成为**具活性的坎地沙坦和奥美沙坦**；氯沙坦可被肝药酶 CYP2C9 和 CYP3A4 代谢。

（二）典型不良反应和禁忌

1. ACEI 类不良反应

（1）**最常见不良反应为干咳**，多见于用药初期，症状较轻者可坚持服药，不能耐受者可改用 **ARB 类**。

（2）**严重不良反应为血管神经性水肿**。应对措施：停用药物，迅速皮下注射肾上腺素。

（3）长期应用有可能导致血钾升高，应定期监测血钾和血肌酐水平。排钾利尿药如氢氯噻嗪可拮抗卡托普利的高钾倾向。

2. 禁忌

（1）双侧肾动脉狭窄。

（2）高钾血症。

（3）妊娠期妇女。

（三）药物相互作用

本品与保钾利尿剂、钾盐或含高钾的低盐替代品合用可加重 ACEI 引起的高钾血症，故应避免合用。

ACEI 与螺内酯合用对严重心力衰竭治疗有益，但需临床紧密监测。不推荐 ACEI 类和 ARB 类药物联合应用，可能导致进一步的肾功能损害。

三、代表药品

1. 卡托普利

【适应证】用于高血压，心力衰竭，高血压急症。

【用法用量】口服：宜在餐前 1h 服药。①用于高血压，初始剂量一次 12.5mg，一日 2～3 次，按需要 1～2 周内增至一次 50mg，一日 2～3 次。②用于心力衰竭，初始剂量一次 12.5mg，一日 2～3 次，根据耐受情况逐渐增至一次 50mg，一日 2～3 次，近期大量服用利尿剂者初始剂量一次 6.25mg，一日 3 次。

【临床应用注意】

（1）本品可由乳汁中分泌，哺乳期妇女需权衡利弊。儿童仅限于其他降压治疗无效时。

（2）用药期间应定期监测白细胞计数和分类计数，若白细胞计数过低，暂停用本品。

2. 福辛普利

【适应证】用于高血压、心力衰竭。

3. 缬沙坦、厄贝沙坦、奥美沙坦

【适应证】用于轻、中度原发性高血压。

4. 阿利吉仑

【适应证】用于高血压。

第二亚类　钙通道阻滞剂

Ca^{2+} 通道阻滞剂（CCB）分 3 类：①Ⅰ类是选择作用于 L 型钙通道的药物，又根据药物与动脉血管和心脏的亲和力及作用，将其分为二氢吡啶类 CCB 与非二氢吡啶类 CCB，二氢吡啶类 CCB 有硝苯地平、氨氯地平、非洛地平、拉西地平、尼卡地平、尼群地平等，主要作用于动脉，而非二氢吡啶类 CCB——苯烷胺类（如维拉帕米）和苯噻嗪类（如地尔硫䓬）对血管选择性差，扩血管作用弱于二氢吡啶类 CCB；对窦房结和房室结处的钙通道具有选择性，对心脏具有负性变时、负性传导及负性变力作用。②Ⅱ类选择作用于其他型（T、N 及 P）钙通道的药物。③Ⅲ类是非选择性 Ca^{2+} 通道阻滞剂。

一、药理作用与作用机制

1. 对心肌的作用　负性肌力作用：明显降低心肌收缩性，降低心肌耗氧量。非二氢吡啶类 CCB 其扩张血管强度弱于二氢吡啶类 CCB，但是**负性频率和负性传导、降低交感神经活性作用是二氢吡啶类 CCB 不具备的。**代表药物为维拉帕米和地尔硫䓬，临床上用于心律失常、心绞痛、高血压的治疗。

2. 对平滑肌的作用

（1）血管平滑肌：该类药物能明显舒张血管，主要舒张动脉，对静脉影响较小，动脉中又以冠状动脉血管较为敏感，增加冠脉流量及侧支循环量，首选用于冠脉痉挛为主的变异型心绞痛。

尼莫地平舒张脑血管作用较强，能增加脑血流量。钙通道阻滞剂也可舒张外周血管，解除其痉挛，可用于**治疗外周血管痉挛性疾病。**

（2）其他平滑肌：钙通道阻滞剂对支气管平滑肌的松弛作用较为明显，较大剂量也能松弛胃肠道、输尿管及子宫平滑肌。

3. 抗动脉粥样硬化作用。

4. 对红细胞和血小板结构与功能的影响　可以减轻 Ca^{2+} 超载对红细胞的损伤，抑制血小板活化。

5. 对肾脏功能的影响　对肾脏具有保护作用。

二、临床用药评价

（一）作用特点

药动学根据 CCB 在体内的药动学和药效学特点将每一亚型的药物分为第一、二、三代。

（1）第一代 CCB：**多为短效，生物利用度低，药物血浆浓度波动大，**用药后快速导致血管扩张和交感神经系统激活，**易引起反射性心动过速、心悸和头痛**（如硝苯地平片）；由于此类药物的半衰期短、清除率高，作用持续时间短，使其对血压的控制时间短，很难实现 **24 小时有效覆盖。一日 3 次给药。**

（2）第二代 CCB：硝苯地平控释片，以独特的胃肠膜控制技术和零级释放模式使**药物 24 小时均匀释放，保证了药物治疗的长效性和平稳性。一日 2 次给药。非洛地平是 CYP3A4 的底物，抑制或诱导 CYP3A4 对非洛地平血药浓度产生明显影响。**

（3）第三代 CCB：包括长血浆半衰期的氨氯地平、左旋氨氯地平、乐卡地平和拉西地平。乐卡地平和拉西地平与血管平滑肌细胞膜的磷脂双分子层紧密结合，因此具有"膜控"特点，作用时间较长。第三代 CCB **均具有起效平缓、作用平稳、持续时间久、抗高血压谷峰比值高的特点，**因此患者血压波动小。一般来说第二代的硝苯地平控释片和第三代的 CCB 都具有一日 1 次、有效平稳降压的作用。

（二）典型不良反应和禁忌

1. 不良反应　二氢吡啶类钙通道阻滞剂常见不良反应包括：反射性交感神经激活导致心跳加快、面部潮红、脚踝部水肿、牙龈增生等。

2. 禁忌　二氢吡啶类 CCB 没有绝对禁忌证，但心动过速与心力衰竭患者应慎用。

三、代表药品

硝苯地平

【**适应证**】用于高血压、冠心病、心绞痛。

【用法用量】口服。①片剂、胶囊剂、胶丸：初始剂量一次 10mg，一日 3 次，维持剂量一次 10～20mg，一日 3 次；冠脉痉挛者可一次 20～30mg，一日 3～4 次，单次最大剂量 30mg，一日最大剂量 120mg。②缓释片剂、缓释胶囊剂：一次 10～20mg，一日 2 次，单次最大剂量 40mg，一日最大剂量 120mg。③控释片剂：一次 30mg，一日 1 次。缓、控释制剂不可掰开或嚼服。

第三亚类　β 受体拮抗剂

一、药物分类、药理作用与作用机制

（一）分类

1. 非选择性 β 受体拮抗剂：普萘洛尔。

2. 选择性 β_1 受体拮抗剂：美托洛尔、比索洛尔、阿替洛尔。

3. α 和 β 受体拮抗剂：卡维地洛、拉贝洛尔、阿罗洛尔。

（二）药理作用

1. β 受体拮抗作用

（1）心脏：为 β 受体拮抗剂的主要作用部位。可使处于静息状态的人心率减慢，心排血量和心肌收缩力下降，血压稍有下降。**β 受体拮抗剂对于交感神经张力较高时（如激动、高血压、心绞痛时）的心脏作用比较显著，因此可用于治疗心律失常。**

（2）血管与血压：**β 受体拮抗剂对正常人血压影响不明显，而对高血压患者具有降压作用。**本类药物用于治疗高血压。

（3）支气管：非选择性的 β 受体拮抗剂，**拮抗支气管平滑肌的 β_2 受体，引起支气管平滑肌收缩，这一作用对正常人作用弱，对支气管哮喘者作用强。因此支气管哮喘者禁用非选择性 β 受体拮抗剂，应用选择性 β_1 受体拮抗剂也需慎重。**

（4）代谢：人类肝糖原分解与 α 和 β_2 受体都有关系；β 受体拮抗剂一般不影响正常人的血糖水平，也不影响胰岛素的降糖作用，但是可以延缓应用胰岛素的低血糖恢复，**掩盖低血糖症状。**非选择性 β 受体拮抗剂影响脂肪代谢，增加患冠状动脉粥样硬化性心脏病的风险，对血脂作用较弱。

（5）肾素：β_1 受体拮抗剂可以减少交感神经兴奋所致肾素释放。

（6）眼：部分药物可以降低眼内压。

2. **膜稳定作用**　部分 β 受体拮抗剂具有局部麻醉作用。

3. **内在拟交感活性**　具有内在拟交感活性的药物对心脏抑制作用和血管平滑肌收缩作用弱。**具有内在拟交感活性的药物，如吲哚洛尔。**

（三）作用机制

β 受体有 β_1、β_2、β_3 受体三种亚型，分布在不同的组织和器官，产生不同的生理效应，不同亚型受体激动后的作用如下。

（1）β_1 受体激动后，增加心率和心肌收缩力。

（2）β_2 受体激动后，支气管扩张，血管扩张，内脏平滑肌松弛，肝糖原分解，肌肉震颤。

（3）β₃受体激动后，脂肪分解。

β受体拮抗剂通过拮抗不同的β受体，可竞争性和可逆性地拮抗内源性去甲肾上腺素和肾上腺素对不同器官的作用。

二、临床用药评价

（一）作用特点

1. 药动学特点

溶解性	药物	作用
脂溶性	美托洛尔 普萘洛尔 噻吗洛尔	迅速被胃肠道吸收、代谢（首关效应），口服生物利用度低（10% ~ 30%）；易进入中枢神经，致神经系统不良反应
水溶性	阿替洛尔	吸收不完全，主要以原形经肾排泄，不易进入中枢
水脂双溶性	比索洛尔	有脂溶性口服吸收率高的优势，中度通过血脑屏障，既发挥拮抗部分 β₁ 受体的作用，又降低了中枢神经系统不良反应

2. 临床应用特点

（1）**心律失常**。β受体拮抗剂对多种原因引起的室上性和室性心律失常均有效，**尤其对运动或情绪紧张、激动所致心律失常或心肌缺血、强心苷中毒引起的心律失常疗效好，也是高血压心率管理最重要的药物。**

（2）**治疗高血压的基础药物之一**，可以单独使用，也可以和利尿剂、钙通道阻滞剂等联合使用。可以提高疗效，并能减轻其他药物引起的心率加快、水钠潴留等不良反应。在一般的高血压患者中，β受体拮抗剂主要适用于中青年患者，老年患者中其临床疗效劣于其他类别降压药物，因此无合并症的老年高血压患者一般不首选β受体拮抗剂。高血压治疗中不建议大剂量β受体拮抗剂与大剂量利尿剂联合，**不适用于伴有哮喘的高血压患者；β受体拮抗剂联合 ACEI 或 ARB 适用于高血压合并冠心病或心力衰竭患者。**

3. **心绞痛患者可以减少心绞痛发作**，改善运动耐量，减少心梗患者的复发和猝死。国内外冠心病指南均指出β受体拮抗剂是治疗冠心病的推荐药物，**尤其对于合并心绞痛、心肌梗死的患者。**

4. 治疗慢性心功能不全的药物对扩张型心肌病的心力衰竭有明显的治疗作用，推荐采用琥珀酸美托洛尔缓释片、比索洛尔或卡维地洛。

（二）不良反应和禁忌

1. 不良反应

（1）常见的不良反应有疲乏、肢体冷感、激动不安、胃肠不适等，**糖脂代谢异常时一般不首选β受体拮抗剂。**

（2）**长期应用者突然停药可发生反跳现象**，即原有的症状加重或出现新的表现，较常见有血压反跳性升高，伴头痛、焦虑等，称之为撤药综合征。

2. 禁忌　二、三度房室传导阻滞，病态窦房结综合征患者禁用。

三、代表药品

1. 普萘洛尔

【适应证】

（1）作为二级预防，降低心肌梗死死亡率。

（2）**高血压**（单独或与其他抗高血压药合用）。

（3）**劳力型心绞痛**。

（4）控制室上性快速型心律失常、室性心律失常，特别是与儿茶酚胺有关或洋地黄引起心律失常。可用于洋地黄疗效不佳的房扑、房颤心室率的控制。

（5）用于控制甲状腺功能亢进症的心率过快，用于治疗甲状腺危象。

【临床应用注意】

（1）长期用本品者撤药须逐渐递减剂量，至少经过 **3** 日，一般为 **2** 周。

（2）相互作用：本品与利血平合用，可导致体位性低血压、心动过缓、头晕、晕厥。与单胺氧化酶抑制剂合用，可致极度低血压。

2. 美托洛尔

【适应证】用于高血压、心绞痛、心肌梗死、肥厚型心肌病、主动脉夹层、心律失常、心房颤动控制心室率、甲状腺功能亢进、心脏神经症、慢性心力衰竭、室上性快速型心律失常，预防和治疗急性心肌梗死患者的心肌缺血、快速型心律失常和胸痛。

3. 比索洛尔

【适应证】用于高血压、冠心病、期前收缩、室上性心动过速、中至重度慢性稳定性心力衰竭。

4. 卡维地洛

【适应证】

（1）原发性高血压：**可单独用药，也可和其他降压药合用，尤其是噻嗪类利尿剂。**

（2）心功能不全：轻度或中度心功能不全 NYHA 分级 Ⅱ 或 Ⅲ 级，合并应用洋地黄类药物、利尿剂和血管紧张素转换酶抑制剂 ACEI。

第四亚类 其他抗高血压药

1. 利血平

【适应证】用于高血压，高血压危象。

2. 甲基多巴

【适应证】用于高血压。

3. 硝普钠

【适应证】**用于高血压急症**（高血压危象、高血压脑病、恶性高血压、嗜铬细胞瘤手术前后阵发性高血压、外科麻醉期间进行控制性降压），**急性心力衰竭，急性肺水肿。**

【用法用量】静脉滴注：用前将本品 50mg 溶解于 5% 葡萄糖注射液 5ml 中，再稀释于 5% 葡萄糖注射液 250～1000ml 中，在避光输液瓶中静脉滴注。

易致氰化物中毒，每日须测定血浆中氰化物或硫氰酸盐，氰化物不超过 **3μmol/ml。药液有局部刺激性，谨防外渗。** 如静脉滴注已达 10μg/（kg·min），经 10min 降压仍不满意，应考虑停用本品；**偶尔出现耐药性，视为氰化物中毒先兆，减慢滴速即可消失。**

第三节 调节血脂药

💡**要点提示**

①分类与作用特点。②共性和代表性不良反应。③高三酰甘油血症治疗原则。

血脂是指血浆或血清中所含的脂类，包括胆固醇（Ch）、三酰甘油（TG）、磷脂（PL）和游离脂肪酸（FFA）等。

脂蛋白按其组成、密度和特性等差异分为五类：乳糜微粒（CM）、极低密度脂蛋白（VLDL）、低密度脂蛋白（LDL）、中间密度脂蛋白（IDL）和高密度脂蛋白（HDL）。不同类的脂蛋白结构有共同之处，一般都是以不溶于水的三酰甘油和胆固醇作为核心，HDL 的主要功能是从血液中将胆固醇带回到肝脏，肝脏进行分解代谢，从而降低血液中的胆固醇含量；而 LDL 的主要功能是从肝脏中将胆固醇转运至血液中，从而使血液中胆固醇的含量增高。正常情况下，两者在体内处于动态平衡状态，维持体内正常的血脂平衡。在血浆中低密度脂蛋白（LDL）水平过高时，巨噬细胞等由于摄入了经氧化变性的 LDL，变成泡沫细胞，并沉积在血管壁上，这是动脉硬化的原因，所以为了防止动脉硬化，应降低血液中的 LDL、IDL 和 VLDL 的水平，增加 HDL 的水平。

第一亚类 主要降胆固醇的药物

一、药理作用与作用机制

1. **羟甲基戊二酰辅酶 A（HMG – CoA）还原酶抑制剂——他汀类** 人体合成胆固醇的器官主要是肝脏，其合成的胆固醇约占人体胆固醇总量的70%～80%。所以降低胆固醇的方法除了注意饮食外，更重要的是抑制其在体内合成。

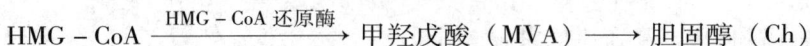

$$HMG – CoA \xrightarrow{HMG – CoA\ 还原酶} 甲羟戊酸（MVA）\longrightarrow 胆固醇（Ch）$$

他汀类与 HMG – COA 具有相似的结构，可与 HMG – CoA 竞争 HMG – CoA 还原酶（限速酶），因其与 HMG – CoA 还原酶的亲和力较 HMG – CoA 强上千倍，通过竞争性抑制 HMG – CoA 还原酶，使内源性 Ch 合成受阻，血浆 Ch 浓度降低。

2. **胆固醇吸收抑制剂——依折麦布** 可抑制小肠胆固醇转运蛋白，使外源性小肠胆固醇的吸收减少 50%，降低血浆胆固醇水平。

3. **抗氧化剂——普罗布考** 普罗布考有显著的抗氧化作用，能抑制 ox – LDL 的生成及其引起的一系列病变过程，抑制泡沫细胞的形成，延缓动脉粥样硬化斑块的形成，通过降低胆固醇合成与促进胆固醇分解，使血胆固醇和低密度脂蛋白降低，本品对血三酰甘油的影响小。

4. **胆汁酸结合树脂——考来烯胺** 考来烯胺是一种苯乙烯型强碱性阴离子交换树脂，口服不被吸收，在肠道以其结构中 Cl 与胆酸结合，形成胆酸和考来烯胺的络合物。①肠道内被结合胆酸失活，使外源性 Ch 吸收减少。②阻滞胆汁酸肠道重吸收，使回肝的胆酸减少。③可促使肝内胆固醇转化为胆酸，使内源性 Ch 减少，终致血中 Ch 水平降低；最终减少血浆低密度脂蛋白。

二、临床用药评价

（一）作用特点

1. 羟甲基戊二酰辅酶 A 还原酶抑制剂

（1）临床应用特点：目前，他汀类药物主要用于各种高胆固醇血症的治疗，如杂合子家族性高胆固醇血症、其他原发性高胆固醇血症及遗传性家族性高胆固醇血症引起的混合性高胆固醇血症等Ⅱa 和Ⅱb 型高脂蛋白血症的治疗，**是国际上治疗高胆固醇血症理想的一线药物。他汀类是现有调血脂药中降低 LDL 作用最强的一类药。**

（2）他汀类还具有下列作用：①对抗应激；②减少心血管内皮过氧化，减少血管内皮炎症和内皮素生成；③稳定或缩小动脉粥样硬化的脂质斑块体积；④减少脑卒中和心血管事件；⑤抑制血小板聚集；⑥降低血清胰岛素，改善胰岛素抵抗。

（3）药动学：不同他汀类药物的组织分布存在一定差异，这与其亲脂亲水特性相关，从而导致了疗效和不良反应的差异。

药物	溶解性	作用特点
内酯环型前药 洛伐他汀、辛伐他汀	脂溶性	口服吸收率低，需在肝脏水解开环方有药理活性
开环羟基酸型 普伐他汀、瑞舒伐他汀	水溶性	不易透过细胞膜的脂质层，可选择性进入肝细胞表面的输送载体，抑制肝脏胆固醇的合成，而对肾上腺、性腺、心脏、大脑等部位的胆固醇影响极低；既有效降低血清胆固醇的水平，又避免肝外不良反应的发生
氟伐他汀、阿托伐他汀、匹伐他汀	水脂双溶	较高的吸收率，一般不受食物的影响。

2. 不同品种他汀类药物之间剂量换算

（1）高强度：每日剂量可降低 LDL≥50%。

（2）中等强度：每日剂量可降低 LDL 30% ~50%。

（3）低强度：每日剂量可降低 LDL <30%。

（二）药物相互作用

多数他汀类药物通过肝脏细胞色素 P_{450} 同工酶（CYP）进行代谢。诱导剂和抑制剂均可影响药物代谢；CYP3A4 的底物和抑制剂均可能会上调洛伐他汀、辛伐他汀、阿托伐他汀类药物的浓度，氟伐他汀、匹伐他汀代谢酶为 CYP2C9；**而普伐他汀不经肝代谢。**他汀类药物与烟酸（>1g/d）、吉非贝齐或贝特类合用，可使横纹肌溶解和急性肾衰竭的发生率增加。地高辛是 P - 糖蛋白的底物，辛伐他汀和地高辛合用时会提高发生横纹肌溶解的危险性。

（三）典型不良反应

1. 常见不良反应　①消化系统，恶心、腹泻、腹痛、消化不良、ALT 或 AST 升高。神经系统：失眠、头痛、视觉障碍、眩晕、外周神经病变等。②**肌毒性**，肌痛、肌无力、严重者引起横纹肌溶解症。③**肝毒性**，所有他汀类药都产生肝毒性，其发生率约1%，且呈剂量依赖性。

2. 他汀类药物肝损害　其肝脏损害主要导致丙氨酸氨基转移酶（ALT）和天冬氨酸氨基转移酶（AST）升高，ALT 或 AST 超过正常值 3 倍的发生率为 0.5% ~2.0%。

当氨基转移酶升高至正常值上限的**3**倍以上，就需要减量或停药。

3. 他汀类药物引起的肌肉毒性　各种他汀类药物都可能引起肌肉无力、肌肉疼痛、肌酸激酶（**CK**）值升高或横纹肌溶解等肌病。

三、代表药品

1. 阿托伐他汀

【适应证】各型高胆固醇血症和混合型高脂血症；冠心病和脑卒中的防治；心肌梗死后不稳定型心绞痛及血管重建术后；对急性冠脉综合征可显著减少心血管事件、心绞痛、脑卒中的危险性。

【用法用量】口服：中等强度剂量为 10～20mg，高强度剂量为 40～80mg；因半衰期长，可在 1 天内的任何时间服用，并不受进餐影响。但最好在晚餐后服用。

2. 瑞舒伐他汀

【适应证】用于高脂血症和高胆固醇血症（原发性高胆固醇血症、纯合子家族性高胆固醇血症和高三酰甘油血症）。中等强度剂量为 5～10mg，若调脂作用不达标可更换至高强度剂量 20～40mg。

本品禁用于：①患有活动性肝病的患者；②肾功能不全、肾功能减退时，本品剂量应减少；③妊娠期妇女。

3. 辛伐他汀

【适应证】用于高脂血症、冠心病和脑卒中的防治。

【用法用量】口服：晚间顿服。

4. 普罗布考

【适应证】用于治疗高胆固醇血症。

【用法用量】口服：成人常用量每次 0.5g，一日 2 次，早、晚餐时服用。

5. 依折麦布

【适应证】用于原发性高胆固醇血症、纯合子家族性高胆固醇血症、纯合子谷甾醇血症。可在一日内任何时间服用，可空腹与食物同时服用，可单独服，或与他汀类联合应用。

第二亚类　主要降三酰甘油的药物

一、药理作用与作用机制

1. **贝丁酸类药**　非诺贝特、吉非贝齐、苯扎贝特、环丙贝特。增强脂蛋白脂酶的活性，加速脂蛋白的分解，同时也能减少肝脏中脂蛋白的合成。

2. **烟酸类药**　烟酸、阿昔莫司。其降血脂机制可能是：①抑制脂肪组织的分解，减少游离脂肪酸的释出，减少三酰甘油的合成；②抑制 **VLDL** 和 **LDL** 的生成；③抑制肝脂肪酶活性，减少 HDL 胆固醇异化；④激活脂肪组织的脂蛋白脂肪酶，加速 LDL 分解，有利于 HDL 胆固醇增高，使三酰甘油和胆固醇水平降低。

二、代表药品

1. 非诺贝特

【适应证】用于高胆固醇血症（Ⅱa 型），内源性高三酰甘油血症，单纯型（Ⅳ）

和混合型（Ⅱb 和Ⅲ型）。

　　2. 阿昔莫司

　　【适应证】用于高三酰甘油血症（Ⅳ型高脂蛋白血症）、高胆固醇血症（Ⅱa 型）、高三酰甘油和高胆固醇血症（Ⅱb、Ⅲ及Ⅴ型）。偶有皮肤潮红及瘙痒，尤其在刚开始服药时，但继续用药，此现象会很快消失。餐中或餐后服用。

第四节　抗心绞痛药

要点提示

①硝酸酯类药作用机制、药理作用特点和主要适应证。②硝酸甘油注意事项。

　　心绞痛是冠状动脉供血不足引起的心肌短暂加剧缺血、缺氧综合征，其典型临床症状为阵发性、突发性胸骨后紧缩性或压榨性疼痛，心绞痛治疗的主要途径是增加冠状动脉血流量。药物还可以通过降低心肌耗氧量产生抗缺血作用。目前，慢性稳定型心绞痛的治疗主要有两个目标，第一个是预防心肌梗死和猝死，第二个是减轻和缓解症状。抗心绞痛药可以增加心肌供血、供氧量和降低心肌耗氧量，产生抗心绞痛作用。

　　具有预防心肌梗死，改善预后的药物包括：①抗血小板药（阿司匹林、氯吡格雷、替格瑞洛）；②抗凝药；③他汀类药物；④ACEI 类或 ARB 类药物；⑤β 受体拮抗剂。

　　用于缓解心肌缺血和减轻心绞痛症状的药物有三类：①硝酸酯类；②β 受体拮抗剂；③钙通道阻滞剂。其中 β 受体拮抗剂兼具改善缺血、减轻症状与预防心肌梗死和改善预后两方面作用。

　　硝酸酯类药物包括硝酸甘油、硝酸异山梨酯、单硝酸异山梨酯、戊四硝酸和亚硝酸脂类。硝酸酯类药物均有硝酸多元酯结构，钾通道开放药尼可地尔具有硝酸酯类似的作用。

一、药理作用与作用机制

　　硝酸酯类药物进入机体部分经肝脏代谢后，在血管平滑肌内经谷胱甘肽转移酶催化释放一氧化氮（NO），NO 与巯基相互作用生成亚硝基巯醇，使 cGMA 生成增多，cGMA 可激活 cGMA 依赖性蛋白激酶，它使钙离子从细胞释放而松弛平滑肌，是本类药物主要的作用机制。对血管平滑肌的直接松弛作用是其主要的作用基础，此类药以扩张静脉为主，减低前负荷，兼有轻微的扩张动脉的作用，使心肌耗氧量减少，同时也可直接扩张冠状动脉。具体药理作用如下。

　　（1）改变血流动力学，减少心肌氧耗量。

　　（2）改变心肌血液的分布，增加缺血区血液供应。增加心肌膜下区域的血液供应，选择性舒张心外膜下较大的输送血管，增加缺血区域的血流量，开放侧支循环。

　　（3）保护心肌细胞，减轻缺血性损伤。

　　（4）轻微的抗血小板作用。

二、临床用药评价

（一）作用特点

1. 此类药物作用相似，但显效快慢和维持时间不同。

（1）硝酸甘油是硝酸酯类的代表药，起效最快，**2～3 分钟起效，5 分钟达最大效应**。作用持续时间也最短，**20～30 分钟**，半衰期仅为数分钟。硝酸甘油有首过效应，不易口服，舌下含服吸收迅速完全，生物利用度可达 **80%**，在肝脏被迅速代谢为两个几乎没有活性的中间产物，1，2－二硝酸甘油和 1，3－二硝酸甘油，经肾脏排出。**硝酸甘油有舌下含片、注射液、口腔喷剂和透皮贴片等多种剂型供临床选用。**

（2）硝酸异山梨酯作用持续时间 **2～6 小时**，比硝酸甘油长，属于中效药，其普通片剂口服起效时间 **15～40 分钟**，由于硝酸异山梨酯主要的药理学作用源于肝脏的活性代谢产物 **5－单硝酸异山梨酯**，母药本身活性差，因此影响了该药的使用。

（3）**5－单硝酸异山梨酯为硝酸异山梨酯的代谢产物**，作为较新一代的硝酸酯药已大量使用。5－单硝酸异山梨酯有片剂和缓释剂型，在胃肠道吸收完全，无肝脏首关效应，**生物利用度近 100%**。由于本身具有药理活性，可于 **30～60 分钟起效，作用持续3～6 小时；缓释片于 60～90 分钟起效，作用持续约 12 小时**。

2. 硝酸酯类药物具有起效快、疗效确切、经济和方便等优点，是缓解心绞痛的常用药物，适用于各类心绞痛的治疗。既可用于缓解急性发作，又能作为预防用药，也可用于诊断性的治疗。目前临床用于预防和治疗心绞痛、充血性心力衰竭；高血压急症，亚急症及部分难治性高血压的治疗。部分老年高血压合并冠心病患者应用此类药物会出现明显的血压下降，应引起关注和重视。

（二）药物相互作用

1. 与其他血管扩张药或降压药联合应用，可使直立性降压作用增强。

2. 与三环类抗抑郁药同时使用，可加剧抗抑郁药的低血压和抗胆碱作用。

（三）典型不良反应和禁忌

1. 不良反应

（1）主要是继发于其舒张血管作用，舒张血管可引起搏动性头痛、面部潮红或有烧灼感、血压下降、反射性心率加快、晕厥、血硝酸盐水平升高等。偶见口唇轻度局部烧灼感或加重胃食管反流病。

（2）硝酸酯类药不合理使用可致耐药性的发生，任何剂型连续使用 **24h** 都有可能发生。采用偏心给药方法，可以减缓耐药性的发生。

2. 禁忌 对硝酸酯类过敏者；青光眼患者；严重低血压者；已使用 5 型磷酸二酯酶抑制剂药（如西地那非等）者。

三、代表药品

1. 硝酸甘油

【适应证】 用于防治心绞痛、充血性心力衰竭和心肌梗死，外科手术所诱导的低血压和控制高血压。

【用法用量】

（1）口腔给药：片剂，舌下含服，一次 **0.25～0.5mg**，每 **5min** 可重复给药 1 片，如 **15min** 内给药总量达 3 片后疼痛持续存在，应立即就医。可在活动前 **5～10min** 预防性使用。

（2）静脉滴注：注射液用 5% 葡萄糖注射液或氯化钠注射液稀释。初始剂量 $5\mu g/min$；降低血压或治疗心力衰竭时，可每 3～5min 增加 $5\mu g/min$，在每 $20\mu g/min$ 无效时可以 $10\mu g/min$ 递增，以后可 $20\mu g/min$。

（3）外用贴片贴于左前胸皮肤，一次 **2.5mg**（1片），一日 **1** 次。

2. 硝酸异山梨酯

【适应证】用于冠心病的长期治疗，心绞痛的预防，心肌梗死后持续心绞痛，与洋地黄、利尿剂联合用于慢性心力衰竭，肺动脉高压。

3. 单硝酸异山梨酯

【适应证】用于冠心病的长期治疗，心绞痛的预防，心肌梗死后持续心绞痛的治疗，与洋地黄、利尿剂联合治疗慢性心功能衰竭。

【用法用量】晨服，初始剂量一次 50mg 或 60mg，一日 1 次，需个体化给药。

第五节　抗心力衰竭药

要点提示

①抗心力衰竭药分类及作用特点。②强心苷类的作用特点及适应证。③强心苷类药物不良反应及禁忌证。

慢性心功能不全是一种超负荷心肌病，绝大多数情况下，心肌细胞收缩力减弱使心排血量不能满足机体代谢需要，器官、组织血液灌注不足，同时出现肺循环和（或）体循环淤血。

目前临床治疗药物主要有以下 9 类。

1. 利尿剂能够充分控制心力衰竭患者的液体潴留。

2. 血管紧张素转化酶抑制剂（ACEI）能显著降低心力衰竭患者死亡率。

3. 血管紧张素 II 受体拮抗剂（ARB）主要用于因严重咳嗽而不能耐受 ACEI 的患者。可抑制心肌重构，改善左心室功能，所有慢性收缩性心力衰竭，心功能 I ～ III 级患者都必须使用。

4. β 受体拮抗剂。可抑制心肌重构，改善左心室功能，所有慢性收缩性心力衰竭，心功能 I ～ III 级患者都必须使用。

5. 醛固酮受体拮抗剂对重度心力衰竭有利。

6. 血管紧张素受体脑啡肽酶抑制剂（ARNI）代表药物为沙库巴曲缬沙坦。

7. 钠 - 葡萄糖协同转运蛋白 2（SGLT2）抑制剂达格列净可显著降低 HFrEF 患者的心力衰竭恶化风险、心血管死亡风险、全因死亡风险，无论是否合并糖尿病。

8. 伊伐布雷定：①已使用 ACEI/ARB/ARNI、β 受体拮抗剂、醛固酮受体拮抗剂，β 受体拮抗剂已达到目标剂量或最大耐受剂量，心率仍 ≥70 次/分钟；②心率 ≥70 次/分钟，对 β 受体拮抗剂禁忌或不能耐受者。

9. 地高辛可减轻症状和改善心功能。

第一亚类　强心苷类

代表药物有去乙酰毛花苷、地高辛、毛花苷丙、洋地黄毒苷和毒毛花苷 K。

一、药理作用与作用机制

1. 通过抑制衰竭心肌细胞膜上 Na^+，K^+ - ATP 酶，使细胞内 Na^+ 水平升高，促

进 Na^+-Ca^{2+} 交换，提高细胞内 Ca^{2+} 水平，从而发挥正性肌力作用。

2. 使副交感神经 Na^+，K^+-ATP 酶受抑制，使中枢神经下达的交感兴奋减弱。

3. 肾脏 Na^+，K^+-ATP 酶受抑制，使肾脏分泌肾素减少。

二、临床用药评价

（一）作用特点

1. 药动学

（1）地高辛：是一种中效强心苷。消除半衰期为 36 小时，生物利用度约为 80%，主要以原型药物从尿液中排出。

（2）洋地黄毒苷：半衰期为 7 日以上，本品主要经肝脏代谢，受肾功能影响小，可用于肾功能不全患者。体内消除缓慢，有蓄积性。

（3）毛花苷丙（西地兰 C）：是一种速效强心苷，起效时间为 5～30 分钟，作用较洋地黄、地高辛快，但比毒毛花苷 K 稍慢。大部分经肾排泄，本品口服吸收不规则，故很少口服而采取静脉注射。

（4）去乙酰毛花苷（西地兰 D）：为毛花苷丙经弱碱水解去甲酰化的产物，作用较洋地黄、地高辛快，但比毒毛花苷 K 稍慢。主要经肾脏排泄。

（5）毒毛花苷 K：也属于速效强心苷。口服不易吸收，主要采用静脉给药。起效时间（10～15 分钟）和作用持续时间（2～3 小时）均比去乙酰毛花苷更快，排泄也快。以原型药物经肾脏排出，蓄积性低。为速效、短效型强心苷。

2. 临床应用特点　强心苷类在心力衰竭治疗中的意义在于改善症状，提高生活质量，用于心力衰竭的主要治疗获益是减轻症状和改善心功能，适用于已经使用利尿剂、ACEI（或 ARB）和 β 受体拮抗剂治疗而仍持续有症状的慢性收缩性心力衰竭或合并心室率快的心房颤动患者。

地高辛降低心力衰竭患者住院率，减少心力衰竭患者致残率；目前，地高辛作为心力衰竭治疗的辅助药，更适用于心力衰竭伴有快速心室率的心房颤动患者。一般而言，急性心力衰竭并非地高辛的应用指征，除非伴有快速心室率的心房颤动。

地高辛仅可作为长期治疗措施的开始阶段而发挥部分作用。目前使用的强心苷类中，常用注射液是毛花苷丙，能轻度增加心脏急性心力衰竭者心排血量和降低左心室充盈压；主要适用于心力衰竭并发快速心室率诱发的慢性心力衰竭急性失代偿。

（二）药物相互作用

由于强心苷类具有治疗指数窄的特点，易发生中毒。即使轻微的血浆药物浓度变化，也会产生很严重的结果。

1. 地高辛与胺碘酮合用血清地高辛浓度增加 70%～100%。地高辛是 P-糖蛋白（P-gp）的底物，P-gp 作为地高辛的转运蛋白，将地高辛转运到细胞外；抑制 P-糖蛋白，导致肾脏及非肾脏的清除率降低，增加血清地高辛浓度，剂量应减半。

2. 由于噻嗪类和袢利尿剂可以引起低钾血症和低镁血症，会增加洋地黄中毒的危险。

（三）典型不良反应和禁忌

1. 不良反应　（其中毒症状）主要见于大剂量应用时，常出现在血清地高辛浓度 > 2ng/ml 时，尤其是老年患者和低血钾、低血镁、甲状腺功能减退者。主要表现为心律失常，最多见的是室性早搏、室性心动过速，常见的还有房室传导阻滞和心电图的改变，神经系统不良反应还包括意识丧失、眩晕、嗜睡、烦躁不安、神经异常、亢奋和罕见癫痫。感官系统可见色觉异常（红－绿、蓝－黄辨认异常），在洋地黄中毒情况下更为常见。

2. **强心苷中毒易感因素**　①肾功能损害；②肝功能不全者；③电解质紊乱；④老年患者；⑤甲状腺功能减退者。

3. **监护临床中毒的症状**　①强心苷中毒症状主要表现为胃肠道反应；是强心苷中毒最常见的早期症状；视物模糊或"色视"（如黄视症、绿视症）等中枢神经系统反应是强心苷中毒的指征；各类心律失常是最严重的中毒反应。②及时进行地高辛过量者的救治，对轻度中毒者可及时停药及利尿剂；对严重心律失常者可静脉滴注氯化钾、葡萄糖注射液；异位心律者如室性心动过速可静脉注射苯妥英钠 **100 ~ 200mg**；对心动过缓者可静脉注射阿托品 **0.5 ~ 2mg**。

4. **辨证对待治疗药物浓度监测**　①强心苷类的选择与剂量调整应当以临床症状、体征改善为依据，不能仅凭治疗药物监测来判断，不作为临床指导剂量的选择。药物浓度测定仅有助于洋地黄中毒的评估，血清地高辛的浓度为 **0.5 ~ 1.0ng/ml** 是相对安全的。②血清地高辛浓度在中毒与非中毒的临床表现十分相似，故也不能单凭药物浓度来判定是否中毒，应结合临床症状。③地高辛测定的血样应在最近一次给药后 **6h** 或更长时间（最好 **12h**）采取。

三、代表药品

1. 地高辛

【适应证】用于急、慢性心力衰竭，控制心房颤动、心房扑动引起的快速心室率及室上性心动过速。

【临床应用注意】

（1）本品可透过胎盘屏障，妊娠后期母体用量可能增加，分娩后 6 周须减量。

（2）慎用于低钾血症、不完全性房室传导阻滞、高钙血症、甲状腺功能减退、缺血性心脏病、急性心肌梗死早期、心肌炎活动期及肾功能不全者。

（3）不能与含钙注射液合用。

（4）在紧急情况下可以静脉给药。

（5）如漏服地高辛，发觉后尽快服药弥补；如果漏服的时间超过 **12h**，不要补服，以免与下次服用时间靠得太近增加中毒危险。

2. 米力农

【适应证】用于对洋地黄、利尿剂、血管扩张剂治疗无效或欠佳的急、慢性顽固性充血性心力衰竭。

第二亚类　其他治疗药物

1. 伊伐布雷定

【药理作用与作用机制】是一种单纯降低心率的药物，伊伐布雷定只特异性对窦房结起作用。

【适应证】适用于窦性心律且心率≥**75** 次/分、伴有心脏收缩功能障碍的 **NYHA Ⅱ ~ Ⅳ** 级慢性心力衰竭患者。若患者静息心率持续低于 **50** 次/分，应下调药量。若高于 **60**

次/分钟，应上调药量。本品起始治疗仅限于稳定性心力衰竭患者。

2. 沙库巴曲缬沙坦

【药理作用与作用机制】沙库巴曲缬沙坦钠含有脑啡肽酶抑制剂沙库巴曲和血管紧张素受体拮抗剂缬沙坦。沙库巴曲缬沙坦钠通过抑制脑啡肽酶减少利钠肽水解，增加心脏保护作用，同时通过缬沙坦拮抗血管紧张素 Ⅱ 的 1 型受体（AT₁）。抑制血管紧张素 Ⅱ 作用，在心力衰竭患者中沙库巴曲缬沙坦钠可产生心血管和肾脏作用。

【适应证】用于射血分数降低的慢性心力衰竭（NYHA Ⅱ ~ Ⅳ级，LVEF ≤ 40%）成人患者，降低心血管死亡和心力衰竭住院的风险；原发性高血压。

【用法用量】口服。

（1）本品可以与食物同服，或空腹服用。如果从 ACEI 转换成本品，必须在停止 ACEI 治疗至少 36 小时后才能开始应用本品。

（2）推荐本品起始剂量为一次 100mg，一日 2 次。

（3）血钾水平 > 5.4mmol/L 的患者不可给予本品治疗。

（4）肝功能不全。①轻度肝功能损害（Child – Pugh A 级）患者不需要调整起始剂量。②中度肝功能损害患者的推荐起始剂量为一次 50mg，一日 2 次。③不推荐重度肝功能损害（Child – Pugh C 级）患者应用本品。

（5）肾功能不全。①轻度肾功能损害患者不需要调整起始剂量。②中度肾功能损害患者应考虑起始剂量为一次 50mg，一日 2 次。

【临床应用注意】

（1）发现怀孕时，应考虑停用本药并改用替代药物治疗。

（2）常见不良反应为低血压、高钾血症、咳嗽、头晕。严重的不良反应为**血管性水肿**。①**禁止与 ACEI 合用**；②**禁用于重度肝功能损害**；③**禁用于中期和晚期妊娠妇女**。

第六章　血液系统疾病用药

第一节　抗血栓药

要点提示

①抗凝血药、抗血小板药、溶栓药的作用机制及作用特点。②华法林、肝素主要适应证及注意事项。③达比加群酯作用特点。④抗凝血药过量引起出血的解救措施。⑤各类代表药的主要不良反应。

血栓最重要的成分是纤维蛋白和血小板。纤维蛋白会形成网状结构，捕获红细胞，同时血小板会形成团块并附着，增加血栓体积和增强血栓质地，两者均能稳定血栓并防止其崩解，但在静脉、动脉血栓形成的重要性不同，**纤维蛋白是静脉血凝块的更重要组成**，尽管纤维蛋白在动脉血栓形成中也起着重要作用，但血小板是动脉血凝块的更重要组成。

抗血栓药包括：抗凝药、抗血小板药和溶栓药；抗凝药和抗血小板药也一起被称为抗血栓形成药。

第一亚类　维生素 K 拮抗剂

维生素 K 拮抗剂（VKA）包括香豆素类抗凝药和茚满二酮类抗凝药，后者由于不良反应已不用于人体，但仍广泛用作灭鼠药。

目前国内有 3 个香豆素类抗凝药：华法林、双香豆素和醋硝香豆素，华法林是其中的代表药物，需要提醒，不是所有的香豆素类药物都是抗凝药，羟甲香豆素就不是抗凝药。

一、药理作用与作用机制

维生素 K 是肝脏合成四种凝血因子（Ⅱ、Ⅶ、Ⅸ、Ⅹ）必不可少的辅因子，这 4 个含有谷氨酸残基的凝血因子羧化过程依赖维生素 K，维生素 K 在此过程中通过由环氧化物向氢醌型转化再生，被反复循环和利用，给予分子结构与维生素 K 相似的 VKA 类药物后，VKA 与维生素 K 可逆性竞争，阻碍维生素 K 循环，进而影响上述 4 个因子的羧化过程，4 个因子将停留在无凝血活性的前体阶段。由于 VKA 对已生成的凝血因子无抑制作用，抗凝作用要待功能正常的凝血因子消耗后才显现，因此 VKA 起效较慢，需要 5~7 日才能达到所需药效。双香豆素口服吸收慢，吸收不规则、不完全，并受食物影响。醋硝香豆素口服吸收迅速而完全，是双香豆素类抗凝效力最强的。

二、临床用药评价

（一）作用特点

华法林是消旋体，由 S-华法林和 R-华法林组成，前者的抗凝作用约是后者的 5 倍，两者主要代谢酶也不同，S-华法林主要经 CYP2C9 代谢，R-华法林经 CYP1A2

和 CPY3A4 代谢，华法林总体抗凝作用更受 CYP2C9 酶代谢能力影响。

（二）药物相互作用

1. 食物中维生素 K 缺乏或应用广谱抗生素抑制肠道细菌，都能使维生素 K 摄入不足，相应会增强 VKA 的药效。

2. 合用阿司匹林等抗血小板药能产生协同作用。

3. 水合氯醛、羟基保泰松、甲苯磺丁脲、奎尼丁等能与 VKA 竞争血浆蛋白，使 VKA 作用加强。

（三）典型不良反应和禁忌

出血是 VKA 最常见的不良反应，临床表现多样，从皮下瘀斑、牙龈出血，到可能危及生命的消化道和颅内出血；每年约有 8% 服用华法林患者出现出血，1% 为严重出血，0.25% 为致命性出血；未经治疗的高血压会引发颅内出血。疗效个体差异大，择期手术者应停药 7 日。

临床疗效个体差异较大，可依据 INR 调整用量，若发生轻度出血，应立即减量或停药；严重出血可静脉注射维生素 K 10～20mg。

三、代表药品

华法林钠

【药理作用与作用机制】口服生物利用度 >90%，华法林钠白蛋白结合率高，几乎完全被肝代谢消除，华法林也存在肝-肠循环。

【适应证】**预防及治疗深静脉血栓及肺栓塞**；预防心肌梗死后血栓栓塞并发症（卒中或体循环栓塞）；预防**房颤、心瓣膜疾病**或人工瓣膜置换术后引起的血栓栓塞并发症（卒中或体循环栓塞）。

【用法用量】华法林使用前，应拟定治疗所需的国际标准化比值（INR）目标范围：**人造心脏瓣膜患者预防血栓栓塞并发症的目标范围是 2.5～3.5，其他适应证的目标范围是 2.0～3.0。**当 INR 明显高于目标范围会增加并发症的可能，当 INR 在目标范围内出血，一般存在需要进一步检测的合并症。

每日测定 INR 直至数值达标（一般需用药 5～6 日后），可按日剂量/服药方法表调整后续剂量；此后 INR 测定时隔可延长至每周一次。更长期用药时，通常测定间隔为4 周。

注意：华法林能透过胎盘屏障，可致胎儿畸形，妊娠期禁用，不排入乳汁，哺乳期可继续使用。

第二亚类　肝素和低分子肝素

肝素类药品包括肝素和低分子肝素，都不是单一成分。

肝素：也称普通肝素，平均大小约为 45 个糖单位，对应的平均分子量约为15000D，常用 UFH 表示普通肝素，低分子肝素平均分子量为 4000～6000D。

一、药理作用与作用机制

1. **肝素**　肝素通过增强抗凝血酶Ⅲ的活性发挥抗凝作用。肝素在体外和体内都能抑制导致血液凝结和血纤维蛋白凝块形成的反应，能预防血栓发生，但肝素不具有纤溶活性，不能裂解已有的血凝块，不是溶栓药，**肝素还具有防止纤维蛋白原转化为纤维蛋白的作用。**

2. 低分子肝素 LMWHs 主要通过抗因子Ⅱa 和Ⅹa 发挥抗凝作用：抗因子Ⅹa 能力比抗因子Ⅱa 能力高数倍。

二、临床用药评价

（一）作用特点

1. 药动学差异

（1）肝素：**静脉给药时，即刻起效，**皮下给药时，血浆药物浓度在 2～4h 达到峰值，其半衰期为 45～60min。

（2）低分子肝素：皮下给药后，血浆浓度在 3～5h 达到峰值，血浆药物半衰期比肝素长。

各个 LMWHs 产品多数有 4 个（类）适应证：①在外科手术中和术后，对存在中度或高度风险可能形成静脉血栓的患者，**预防静脉血栓栓塞；**②治疗已形成的深静脉血栓；③**联合阿司匹林，**用于不稳定型心绞痛和非 Q 波性心肌梗死急性期的治疗；④在血液透析中预防体外循环中的血凝块形成。

（二）药物相互作用

1. 肝素和 LMWHs 合用影响凝血和血小板功能的药物，如香豆素类抗凝药、阿司匹林和其他口服抗凝药，增加出血危险；合用非甾体抗炎药或糖皮质激素，增加消化道出血风险；肝素可与胰岛素受体作用，从而改变胰岛素的结合和作用。已有肝素致低血糖的报道。

2. 鱼精蛋白 中和肝素的作用。当临床情况（出血）需要逆转肝素化时，可通过缓慢输注硫酸鱼精蛋白（1% 溶液）中和肝素钠。1mg 硫酸鱼精蛋白可中和约 100U 肝素。鱼精蛋白不太容易使低分子肝素失活。

（三）典型不良反应和禁忌

肝素

（1）出血较常见，特别是皮肤、黏膜、伤口、胃肠道和泌尿生殖系统出血容易出现。

（2）偶见轻度血小板减少症，也可能发生严重的肝素诱导性血小板减少。

（3）骨质疏松。

（4）在出血高危的情况下，使用肝素需非常谨慎。

（四）特殊人群用药

华法林有致畸性，肝素在妊娠中可作为安全而重要的替代品。与普通肝素相比，低分子肝素给药相对容易且不会通过胎盘，因此为妊娠期首选的抗凝药，但不建议妊娠期间使用那屈肝素钙。由于普通肝素和低分子肝素均不会在乳汁中积聚，所以哺乳期妇女可以使用。

（五）肝素与低分子肝素作用异同点

	普通肝素	低分子肝素
平均分子量	15000	4000～6000
作用靶点	AT - Ⅲ	AT - Ⅲ

续表

	普通肝素	低分子肝素
生物利用度	15%～30%	接近100%
代谢途径	肾排泄	大部分肝代谢，小部分肾排泄
给药途径	皮下、静注、静滴	皮下为主
作用特点	抗Ⅱa、Ⅸa、Ⅹa、Ⅺa、Ⅻa 起效快，失效快，可根据需要灵活调整剂量和停药	抗Ⅱa、Ⅹa，且抗Ⅹa大于Ⅱa 起效略慢，抗凝血时间较长，难于快速终止治疗；一日仅给药1次或2次。妊娠首选
安全性	可用活化部分凝血活酶时间APTT监测肝素效果	剂量与抗凝反应之间的相关性更好，可以固定剂量给药，无需实验室监测
不良反应	治疗窗窄，实现充分抗凝又不出血难度较大，可诱发血小板减少症，用药过量可用鱼精蛋白迅速逆转其作用	发生肝素诱导的血小板减少症的风险较低，鱼精蛋白不太容易使其失活

三、代表药品

1. 肝素

【适应证】用于防治血栓形成或栓塞性疾病（心肌梗死、血栓性静脉炎、肺栓塞等）；各种原因引起的弥漫性血管内凝血（DIC）；也用于血液透析、体外循环、导管术、微血管手术等操作中及某些血液标本或器械的抗凝处理。

2. 达肝素钠

【适应证】①治疗急性深静脉血栓；②预防急性肾功能衰竭；③治疗不稳定型冠状动脉疾病；④预防与手术有关的血栓形成。

3. 那屈肝素钙

【药理作用与作用机制】那屈肝素由普通肝素解聚而成。它具有很高的抗凝血因子Ⅹa（97IU/mg）活性和较低的抗凝血因子Ⅱa或抗凝血酶活性。本药皮下注射很快吸收，且吸收可以达到近100%。不建议在妊娠期间使用，老年人有肾脏损害的可能，因此需要调整用药剂量。

第三亚类　直接口服抗凝药

直接口服抗凝药能直接抑制凝血因子或凝血酶，可口服给药。

一、分类及常用药品

DOACs可分为直接凝血酶抑制剂和直接因子Ⅹa抑制剂。

达比加群目前是直接凝血酶抑制剂中唯一可口服的，水蛭素、重组水蛭素、比伐卢定和阿加曲班也属于直接凝血酶抑制剂，但需注射给药。

利伐沙班、阿哌沙班、艾多沙班、贝曲沙班均属于口服直接因子Ⅹa抑制剂，而奥米沙班是注射给药的直接因子抑制剂。

其他抗凝药也可抑制因子Ⅹa和凝血酶，但其效应是间接显现的：**肝素**（抑制因子Ⅹa，其次抑制凝血酶）**和磺达肝癸**（抑制因子Ⅹa）**的效应是通过AT Ⅲ介导的。华法林可以减少有功能的凝血因子**（Ⅱ、Ⅶ、Ⅸ、Ⅹ）**的合成，**其抗凝效应归因于机体产生有活性的凝血因子能力下降，而不是直接抑制凝血因子功能。

二、药理作用与作用机制

1. 达比加群酯口服后被迅速吸收，在血浆和肝脏经由酯酶水解为达比加群；达比加群是竞争性、可逆性、直接凝血酶抑制剂，抑制凝血酶可阻滞纤维蛋白原转化为纤维蛋白，预防血栓形成。

2. 口服直接因子Ⅹa抑制剂，通过抑制因子Ⅹa可以中断凝血级联反应的内源性和外源性途径，进而抑制凝血酶的产生和血栓形成。

口服直接因子Ⅹa抑制剂并不直接抑制凝血酶，也并未证明其对于血小板有影响；也是竞争性、可逆性的抑制Ⅹa。停用后，一旦体内药物代谢消除，因子Ⅹa的活性就能恢复，无需等待新的因子Ⅹa生成。利伐沙班对于择期髋关节或膝关节置换手术者可预防静脉血栓形成；口服一次10mg，可与食物同服，也可单独服用。高剂量（15mg或20mg）在空腹情况下，显示溶出限制性吸收。

三、临床用药评价

NOACs上市之初，没有特效的解救药，即使补充新鲜的凝血因子也不能逆转。**达比加群酯的解救药——依达赛珠单抗已经面世。利伐沙班和阿哌沙班目前还没有解救药。**

四、代表药品

1. 达比加群酯

【药理作用与作用机制】口服给药后，达比加群酯迅速且完全转化为达比加群，后者是本品在血浆中的活性成分；前体药物达比加群酯通过酯酶催化水解形成有效成分达比加群。用于治疗深静脉血栓形成和预防复发，治疗肺栓塞或预防复发。

【临床应用注意】最常报告的不良反应是出血，达比加群酯是外流转运体P－pg的底物，**与强效P－gp抑制剂**（胺碘酮、维拉帕米、奎尼丁、决奈达隆和克拉霉素）**的联合使用会导致达比加群血药浓度升高，**与其他强效P－gp抑制剂合用要进行密切的临床监测。与阿司匹林合用增加出血风险。

2. 利伐沙班

【作用特点】口服吸收迅速，高剂量时生物利用度和吸收随着剂量增高而下降，显出溶出限制性吸收，这一现象在空腹状态下比饱食状态下更为明显。利伐沙班血药浓度增加与肾功能减退相关，肾功能减退患者必要时可调整用药剂量。

【临床应用】①用于择期髋关节或膝关节置换手术的成年患者预防静脉血栓形成；②用于治疗成人深静脉血栓形成和肺栓塞。

第四亚类　抗血小板药

一、分类及常用药品

1. 血栓素A_2（TXA_2）抑制剂，代表药物阿司匹林。

2. 二磷酸腺苷（ADP）P2Y12 受体拮抗剂，细分为噻吩并吡啶类（噻氯匹定、氯吡格雷）和非噻吩并吡啶类（替格瑞洛）。

3. 血小板糖蛋白（GP）Ⅱb/Ⅲa 受体拮抗剂，代表药物替罗非班、依替巴肽。

4. 其他抗血小板药，如双嘧达莫、西洛他唑等。

二、药理作用与作用机制

1. **阿司匹林** 血小板聚集和血栓素 A_2（TXA_2）有关。环氧化酶（COX）是花生四烯酸（AA）转化为 TXA_2 或前列腺素 I_2（PGI_2）过程中的关键限速酶。人体内存在两种环氧化酶，即 COX－1 和 COX－2，血小板是无核细胞，主要含有 COX－1。阿司匹林是环氧化酶抑制剂，**通过与 COX－1 活性部位的羟基发生不可逆的乙酰化，导致 COX－1 失活**，继而阻断了花生四烯酸转化为 TXA_2 的途径，从而抑制了 TXA_2 途径的血小板聚集。

2. **二磷酸腺苷（ADP）P2Y12 受体拮抗剂** ADP 能引起血小板聚集，人类血小板 ADP 受体有三种：P2Y1、P2Y12 和 P2X1，其中 **P2Y12 是 ADP 诱导血小板聚集反应中最重要的受体**，可根据 P2Y12 拮抗剂的化学结构将其分为噻吩并吡啶类和非噻吩并吡啶类。噻氯匹定是第一个 P2Y12 拮抗剂，噻氯匹定为无活性的前药，口服后在体内通过至少 5 个途径代谢，产生至少 13 个代谢产物，并且绝大部分代谢产物没有抗血小板活性，活性代谢产物是经细胞 CYP450 代谢途径产生，**通过作用于 P2Y12 受体抑制 ADP 介导血小板聚集，抑制作用不可逆。**

3. **血小板糖蛋白（GP）Ⅱb/Ⅲa 受体拮抗剂（GPI）** 是多种血小板激活剂导致血小板聚集过程中的最后共同途径。GP Ⅱb/Ⅲa 受体拮抗剂通过与 GP Ⅱb/Ⅲa 受体结合，抑制血小板聚集，是目前最强的抗血小板药物。GP Ⅱb/Ⅲa 受体拮抗剂根据化学结构不同，可分为三类：①单克隆抗体（阿昔单抗，国内未上市）；②肽类抑制剂（依替巴肽）；③非肽类抑制剂（替罗非班）。

4. **其他抗血小板药**

（1）双嘧达莫：通过抑制血小板、上皮细胞和红细胞摄取周围腺苷，刺激血小板的腺苷酸环化酶，**使血小板内环磷酸腺苷（cAMP）增多**，血小板聚集受到抑制。目前，双嘧达莫常用于肾病综合征的抗凝治疗。

（2）**西洛他唑：主要是抑制磷酸二酯酶活性使血小板内环磷酸腺苷（cAMP）浓度上升**，抑制血小板聚集，西洛他唑主要用于"限有慢性动脉闭塞症诊断且明确的溃疡、间歇性跛行及严重疼痛体征的患者"（医保适应证）。

三、临床用药评价

阿司匹林对血小板 COX－1 的活性抑制是永久的、不可逆的，**持续至血小板的整个寿命周期，血小板寿命为 7～14 日，每日约更新总量的 1/10**。服用阿司匹林后约一周，血液中一定比例的血小板被抑制，阿司匹林抗血小板聚集的能力达到一个峰值并维持，停用阿司匹林后，已受抑制的血小板正常衰老死亡，待被新生血小板取代后，血小板聚集功能才可恢复。目前阿司匹林使用剂量有小剂量（每日 50～100mg）和大剂量（每日 300～500mg）两种，**小剂量阿司匹林对 PGI_2 合成抑制作用很小，大剂量阿司匹林对两者的合成具有很强的抑制作用。小剂量连日服用**，一般用于冠心病的一、二级预防，而大剂量往往用于急性冠状动脉综合征和经皮冠状动脉介入支架植入术前的单次顿服。氯吡格雷是前药，口服后吸收迅速，至少 50% 药物被吸收。**氯吡格雷主要由肝脏代谢**，通过两条主要代谢途径进行：一条途径由酯酶介导，另一条途径由多种细胞色素 P450 介导，代谢途径由 CYP3A4、CYP2C19、CYP1A2 和 CYP2B6 介导，而 **CYP2C19 的代谢能力对此途径的影响较大**。

氯吡格雷75mg，一日 1 次重复给药，从第一日开始明显抑制 ADP 诱导的血小板聚集，并在 3～7 日达到稳态。在稳态时，每日服用氯吡格雷75mg，对 ADP 诱导的血小板聚集平均抑制水平为 40%～60%。

四、代表药品

1. 阿司匹林

【药理作用与作用机制】阿司匹林口服吸收迅速，主要代谢产物为水杨酸。

【适应证】0.3g 和 0.5g 等较大剂量的阿司匹林作为解热镇痛药使用，用于退热，也用于缓解轻至中度疼痛，如头痛、牙痛、神经痛、肌肉痛、痛经及关节痛等。

≤100mg 剂量的阿司匹林作为抗血小板药使用：①降低急性心肌梗死疑似患者的发病风险；②预防心肌梗死复发；③脑卒中的二级预防；④降低短暂性脑缺血发作 (TIA) 及其继发脑卒中的风险；⑤降低稳定型和不稳定型心绞痛患者的发病风险；⑥动脉外科手术或介入手术后，如经皮冠状动脉腔内成形术（PTCA）、冠状动脉旁路术（CABG）、颈动脉内膜剥离术、动静脉分流术；⑦预防大手术后深静脉血栓和肺栓塞；⑧降低心血管危险因素者（冠心病家族史、糖尿病、血脂异常、高血压、肥胖、抽烟史、年龄 >50 岁者）心肌梗死发作的风险；⑨脑卒中急性期。没有强心作用，不能用于心衰的治疗。

【用法用量】口服。≤100mg 规格产品：适应证①，降低急性心肌梗死疑似患者的发病风险建议首次剂量300mg，嚼碎后服用以快速吸收；以后每日 75～100mg 维持。适应证②～⑥，一日 75～150mg。

【临床应用注意】

（1）分娩前短期服用高剂量阿司匹林可导致胎儿颅内出血，尤其是早产儿。

（2）阿司匹林可能导致支气管痉挛，并引起哮喘发作或其他过敏反应。

（3）不良反应：0.5g 规格较常见的不良反应有恶心、呕吐、上腹部不适或疼痛等胃肠道反应。≤100mg 规格的不良反应有上、下胃肠道不适（如消化不良、胃肠道和腹部疼痛），可能增加出血的风险。

（4）注意事项

0.5g 规格：①属于对症治疗，用于退热时连续应用不得超过 3 日，用于止痛时连续应用不得超过 5 日。② **2 岁以下儿童服用时可能会发生阿司匹林相关的瑞氏综合征。**

≤100mg 规格：可能导致手术中或手术后增加出血，有指南推荐，**为减少出血风险，需提前停用阿司匹林 7～10 日。**

（5）相互作用。水杨酸和甲氨蝶呤与血浆蛋白竞争结合，减少甲氨蝶呤的肾清除，因此阿司匹林可增加甲氨蝶呤的血液毒性，甲氨蝶呤每周剂量≥15mg 时避免使用阿司匹林；合用布洛芬会干扰阿司匹林对血小板的不可逆抑制作用。

（6）**餐后服用肠溶型药，可能被食物阻隔在胃中不能及时进入肠道，可能提前在**

胃内溶解，增加局部刺激性，故肠溶型建议餐前 30min 服用。

2. 氯吡格雷

【适应证】（1）预防动脉粥样硬化血栓形成事件。用于近期心肌梗死（从几日到小于 35 日）、近期缺血性卒中（从 7 日到小于 6 个月）或确诊外周动脉性疾病的患者。（2）急性冠脉综合征：①非 ST 段抬高型急性冠脉综合征（包括不稳定型心绞痛或非 Q 波心肌梗死），也包括接受经皮冠状动脉介入术置入支架的患者，与阿司匹林合用；②ST段抬高型急性冠脉综合征，与阿司匹林联合在溶栓治疗中使用。

【用法用量】适应证（2）中①：单次负荷量 300mg 开始，然后以 75mg，一日 1 次连续服药，同时每日合用阿司匹林。适应证（2）中②：应以负荷量氯吡格雷开始，然后以 75mg 一日 1 次，同时每日合用阿司匹林，可合用或不合用溶栓剂，对于年龄超过 75 岁的患者，不使用氯吡格雷负荷剂量。

【临床应用注意】

（1）**常见不良反应有出血**（血肿、鼻出血、胃肠出血、注射部位出血），腹泻，腹部疼痛，消化不良。

CYP2C19＊1 等位基因与完整的功能代谢型相对应，而 CYP2C19＊2 和 CYP2C19＊3 等位基因则为功能缺失。CYP2C19＊2 和 CYP2C19＊3 等位基因在白种人中占慢性代谢型等位基因的 85%，在亚洲人中占 99%。目前，CYP2C19 基因型检测已经普遍开展，发现氯吡格雷因慢代谢导致抗血小板作用不足者可进行检测。

（2）相互作用：由于氯吡格雷部分由 CYP2C19 代谢为活性代谢物，**使用抑制此酶活性的药物如质子泵抑制剂将导致氯吡格雷活性代谢物水平的降低并降低临床有效性。不推荐与 CYP2C19 抑制剂（如奥美拉唑）联用**，抑制 CYP2C19 的药物包括奥美拉唑、艾司奥美拉唑、氟伏沙明、氟西汀、吗氯贝胺、伏立康唑、氟康唑、环丙沙星、西咪替丁、卡马西平、奥卡西平、氯霉素。月见草油、姜黄素、大蒜、丹参、银杏叶提取物等可增加本品出血危险，增加心血管事件发生风险。

（3）如果漏服，在常规服药时间的 12h 内立即补服一次标准剂量，并按常规时间服下一次剂量；超出 12h 者，应在下一次服药时间服用标准剂量即可。

第五亚类　溶栓药（溶栓酶）

溶栓药能激活纤溶酶原，加速纤维蛋白溶解，血栓被溶解。

溶栓药的分类：①非特异性纤溶酶原激活剂，尿激酶、重组链激酶；②人组织纤维蛋白溶酶原激活剂（t－PA），市售的是阿替普酶；③t－PA 改构体或修饰体，**代表药物有瑞替普酶、替奈普酶、拉诺替普酶等**；④其他，如国内上市的重组尿激酶原。

一、药理作用与作用机制

激活剂主要有三类。①**血管激活剂**：血管激活剂在小血管的内皮细胞中合成后，释放入血；②**组织激活剂**：组织激活剂存在于细胞内，当组织受损时释放入血，促使纤溶酶原变为纤溶酶；③**尿激活剂**：尿液中含有纤溶酶原激活剂，称尿激酶。

二、临床用药评价

链激酶最初是来源于乙型溶血性链球菌培养液的一种单链多肽，**目前国内在售的**

均为基因工程制备的"重组链激酶"，减少了致敏性。重组链激酶与纤溶酶原，以 1∶1 克分子比结合成复合物，使纤溶酶原发生构象改变，从而暴露出活性部位，该活性部位催化纤溶酶原转变为纤溶酶，后者水解纤维蛋白。

尿激酶是从新鲜人尿中提取的一种能激活纤溶酶原的激活剂，**目前也有 DNA 重组技术的产品上市**。

链激酶和尿激酶溶栓无特异性，是非选择性纤溶酶原激活剂，除了能激活血栓纤维蛋白结合的纤溶酶原，还能激活血液循环中的纤溶酶原，所以，**不仅能降解血凝块的纤维蛋白，也降解循环中的纤维蛋白原**。使用过程中，容易过度消耗循环中的纤维蛋白原，导致全身性纤溶状态，增加出血的发生风险。

阿替普酶具有纤维蛋白特异性，能在循环中表现出相对非活性状态，一旦与血栓中的纤维蛋白结合后，阿替普酶转为活性状态，有效诱导纤溶酶原转为纤溶酶，降解纤维蛋白。阿替普酶血浆清除半衰期短（<5min），需持续静脉滴注。适用于症状发生 **12 小时内的急性心肌梗死、血流不稳定的急性大面积肺栓塞、急性缺血性脑卒中**。

瑞替普酶也具有一定的纤维蛋白特异性。瑞替普酶血浆清除半衰期为 14～16min，比阿替普酶略长，用于急性心肌梗死症状发生后 12 小时以内的溶栓治疗。替奈普酶比阿替普酶具有更好的纤维蛋白特异性，TNK–tPA 注射 30～50mg 后的第一个 6 小时内，全身纤维蛋白原和纤溶酶原水平仅下降 5%～15%，而阿替普酶则引起 40%～50% 的下降（链激酶和尿激酶下降更明显）。**替奈普酶用于发病 6 小时以内的急性心肌梗死患者的溶栓治疗，溶栓治疗时，单次给药 16mg 即可**。

重组人尿激酶原（rhPro–UK）是在我国上市的药品，也是一和纤溶酶原激活剂。静脉给予重组人尿激酶原，在循环系统中表现相对非活性状态，对血浆内源性纤溶酶原影响很小，只有在血栓表面，重组人尿激酶原被激肽酶或纤溶酶激活，使血栓纤维蛋白部分溶解；血浆消除半衰期最长，消除过程为非线性动力学。

三、代表药品

阿替普酶

【适应证】①急性心肌梗死；②血流不稳定的急性大面积肺栓塞；③急性缺血性脑卒中。

【用法用量】

因血浆清除半衰期短，小于 5min，常需静脉持续滴注给药。

（1）心肌梗死：对于症状发生 6h 以内的患者，采取 90min 加速给药法。

（2）肺栓塞：剂量 100mg，持续 2h 静脉滴注方案。

（3）急性缺血性脑卒中：应在症状发作后的 3h 内开始；推荐剂量为 0.9mg/kg（最大剂量 90mg），总剂量的 10% 先从静脉注射，剩余剂量在随后 60min 持续静脉滴注。

【临床应用注意】

（1）有高危出血倾向者禁用；阿替普酶不能用于 18 岁以下及 80 岁以上的急性脑卒中患者；**出血性脑卒中或不明原因的脑卒中病史、过去 6 个月中有缺血性脑卒中或短暂性脑缺血发作病史禁用**。

（2）十分常见的不良反应是出血。

第二节 抗出血药

💡**要点提示**

①药物按作用机制分类与作用特点。②主要适应证与典型不良反应。

止血是指血管损伤部位形成血凝块的过程。当血管壁被破坏时，必须迅速发生精细调控的局部止血反应。止血涉及多个过程，包括血小板活化、凝血因子激活生成纤维蛋白、促凝血因子受抑制防止血凝块过度形成，以及内皮表面修复时纤维蛋白溶解以分解纤维蛋白凝块。上述任何一个环节有问题，可能是凝血酶生成减少，也可能是血凝块溶解增加，都可能导致异常出血。

一、分类及常用药品

抗出血药 {
维生素 K 类药——维生素 K_1、维生素 K_4（甲萘氢醌）、甲萘醌
凝血因子——人凝血酶原复合物、人纤维蛋白原、人凝血因子Ⅶ、重组人凝血因子Ⅷ、重组人凝血因子Ⅸ
蛇毒血凝酶
抗纤维蛋白溶解药——氨基己酸、氨基环酸为氨基酸类抗纤溶酶药
促血小板生成药——重组人血小板生成素、艾曲泊帕乙醇胺
毛细血管止血药——卡络磺钠、酚磺乙胺
血管硬化药——聚桂醇
}

二、药理作用与作用机制

1. **维生素 K 类** 维生素 K 是肝脏合成四种凝血因子（Ⅱ、Ⅶ、Ⅸ、Ⅹ）必不可少的辅因子，补充维生素 K 可促凝血因子合成，还能逆转华法林等双香豆素类抗凝药的出血，维生素 K 类药物包括维生素 K_1、维生素 K_4（甲萘氢醌）、亚硫酸氢钠甲萘醌，其中维生素 K_4（甲萘氢醌）只有口服剂型。

2. **凝血因子补充剂** 为凝血因子过度消耗者，或功能缺陷者提供正常功能的凝血因子，纠正出血。

主要包括：人凝血因子Ⅸ、人凝血因子Ⅱ、人凝血因子Ⅶ和人凝血因子Ⅹ。

甲型血友病替代治疗可增加血浆因子Ⅷ水平；乙型血友病可补充重组人凝血因子Ⅸ水平。常见不良反应是过敏反应。

3. **蛇毒血凝酶** 可促进纤维蛋白原转化为纤维蛋白，而发挥止血作用。蛇毒血凝酶类药物很多，蛇毒来源也不尽相同，有巴西矛头蝮蛇蛇毒、尖吻蝮蛇蛇毒和长白山白眉蝮蛇蛇毒。

4. **抗纤维蛋白溶解药** 氨基己酸和氨甲环酸的化学结构与赖氨酸相似，能竞争性抑制纤溶酶原与纤维蛋白之间的吸附，保护纤维蛋白不被降解。

5. **促血小板生成药** ①重组人血小板生成素（rhTPO）与内源性血小板生成素具有相似的升高血小板的药理作用；②艾曲泊帕乙醇胺：是一种口服的、小分子血小板生成素（TPO）受体激动剂。

6. 毛细血管止血药 卡络磺钠能增强毛细血管对损伤的抵抗力，降低毛细血管的通透性，增强受损毛细血管端的回缩作用，从而缩短止血时间。酚磺乙胺通过降低毛细血管壁的通透性，使毛细血管收缩，促进血小板释放凝血活性物质，缩短凝血时间而止血。

7. 血管硬化剂 聚桂醇是一种硬化剂，在曲张静脉旁注射后能使曲张静脉周围纤维化，压迫曲张静脉，达到止血目的；静脉内注射聚桂醇后，可损伤血管内皮、促进血栓形成、阻塞血管，从而起到止血作用。

三、临床用药评价

人体对维生素 K 的需求量不高，在身体健康的儿童或成人中，维生素 K 缺乏较为罕见。其主要原因是叶绿醌在植物中分布广泛，甲基萘醌可由肠道菌群产生，且维生素 K 在细胞内容易被再利用。口服维生素 K_1 由胃肠道经淋巴管吸收，用药后吸收良好。维生素 K 缺乏在新生儿中较常见，缘于胎盘转运维生素 K 量少，新生儿初生时体内储存量低及体内肠道的无菌状态阻碍了利用维生素 K，母乳中维生素 K 含量低，临床会在婴儿出生时常规给予维生素 K_1 预防治疗。成人最常见的维生素 K 缺乏性出血多发生于摄入含维生素 K 低的膳食并长期使用抗生素的患者。

人凝血因子Ⅷ，来源于健康人血浆。凝血因子Ⅷ作为一种辅助因子，在 Ca^{2+} 和磷脂存在下，最终使凝血酶原激活为凝血酶，从而使凝血过程正常进行。输用 1U/kg 的人凝血因子Ⅷ，可使循环血液中的因子Ⅷ水平增加 2% ~ 2.5%。生物半衰期为 8 ~ 12h。

卡络磺钠适用于因毛细血管损伤所致的出血，也用于血小板减少性紫癜，但止血效果不十分理想。由于卡络磺钠不影响凝血过程，对大出血和动脉出血基本无效。

四、代表药品

1. 维生素 K_1

【适应证】用于维生素 K 缺乏引起的出血，如梗阻性黄疸、胆瘘、慢性腹泻等所致出血，香豆素类、水杨酸钠等所致的低凝血酶原血症，新生儿出血，以及长期应用广谱抗生素所致的体内维生素 K 缺乏。

【用法用量】

（1）注射：①低凝血酶原血症，肌内或深部皮下注射，一次 10mg，一日 1 ~ 2 次，24h 内总量不超过 40mg。②预防新生儿出血，可于分娩前 12 ~ 24h 给母亲肌内注射或缓慢静脉注射 2 ~ 5mg。

（2）口服：一次 10mg，一日 3 次。

【临床应用注意】

（1）本品可通过胎盘屏障，故对临产妊娠期妇女应尽量避免使用。

（2）不良反应：偶见过敏反应。维生素 K_1 注射液可能引起严重药品不良反应，如过敏性休克，甚至死亡；新生儿用本品后可能出现高胆红素血症、黄疸和溶血性贫血。

2. 人凝血因子Ⅷ

【适应证】本品对缺乏人凝血因子Ⅷ所致的凝血功能障碍具有纠正作用。

3. 重组人凝血因子Ⅷ

【药理作用与作用机制】活化的因子Ⅷ作为活化的因子Ⅸ的辅助因子，加速因子Ⅹ

转化为活化的因子 X。甲型血友病是一种性染色体连锁遗传性凝血障碍，替代治疗可增加血浆因子Ⅷ水平，从而暂时纠正因子Ⅷ缺乏并纠正出血倾向。1 个 IU 重组人凝血因子Ⅷ的活性等效于 1ml 正常人血浆中的凝血因子Ⅷ。

4. 重组人凝血因子IX

【适应证】①控制和预防成人及儿童乙型血友病（先天性凝血因子IX缺乏症或 Christmas 病）患者出血；②成人及儿童乙型血友患者的围手术期处理。

【临床应用注意】常见不良反应是全身性超敏反应，包括支气管痉挛性反应，和（或）低血压。

5. 蛇毒血凝酶

【药理作用与作用机制】是从蛇毒中提取分离得到的血凝酶，其中含有类凝血酶。类凝血激酶在血小板因子Ⅲ存在下，可促使凝血酶原变成凝血酶，也可活化因子Ⅴ，并影响因子Ⅹ。

6. 氨基己酸

【药理作用与作用机制】口服吸收迅速完全，2h 内可达血药峰的浓度，生物利用度为 80%。

【适应证】用于预防及治疗血纤维蛋白溶解亢进引起的各种出血。

7. 氨甲环酸

【药理作用与作用机制】氨甲环酸口服后吸收较慢且不完全，吸收率为 30%~50%。

【临床应用注意】不良反应较氨基己酸为少。偶见药物过量所致颅内血栓形成和出血。

8. 重组人血小板生成素

【适应证】本品仅用于血小板减少及临床状态具有增加出血风险的患者。①适用于治疗实体瘤化疗后所致的血小板减少症；②用于特发性血小板减少性紫癜（ITP）的辅助治疗。

9. 艾曲泊帕乙醇胺

【适应证】口服适用于既往对糖皮质激素、免疫球蛋白等治疗不佳的成人（≥18周岁）慢性免疫性（特发性）血小板减少症（ITP）患者，使血小板计数升高并减少或防止出血。

严重的不良反应为肝毒性和血栓。

第三节 抗贫血药

要点提示

①药物分类及作用特点。②主要适应证及注意事项。

在单位容积的血液中，红细胞计数、血红蛋白量或红细胞比容低于正常值者称为贫血。贫血有多种原因：①缺铁性贫血是由于体内铁元素缺乏，使血红蛋白合成减少，引起的小细胞低色素性贫血，但红细胞数量正常；②巨幼细胞贫血是体内缺乏叶酸和维生素 B_{12} 等造血因子；③肾性贫血是指由各类肾脏疾病造成促红细胞生成素（EPO）

的相对或者绝对不足导致的贫血；④再生障碍性贫血（简称再障），是一组由多种病因所致的骨髓造血功能衰竭性综合征。

一、分类及常用药品

1. **铁剂** 口服铁剂有无机铁和有机铁两类，硫酸亚铁是无机铁剂，有机铁剂包括右旋糖酐铁、葡萄糖酸亚铁、富马酸亚铁、蛋白琥珀酸铁和多糖铁复合物等。（静脉）注射铁剂有蔗糖铁、右旋糖酐铁、山梨醇铁。

2. **叶酸、维生素 B_{12}** 针对巨幼细胞贫血，补充所需。

3. **红细胞生成刺激剂** 重组人促红素。

4. **免疫抑制剂** 属于再障的治疗方案之一，环孢素是常用药。

5. **血液制品** 输注所需的血液成分，补充和替代极度减少和受损的血细胞，血液制品不属于药品范畴。

二、药理作用与作用机制

口服铁剂常用二价铁（亚铁）盐，**铁以亚铁离子形式，在十二指肠及空肠近端被吸收，以三价铁的形式起作用。**体内铁含量正常者，铁剂口服后 $5\% \sim 10\%$ 自肠黏膜吸收。随着体内铁贮存量的缺乏，其吸收率可呈比例增加。

叶酸是一种水溶性维生素，因绿叶中含量十分丰富而得名。**进入人体的叶酸在二氢叶酸还原酶作用下转变为二氢叶酸，进而转化为四氢叶酸。**巨幼细胞贫血是由于缺乏叶酸或维生素 B_{12} 引起的脱氧核糖核酸合成障碍而导致的一种贫血。

维生素 B_{12} 又称为钴胺素，与叶酸作用机制相似，维生素 B_{12} 缺乏时可致巨幼细胞贫血，也引起神经系统病变。适用于巨幼细胞贫血、神经炎、口炎性腹泻等一系列疾病。

红细胞生成素是由肾脏分泌的一种活性糖蛋白，作用于骨髓中红系造血祖细胞，能促进其增殖、分化。重组人促红素（CHO 细胞）亦可刺激早期红细胞系祖细胞（BFU－E）的集落形成（体外）。另外，对肾性贫血患者也有促进 CFU－E、BFU－E 集落形成的作用。

三、临床用药评价

（一）作用特点

1. **铁剂**

（1）**口服铁剂胃肠道吸收有自限现象，即铁的吸收与体内储存量有关，正常人的吸收率为 10%，贫血者为 30%。**

（2）注射型铁剂适用于以下情况：铁剂服后胃肠道反应严重而不能耐受者；口服铁剂而不能奏效者。

2. **叶酸** 叶酸可用于各种原因引起的叶酸缺乏及由叶酸缺乏所致的巨幼细胞贫血；小剂量用于妊娠期妇女预防胎儿神经管畸形。叶酸服用后可迅速纠正巨幼细胞贫血的异常现象，改善贫血，但不能阻止因维生素 B_{12} 缺乏所致的神经损害，反使神经损害向不可逆方向发展。宜同时并服维生素 B_{12}，以改善神经症状。

3. **维生素 B_{12}** 维生素 B_{12} 是唯一的一种需要内源因子辅助吸收的维生素，缺乏这种内源因子，即使膳食中来源充足也会患恶性贫血。

在服用叶酸、维生素 B_{12} 治疗巨幼细胞贫血后，尤其是严重病例在血红蛋白恢复正常时，可出现血钾降低，在此期间应注意补钾。

4. 重组人促红素　皮下注射给药吸收缓慢，2h 后可见血清红细胞生成素浓度升高。

（1）治疗时机：①血红蛋白 <100g/L 的非透析成人 CKD 患者；②由于成人透析患者血红蛋白下降速度比非透析患者快，建议血红蛋白 <100g/L 时即开始 ESAs 治疗；③血红蛋白 >100g/L 的部分肾性贫血患者可以个体化使用 ESAs 治疗以改善部分患者的生活质量。

（2）治疗目标：血红蛋白 ≥110g/L，当血红蛋白 >130g/L 以上时，不推荐继续使用。

（二）药物相互作用

酸性条件可以促进铁剂的吸收，因此铁剂可以和富含维生素 C 的饮品及果汁一起服用，而抗酸药不能与铁剂同时服用。服用铁剂时，还应避免与牛奶、茶、咖啡同用。

（三）典型不良反应和禁忌

口服铁剂常有胃肠道反应，如胃肠不适、腹痛、腹泻或便秘等副作用，无机铁剂较有机铁剂明显；饭前空腹服用有利于铁的吸收若空腹不能耐受，可改为饭后服用。在服用叶酸、维生素 B_{12} 治疗巨幼细胞贫血后可出现血钾降低，所以在此期间应注意补充钾盐。

四、代表药品

1. 硫酸亚铁

【适应证】各种原因（如慢性失血、营养不良、妊娠、儿童发育期等）引起的缺铁性贫血。

【用法用量】口服。均于餐后服用。

【临床应用注意】维生素 C 与本品同服，有利于吸收。本品与磷酸盐类、四环素类及鞣酸等同服，可妨碍铁的吸收。本品可减少左旋多巴、卡比多巴、甲基多巴及氟喹诺酮类药物的吸收。

2. 右旋糖酐铁注射液

【适应证】用于不能口服铁剂或口服铁剂治疗不满意的缺铁患者。

【用法用量】主要不良反应为过敏反应，可在给药后的几分钟内发生。建议在给予患者初次剂量前先给予 0.5ml 右旋糖酐铁注射液（相当于 25mg 铁），如 60min 后无不良反应发生，再给予剩余的剂量。

3. 叶酸

【适应证】

（1）口服 0.4mg 规格：①预防胎儿先天性神经管畸形；②妊娠期、哺乳期妇女预防用药。

（2）口服 5mg 规格：①各种原因引起的叶酸缺乏及叶酸缺乏所致的巨幼细胞贫血；②妊娠期、哺乳期妇女预防给药；③慢性溶血性贫血所致的叶酸缺乏。

（3）注射剂：用于各种原因引起的叶酸缺乏及叶酸缺乏所致的巨幼细胞贫血。

【用法用量】口服：用于预防胎儿先天性神经管畸形，育龄妇女从计划妊娠起至妊娠后 3 个月末，一次 0.4mg，一日 1 次。用于巨幼细胞贫血，成人，一次 5～10mg，一日 15～30mg，直至血常规恢复正常。儿童，一次 5mg，一日 3 次（或一日 5～15mg，分 3 次服用）。

【临床应用注意】

（1）禁忌：维生素 B_{12} 缺乏引起的巨幼细胞贫血不能单用叶酸治疗。

（2）营养性巨幼细胞贫血常合并缺铁，应同时补充铁，并补充蛋白质及其他 B 族维生素。

4. 维生素 B_{12}

【适应证】因内源因子缺乏所致的巨幼细胞贫血，也可用于亚急性联合变性神经系统病变，如神经炎的辅助治疗。

5. 重组人促红素（CHO 细胞）

【适应证】①肾功能不全所致贫血，包括透析及非透析患者；②外科围手术期的红细胞动员。

【临床应用注意】

（1）未控制的重度高血压患者禁用。

（2）极少数患者用药后可能出现皮疹或荨麻疹等过敏反应，包括过敏性休克。因此，初次使用本品或重新使用本品时，建议先使用少量，确定无异常反应后，再注射全量。常见不良反应是血压升高，另外，也有可能出现高血压性脑病。

（3）注意避免过度的红细胞生成，如发现过度的红细胞生长，或血红蛋白浓度高于 10g/dl，应采取暂停用药等适当处理。

（4）治疗期间因出现有效造血，铁需求量增加。叶酸或维生素 B_{12} 不足会降低本品疗效。严重铝过多也会影响疗效。

第四节　升白细胞药

要点提示

①药物分类及作用特点。②主要适应证及注意事项。

外周血中性粒细胞绝对值在成人低于 $1.5 \times 10^9/L$，称为中性粒细胞减少症。当中性粒细胞低于 $0.5 \times 10^9/L$，称为粒细胞缺乏。

大多数成人中性粒细胞减少病例为获得性，由粒细胞产生减少或者破坏增多导致，如原发性免疫机制、化疗和感染，还有一部分是非化疗药物诱导的。相应治疗包括：查找原发病因、停用致病药物（或推迟既定化疗计划）、治疗相关感染等。

升白细胞药可分为刺激因子类（粒细胞刺激因子、粒细胞 - 巨噬细胞刺激因子），蛋白同化激素和一般升白药，如肌苷、利可君、维生素 B_4、小檗胺、鲨肝醇、脱氧核苷酸钠等。

一、药理作用与作用机制

1. **重组人粒细胞刺激因子（rhG - CSF）**　粒细胞刺激因子是调节骨髓中粒系造血的主要细胞因子之一，选择性作用于粒系造血祖细胞，促进其增殖、分化，并可增加粒系终末分化细胞的功能。

2. 重组人粒细胞巨噬细胞刺激因子（rhGM－CSF）　其重要作用是刺激粒细胞、单核巨噬细胞成熟，促进成熟细胞向外周血释放，并能促进巨噬细胞及嗜酸性粒细胞的多种功能。

3. 蛋白同化激素　俗称合成类固醇，是一类拟雄激素的人工合成的甾体激素，临床上应用的主要有甲睾酮、丙酸睾酮、十一酸睾酮、苯丙酸诺龙、司坦唑醇、群勃龙、脱氢异雄酮等。

具有与雄激素相似的生理作用，**但其雄性化作用甚弱，而蛋白同化作用却很强**，临床上有多种用途，其中一种用途是作为升白细胞药使用，能刺激骨髓造血功能，使红细胞和血红蛋白量升高。可用于治疗再生障碍性贫血、白血病。

4. 利可君　是一种噻唑羧酸类升白细胞药，为半胱氨酸的衍生物，具有促进骨髓内粒细胞生长和成熟的作用，可促进白细胞增生。**利可君可用于预防和治疗肿瘤放、化疗引起的白细胞减少症。**

5. 小檗胺　是从小檗科植物中提取的双苄基异喹啉类生物碱，其作用广泛，具有促进白细胞增生、抗炎、降低血压、抗肿瘤、抗心肌缺氧缺血、抗心律失常等作用。该药为天然提取物，不良反应小、长期毒性低，且价格便宜、服用方便，可用于防治放、化疗患者白细胞减少。

6. 维生素 B_4　又称腺嘌呤，是生物体内辅酶与核酸的组成和活性成分，其参与机体的代谢功能，具有刺激骨髓白细胞增生的作用，可用于防治各种原因引起的白细胞减少症、急性粒细胞减少症，尤其是防治肿瘤放、化疗引起的白细胞减少症。单用维生素 B_4 治疗肿瘤放、化疗引起的白细胞减少症时疗程较长，临床上一般与其他升白细胞药物联合应用。

7. 鲨肝醇　在动物骨髓造血组织中含量较多，可能是体内造血因子之一。一般用于防治因放、化疗及苯中毒等引起的白细胞减少症。

8. 脱氧核苷酸钠　为复方制剂，用于急、慢性肝炎，白细胞减少症，血小板减少症及再生障碍性贫血等的辅助治疗。

二、临床用药评价

放、化疗对骨髓造血功能都有不同程度的抑制作用，表现为白细胞计数减少，抗感染能力降低，容易继发感染，出现感染后治疗时比较棘手，患者常死于不受控制的感染。

用药原则。①预防性应用：在白细胞计数未明显下降时应用，以避免由于化疗或放疗引起严重骨髓抑制。一般从化疗或放疗后48h开始，连续用药5~7日；②治疗性用药：治疗性用药是指白细胞已降低后用 G－CSF 迅速提高血常规；③在高剂量化疗/放疗后配合自体骨髓或造血干细胞移植：选用高剂量的 GM－CSF 为好；④刺激因子类药物刺激骨髓造血效果良好，但这些造血细胞因子价格较贵，有反跳现象，应用受到限制；⑤注意促进白细胞增生药的相互作用，如维生素 B_4 与化疗药合用有可能促进肿瘤的发展。

三、代表药品

1. 重组人粒细胞刺激因子

【适应证】①促进骨髓移植后中性粒细胞计数增加；②癌症化疗引起的中性粒细胞

减少症；③骨髓异常增生综合征伴发的中性粒细胞减少症；④再生障碍性贫血伴发的中性粒细胞减少症；⑤先天性、特发性中性粒细胞减少症。

2. 重组人粒细胞巨噬细胞刺激因子

【适应证】①预防和治疗肿瘤放疗或化疗后引起的白细胞减少症；②治疗骨髓造血功能障碍及骨髓增生异常综合征；③预防白细胞减少时可能有潜在的感染并发症；④使中性粒细胞因感染引起数量减少的回升速度加快。

第七章 利尿药和泌尿系统疾病用药

第一节 利尿药

利尿药是作用于肾脏,能增加电解质特别是 Na^+ 和水的排出,使尿量增加的药物。利尿药常按利尿作用、部位分为5类。

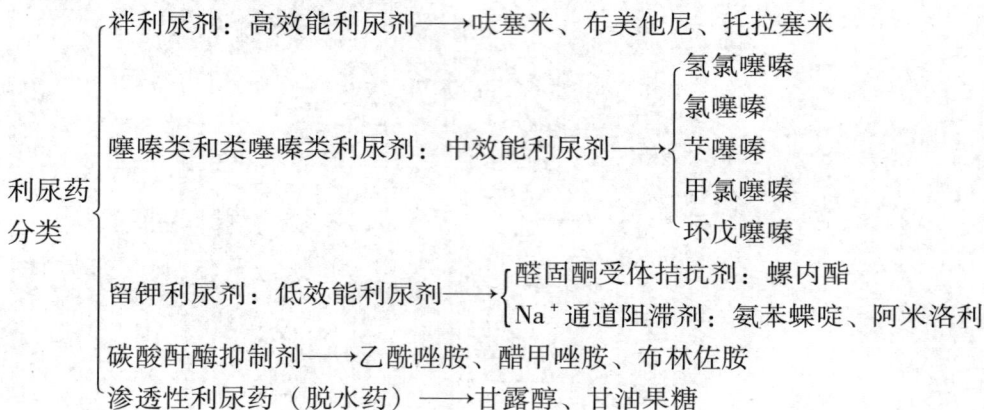

利尿药分类
{
袢利尿剂:高效能利尿剂——呋塞米、布美他尼、托拉塞米

噻嗪类和类噻嗪类利尿剂:中效能利尿剂——{氢氯噻嗪 / 氯噻嗪 / 苄噻嗪 / 甲氯噻嗪 / 环戊噻嗪}

留钾利尿剂:低效能利尿剂——{醛固酮受体拮抗剂:螺内酯 / Na^+ 通道阻滞剂:氨苯蝶啶、阿米洛利}

碳酸酐酶抑制剂——乙酰唑胺、醋甲唑胺、布林佐胺

渗透性利尿药(脱水药)——甘露醇、甘油果糖
}

第一亚类 袢利尿药

高效利尿,作用于髓袢升支粗段,抑制分布在髓袢升支管腔膜上的 $Na^+ - K^+ - 2Cl^-$ 同向转运子而发挥利尿作用。

一、药理作用与作用机制

1. **增加 Na^+ 和 Cl^- 的排泄而产生利尿作用** 髓袢升支粗段对 NaCl 的重吸收依赖于管腔膜上的 $Na^+ - K^+ - 2Cl^-$ 同向转运子,袢利尿药特异性地与 Cl^- 结合位点结合而**抑制分布在髓袢升支管腔膜上的 $Na^+ - K^+ - 2Cl^-$ 同向转运子而发挥利尿作用**。袢利尿药抑制 Na^+ 和 Cl^- 的重吸收,一方面降低了肾的稀释功能,另一方面由于髓质的高渗无法维持而降低了肾脏的浓缩功能,排出大量接近于等渗的尿液,产生强大的利尿作用。

2. **改变其他离子的排泄** 袢利尿药还可以影响其他离子的排泄,包括:①K^+ 的排泄增加;②Ca^{2+}、Mg^{2+} 的排泄增加。大剂量的呋塞米也可以**抑制近曲小管的碳酸酐酶活性,使 HCO_3^- 排出增加**。

3. **减少外周血管阻力** 对心力衰竭的患者,在其利尿作用发生前就能产生有效的血管扩张作用。

二、临床用药评价

（一）作用特点

1. 呋塞米、布美他尼、托拉塞米和依他尼酸四个药物即可以口服也可以肠道外给药。口服被迅速吸收，经肾脏排泄。具有较高的血浆蛋白结合率。

2. **呋塞米、布美他尼和托拉塞米的结构中都含有磺酰胺（脲）基团；依他尼酸则是一个非磺酰胺衍生物的袢利尿剂，主要用作对含磺酰胺基团、磺胺类药物过敏或不耐受患者的替代药物。**

3. **袢利尿药临床应用**

（1）**水肿性疾病**：包括**心脏性水肿、肾性水肿**，尤其是肾性或其他顽固性水肿应用其他利尿药治疗效果不佳时，应用袢利尿药仍然有效。

（2）肺水肿：（心肌梗死并发急性左心衰）静脉注射呋塞米后，能迅速扩张容量血管，使回心血量减少，在利尿作用发生之前即可缓解急性肺水肿，是**急性肺水肿的迅速有效治疗药**。

（3）脑水肿：**脱水药是治疗继发性脑水肿的首选**；同时使用呋塞米静脉联合治疗使脑组织脱水，降低颅内压的效果会更好。

4. 急、慢性肾衰竭，袢利尿剂可增加尿量，减少肾小管萎缩和坏死的发生概率。

5. **不作为原发性高血压的首选药**，高血压危象时，可使用袢利尿剂。

6. 用于某些化合物过量的救治。

7. 用于高钙血症和高钾血症的治疗。

（二）**药物相互作用**

1. 与氨基糖苷类、卡（顺）铂、紫杉醇等合用，可加重耳毒性。

2. 与抗凝药合用，增加抗凝作用，出血风险加大。

3. 与强心苷类合用，加大强心苷类诱发心律失常的风险。

4. 与锂盐合用，可减少锂在肾脏的排泄，易发生锂中毒。

5. 可与磺酰脲类降糖药合用，影响其降血糖作用。

6. 与非甾体抗炎药、丙磺舒合用，利尿作用被减弱，肾毒性增加。

7. 与噻嗪类利尿剂合用，两药具有协同作用，产生更强、更持久的利尿作用。

8. 与两性霉素 B 合用，更容易发生电解质紊乱、增加肾毒性。

（三）**典型不良反应和禁忌**

1. **不良反应**

（1）水、电解质紊乱：表现为低血容量（低血压）、低血钾、低血钠、低氯性代谢性碱血症，长期应用还可引起低镁血症。

（2）低钾血症：低血钾可增强强心苷对心脏的毒性，对肝硬化患者可能诱发肝性昏迷。故应注意及时补充钾盐或加服保钾利尿药。

（3）耳毒性：表现为耳鸣、听力减退或暂时性耳聋，呈剂量依赖性。**多发生于频繁、快速静脉滴注给药**；口服方式给药较少发生，用药应从小剂量开始。**依他尼酸更容易发生耳毒性，布美他尼的耳毒性最小（为呋塞米的1/6）。为避免发生耳毒性，呋塞米的输注速率不宜超过 4mg/min。**

（4）长期用药时多数患者可出现高尿酸血症。

（5）其他：可引起高血糖。

2. 禁忌

（1）严重低钠血症和低钾血症。

（2）肾衰竭无尿患者。

（3）对磺胺药过敏者

三、代表药品

1. 呋塞米

【适应证】主要用于：①充血性心力衰竭，肝硬化，肾脏疾病（肾炎、肾病及各种原因所致的急、慢性肾衰竭），与其他药物合用**治疗急性肺水肿和急性脑水肿等**；②**高血压危象**；③**高钾血症及高钙血症**；④**预防急性肾衰竭**；⑤抗利尿激素分泌过多综合征（SIADH）；⑥**急性药物、毒物中毒**，如巴比妥类药物中毒等。

【用法用量】

（1）口服：①成人，用于水肿性疾病，起始 20～40mg，一日 1 次，必要时 6～8h 后追加 20～40mg，直至出现满意利尿效果。最大剂量虽可达一日 600mg，但一般应控制在 100mg 以内。②儿童，治疗水肿性疾病，起始 2mg/kg，必要时 4～6h 追加 1～2mg/kg。一日最高不超过 40mg。

（2）静脉注射：①成人，用于水肿性疾病，紧急情况或不能口服者，可静脉注射，开始 20～40mg，必要时每 2h 追加剂量，直至出现满意疗效。②儿童，起始量 1mg/kg，必要时每 2 小时追加 1mg/kg。一日最大量可达 6mg/kg。

2. 托拉塞米

【适应证】充血性心力衰竭引起的水肿，肝硬化腹水，肾脏疾病所致水肿，原发性高血压。

3. 布美他尼

【适应证】①水肿性疾病，与其他药物合用治疗急性肺水肿和急性脑水肿等；②预防急性肾衰竭；③高血压危象；④高钾血症、高钙血症；⑤抗利尿激素分泌过多症；⑥急性药物及毒物中毒；⑦对某些呋塞米无效的病例仍可能有效。

第二亚类　噻嗪类与类噻嗪类利尿药

噻嗪类利尿药作用于远曲小管近端，临床广泛应用的一类口服利尿药和抗高血压药。噻嗪类利尿药是由杂环苯并噻二嗪与一个磺酰胺基团组成；氢氯噻嗪是临床最常使用的利尿药。吲达帕胺、美托拉宗等，它们虽无噻嗪环但有磺胺结构，利尿作用机制与噻嗪类相似，故称为类噻嗪类利尿药。

1. 利尿作用　噻嗪类利尿药增强 NaCl 和水的排出，产生温和持久的利尿作用。其作用机制是抑制远曲小管近端腔壁上 Na^+-Cl^- 共转运子的功能，由此减少了肾小管上皮细胞对 Na^+ 和 Cl^- 的再吸收，促进肾小管液中 Na^+、Cl^- 和水的排出；对碳酸酐酶有一定抑制作用，略增加 HCO_3^- 的排泄。

与袢利尿药一样，噻嗪类利尿药的作用依赖于前列腺素的产生，而且也能被**非甾体抗炎药抑制**。为排钾利尿药。

2. 治疗水肿 可用于各种原因引起的水肿。**对轻、中度心源性水肿疗效较好，是慢性心力衰竭主要治疗药物之一。**

3. 抗利尿作用 由于此类药物具有抑制磷酸二酯酶活性的作用，减少了环磷腺苷酸（cAMP）分解，**减轻尿崩症的口渴而饮水减少，尿量减少而具抗利尿作用，可用于治疗肾性尿崩症及加压素无效的垂体性尿崩症。**

4. 降血压作用 噻嗪类利尿药是常用的抗高血压药，用药早期通过利尿、减少血容量而降压，长期用药则通过扩张外周血管而产生降压作用。本类药物是**治疗高血压的基础药物之一，小剂量噻嗪类利尿药即可提供接近全效的降压作用，**与其他降压药合用，增加疗效，减少不良反应。吲达帕胺具有扩张外周血管作用，降压效果显著，与氢氯噻嗪一样也是治疗高血压的常用药物。

5. 纠正高尿钙 本类药物还可促进远曲小管 Ca^{2+} 重吸收过程，而减少尿 Ca^{2+} 含量，这可能是由于 Na^+ 重吸收减少，促进基侧质膜的 $Na^+ - Ca^{2+}$ 交换所致。所以本类药物**可用于高尿钙伴有肾结石者。**

一、临床用药评价

（一）作用特点

噻嗪类和类噻嗪类利尿药具有以下药动学特点。

1. 在胃肠道的吸收，**所有的噻嗪类和类噻嗪类利尿药没有注射剂型，口服给药吸收迅速而完全。**

2. 通常口服后 1h 内起效，而作用时间较长。

3. 药物很少经肝脏代谢，多以原型药物从肾排泄。

4. 类噻嗪类利尿药的起效时间与氢氯噻嗪相似，作用持续时间则更长（≥24h）；**吲达帕胺利尿强度则是氢氯噻嗪的 10 倍，**吲达帕胺对碳酸酐酶的抑制作用也强于氢氯噻嗪。

5. 噻嗪类和类噻嗪类利尿药，通常白天给药，一日 1 次，可有效避免夜间起夜而影响睡眠。

（二）药物相互作用

噻嗪类利尿药与其他抗高血压药合用可以增加降压作用。

1. 噻嗪类利尿药引起的血钾水平降低可增加致命性室性心律失常发生的风险。

2. 与抗凝药、磺酰脲类降糖药物、胰岛素合用，可减弱这些药物的作用。

（三）典型不良反应和禁忌

1. 不良反应

（1）水、电解质紊乱是噻嗪类利尿药引起的严重不良反应，表现为：①低钾血症，严重失钾引起严重室性心律失常；②低氯性碱中毒；③低钠血症；④升高血氨；⑤高钙血症；⑥高尿酸血症。

（2）升高血糖：与抑制胰岛素释放有关。

（3）升高血脂。

2. 禁忌 对本类药或含有磺酰胺基团药过敏者、痛风患者、低钾血症者、无尿或肾衰竭者禁用。

二、代表药品

1. 氢氯噻嗪

【适应证】①水肿性疾病；②高血压；③中枢性或肾性尿崩症；④特发性高尿钙症。糖尿病患者应慎用。

2. 吲达帕胺

【适应证】原发性高血压。

【用法用量】口服：成人常用量，一次 2.5mg，一日 1 次。

【临床应用注意】

（1）为减少电解质平衡失调出现的可能，宜用较小的有效剂量，并应定期监测血钾、钠、钙及尿酸等，注意维持水与电解质平衡，尤其是对老年人等高危人群，注意及时补钾。

（2）用于利尿时，最好每日早晨给药一次，以免夜间起床排尿。

第三亚类　留钾利尿药

留钾利尿药分为两类：醛固酮受体拮抗剂（如螺内酯、依普利酮）与肾小管上皮细胞 Na^+ 通道阻滞剂（如氨苯蝶啶、阿米洛利），它们作用部位均位于远曲小管远端和集合管。

一、药理作用与作用机制

1. **醛固酮受体拮抗剂**　螺内酯是醛固酮的竞争性拮抗药。螺内酯及其代谢产物坎利酮（canrenone）的结构与醛固酮相似，阻止醛固酮－受体复合物的核转位，而产生拮抗醛固酮的作用，阻断 Na^+－K^+ 和 Na^+－H^+ 交换；表现为 Na^+、Cl^- 和水排泄增多，K^+、Mg^{2+} 和 H^+ 的排泄减少。

2. **肾小管上皮细胞 Na^+ 通道阻滞剂**　主要作用于远曲小管末端与集合管，直接阻断管腔膜上的 Na^+ 通道，减少 Na^+ 重吸收，抑制了 Na^+－K^+ 的交换，从而产生排 Na^+、利尿、保 K^+ 的作用。与体内醛固酮水平无关。

二、临床应用与评价

（一）作用特点

该类药物利尿作用弱。①螺内酯、依普利酮与氨苯蝶啶、阿米洛利治疗高血压或心力衰竭时常与袢利尿药或噻嗪类利尿药合用，既增加利尿的作用，同时也能有效保持正常的血钾水平，提高轻、中、重度心力衰竭患者生活质量和生存率。②螺内酯可有效治疗各种水肿，对醛固酮升高相关的顽固性水肿、肝硬化和肾病综合征水肿更为有效。③螺内酯口服起效慢，发挥最大疗效需要 2~3 日，代谢产物（坎利酮）具有活性，有较长的作用维持时间；螺内酯为留钾利尿药中最先上市的药物，具有更多的适应证、临床应用经验和循证医学的证据。④依普利酮与螺内酯具有相似的化学结构，性激素的影响小于螺内酯，不良反应更少，耐受性更好。⑤阿米洛利为留钾利尿药作用最强的药物，作用强度是氨苯蝶啶的 10 倍。

（二）药物相互作用

与含钾药物、ACEI、ARB 及肾素抑制剂合用增加高钾血症发生的风险。

（三）典型不良反应和禁忌

1. 不良反应

（1）常见不良反应：①**高钾血症**；②胃肠道反应。

（2）少见不良反应：①**低钠血症**；②中枢神经系统反应，如头痛、困倦与精神紊乱；③螺内酯与雄激素受体亲和力高，抑制作用强，可致**男性乳房女性化**；④肾结石：氨苯蝶啶的溶解性很差，容易发生肾结石。

（3）严重不良反应：①高氯性酸中毒；②**急性肾衰竭**。

2. 禁忌　高钾血症、严重肝肾功能不全者禁用。

（四）注意事项

留钾利尿药属于弱利尿药，利尿排钠作用差，在临床上一般不单独使用，它们多与排钾利尿药（祥利尿药、噻嗪类利尿药）合用，以保持正常的血钾水平，防止发生低钾血症。

三、代表药品

1. 螺内酯

【适应证】①**水肿性疾病**，与其他利尿药合用治疗充血性水肿、肝硬化腹水、肾性水肿等水肿性疾病，也用于特发性水肿的治疗；②作为**治疗高血压的辅助药物**；③原发性**醛固酮增多症的诊断和治疗**；④与噻嗪类利尿药合用，增强利尿作用和预防低钾血症。

2. 氨苯蝶啶

【适应证】用于慢性心力衰竭、肝硬化腹水、肾病综合征、糖皮质激素治疗过程中发生的水钠潴留，特发性水肿，亦用于对氢氯噻嗪或螺内酯无效者。

第四亚类　渗透性利尿药（脱水药）

一、药理作用与作用机制

1. 甘露醇

（1）组织脱水作用：作为高渗溶液静脉给药后，可**提高血浆渗透压**，导致组织内（包括眼、脑、脑脊液等）水分进入血管内，从而**减轻组织水肿，降低眼内压、颅内压和脑脊液容量**及其压力。

（2）利尿作用。

（3）可以通过短暂的充血和降低血液黏度来提高脑血流量，引起脑动脉补偿性反射的血管收缩，从而减少脑血容量。

2. 甘油果糖　本品为安全而有效的渗透性脱水剂。静脉注射后能**提高血浆渗透压，减轻组织水肿，降低颅内压、眼压和脑脊液容量**及其压力，改善微循环，使脑灌注压升高，脑血流量增大。可产生热量，为脑代谢的一种能量，促进脑代谢，增强脑细胞活力。

二、临床应用与评价

（一）作用特点

1. 甘露醇　须静脉注射给药。该类药具有以下特点：①静脉注射后不易通过毛细血管进入组织；②在体内不被代谢，但能迅速提高血浆渗透压；③无药理活性；④很容易从肾小球滤过；⑤在肾小管内不被重吸收，能提高肾小管内渗透压。

2. 甘油果糖　与甘露醇相比，**本品具有以下优点：①起效时间缓慢，维持作用时间较长**（为 6 ~ 12h），且无"反跳"现象，因此尤其适用于慢性颅内压高的患者；②利尿作用小，对肾功能影响小，对患者电解质的平衡无明显影响，故**更适用于颅内压高合并肾功能障碍的患者及需长期脱水降颅内压的患者**；③由于可为患者提供一定的能量，故对于长期昏迷的患者尤为适用。

三、代表药品

1. 甘露醇

【适应证】①组织脱水药。用于治疗各种原因引起的脑水肿，降低颅内压，防止脑疝。②降低眼内压。③渗透性利尿药。④作为辅助性利尿措施治疗肾病综合征。⑤对某些药物过量或毒物中毒，可促进上述作物质排泄，并防止肾毒性。⑥作为冲洗剂。⑦术前肠道准备。注意：因严重肾脏疾病而无尿，活动性脑出血者禁用。

2. 甘油果糖

【适应证】用于脑血管病、脑外伤、脑肿瘤、颅内炎症及其他原因引起的急慢性颅内压增高，脑水肿等症。

第二节　治疗良性前列腺增生症用药

要点提示

①药物分类及主要作用特点。② 关注 α_1 受体拮抗剂引起的体位性低血压，5α 还原酶抑制剂引起的性欲减退。③用药注意事项。

良性前列腺增生症（BPH）是中、老年男性导致下尿路症状（LUTS）的最常见病因。由于前列腺体积增大，膀胱出口梗阻，表现为尿频、尿急、排尿困难、夜尿增多、充盈尿失禁以及急、慢性尿潴留等。良性前列腺增生症患者药物治疗的短期目标是缓解患者的下尿路症状，提高生活质量。**长期目标是延缓疾病的临床进展，预防或延缓急性尿潴留等合并症的发生和降低对手术的需要。**

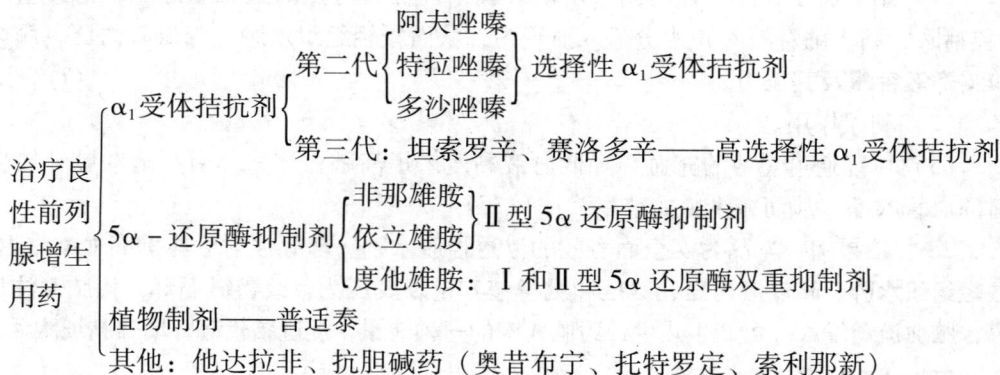

治疗良性前列腺增生用药
- α_1 受体拮抗剂
  - 第二代 { 阿夫唑嗪、特拉唑嗪、多沙唑嗪 } 选择性 α_1 受体拮抗剂
  - 第三代：坦索罗辛、赛洛多辛——高选择性 α_1 受体拮抗剂
- 5α – 还原酶抑制剂
  - 非那雄胺、依立雄胺 } II 型 5α 还原酶抑制剂
  - 度他雄胺：I 和 II 型 5α 还原酶双重抑制剂
- 植物制剂——普适泰
- 其他：他达拉非、抗胆碱药（奥昔布宁、托特罗定、索利那新）

第一亚类　α_1 受体拮抗药

一、药理作用与作用机制

α_1 受体拮抗剂通过**拮抗这些 α_1 受体，**使前列腺平滑肌松弛，达到缓解膀胱出口梗

阻的动力性因素，减轻下尿路症状，尿流通畅，达到减轻患者症状目的。

二、临床用药评价

（一）作用特点

1. 治疗良性前列腺增生症改善下尿路症状。由于 α_1 受体拮抗剂对 α_1 受体的选择性不同，临床使用上有差别：**特拉唑嗪、多沙唑嗪和阿夫唑嗪对前列腺和外周血管平滑肌上 α_1 受体都有拮抗作用**，因此，在治疗前列腺增生和高血压时**易发生直立性低血压、眩晕，甚至有"首剂效应"和出现晕厥**。第三代 α_1 受体拮抗药**坦索罗辛（坦洛新）和赛洛多辛对前列腺上 α_{1A} 受体具有高选择性，而对外周血管平滑肌 α_1 受体则几无影响，因此只用于 BPH 治疗，在使用过程中很少发生低血压**。

2. **特拉唑嗪和多沙唑嗪还可用于高血压治疗，对于有过直立性低血压的 BPH 合并高血压者应该首选坦索罗辛**。两药在使用特拉唑嗪和多沙唑嗪的时候，注意逐渐增加给药剂量。

3. 特拉唑嗪与多沙唑嗪还能诱导前列腺平滑肌细胞的凋亡。

目前，临床中治疗 BPH 主要药物为 α_1 受体拮抗药，对于轻度至中度症状的 BPH 患者，建议初始治疗采用 α_1 受体拮抗药单药治疗。**α_1 受体拮抗药不能减小前列腺增大的体积，也不降低血清前列腺特异抗原（PSA）水平，不能减少急性尿潴留的发生**。适于需要尽快改善急性症状的患者。

（二）典型不良反应和禁忌

1. 典型不良反应

（1）直立性低血压：**直立性低血压是使用这类药最为严重的不良反应**；患者站立时出现头痛和晕眩是低血压的症状。为防止这些药在首次用药时发生"首剂效应"的风险，**应在就寝时用药**。

（2）反射性心动过速：多沙唑嗪、特拉唑嗪在使用过程中会出现该不良反应。

2. 禁忌 ①有严重肝肾功能障碍患者；②有排尿晕厥和直立性低血压史者；③长 Q-T 间期综合征危险的患者和肠梗阻者应避免使用。

三、代表药品

1. 坦洛辛

【适应证】用于治疗前列腺增生所致的异常排尿症状，如尿频、夜尿增多、排尿困难等。

2. 赛洛多辛

【适应证】用于良性前列腺增生（BPH）。

第二亚类 5α-还原酶抑制剂

一、药理作用与作用机制

雄激素需在 **5α-还原酶的作用下转化为双氢睾酮（DHT）才能发挥雄激素对前列腺的刺激增生作用。5α-还原酶抑制剂可抑制睾酮在前列腺转化为双氢睾酮**。

5α-还原酶有两类同工酶：Ⅰ型主要分布在前列腺以外的组织中（如皮肤或肝脏）；Ⅱ型为前列腺内的主要 5α-还原酶类型，起主要作用。因此，临床上应用 5α-

还原酶抑制剂（如非那雄胺）降低前列腺内 DHT 的含量，可明显抑制前列腺的增生，并可使增生的前列腺体积缩小，缓解良性前列腺增生（BPH）临床症状。

二、临床用药评价

（一）作用特点

1. 5α - 还原酶抑制剂主要用于良性前列腺增生治疗。该类药物的优势在于，长期服用能够降低良性前列腺增生/下尿路症状患者发生急性尿潴留和需要手术治疗的风险，延缓疾病进展。5α - 还原酶抑制剂可降低 PSA 水平，对前列腺体积较大和（或）血清 PSA 水平较高的患者治疗效果更好。

2. 5α - 还原酶抑制剂可以缩小前列腺体积，对膀胱颈和平滑肌没有影响；改善患者下尿路症状的作用小于 α_1 受体拮抗剂。因为该类药物与 α_1 受体拮抗剂比较更容易引起性功能障碍。常作为对于有性生活要求的男性患者治疗 BPH 的二线药物。

3. 5α - 还原酶抑制剂的起效时间相对较慢，一般需要用药治疗 6 ~ 12 个月才能获得最大疗效。不适于需要尽快解决急性症状的患者。

4. 非那雄胺能够促进头发生长并防止继续脱发，临床上小剂量用于治疗男性雄激素性脱发。

5. 5α - 还原酶抑制剂与 α_1 受体拮抗剂联合，前者缩小前列腺的体积；后者松弛膀胱括约肌，由于两种药物的作用机制不同，用于 BPH 的作用优于各个单药的治疗，有效延缓疾病的进展，具有相加的作用。比如坦索罗辛联合度他雄胺，多沙唑嗪联合非那雄胺。

（二）典型不良反应

常见不良反应是**性欲减退**、**阳痿**、**射精量减少**；偶见男性乳房女性化、睾丸痛、皮疹和唇肿胀。

（三）特殊人群用药

1. 不适于妇女和儿童使用。

2. 5α - 还原酶抑制剂可导致男性胎儿外生殖器发育畸形，妊娠期妇女或备妊娠妇女不要接触破碎非那雄胺片剂，因可能被皮肤吸收继而导致男性胎儿畸形，需要血液的妇女也不要接受服用该类药物的男性献血者的血液。

3. 服用非那雄胺的男性需要停药 1 个月后方可献血，而服用度他雄胺者则需要停药 6 个月以后方可献血。

4. 超适应证用药：治疗多毛症。

三、代表药品

非那雄胺

【适应证】①用于治疗和控制良性前列腺增生（BPH）以及预防泌尿系统事件；②用于治疗男性雄激素性秃发。

第三亚类　植物制剂

普适泰从植物中提取，为治疗良性前列腺增生症（BPH）和慢性、非细菌性前列腺炎用药。用法为一次 1 片，一日 2 次，疗程 3 ~ 6 个月。

第三节　治疗膀胱过度活动症用药

💡**要点提示**

① M 受体拮抗剂和 β_3 肾上腺素受体激动剂主要的作用特点。②应用及注意事项。

第一亚类　M 受体拮抗剂

M 受体拮抗剂（抗毒蕈碱药物）有：托特罗定、奥昔布宁、索利那新、黄酮哌酯。

一、药理作用与作用机制

膀胱中 M_3 受体是目前已知唯一直接参与膀胱收缩的重要受体，通过选择性作用于膀胱，拮抗乙酰胆碱与介导逼尿肌收缩的 M 受体结合，抑制逼尿肌不自主收缩，从而改善膀胱储尿功能。

奥昔布宁具有较强的抗胆碱作用，对平滑肌也有选择性解痉作用，能直接解除膀胱逼尿肌痉挛，使肌肉松弛。

奥昔布宁的代谢产物活性高，对唾液腺具有很强的选择性，因此具有较严重的抗胆碱不良反应。黄酮哌酯具有与奥昔布宁相同的作用特点，只是该药的抗胆碱作用很弱；此外黄酮哌酯还具有抑制磷酸二酯酶的作用。托特罗定是非选择性 M 受体拮抗药，对膀胱 M_3 受体的选择性高于对唾液腺的选择性；与奥昔布宁比较，虽然两药对膀胱的选择性相当，但托特罗定对唾液腺的选择性更小，因此抗胆碱不良反应少。索利那新是选择性 M_3 受体拮抗剂，对膀胱有更高的选择性，该药对大脑和心脏的 M 受体选择性更小。

二、临床用药评价

膀胱过度活动症（OAB）由尿急、急迫性尿失禁（UUI）、尿频、夜尿四个密切相关的症状组成。对其治疗的药物包括 M 胆碱受体拮抗药（抗毒蕈碱药物）和 β_3 肾上腺素受体激动剂（二线治疗）、A 型肉毒毒素注射剂（三线治疗）；以行为治疗为主的非药物治疗属一线治疗，行为治疗、改变生活方式和患者教育无效时可以考虑药物治疗。

膀胱过度活动症伴有或不伴有急迫性尿失禁的药物治疗首选 M 受体拮抗剂，通常缓释（长效）制剂比常释制剂的耐受性要好，如奥昔布宁和托特罗定缓释（长效）制剂。与其他治疗膀胱过度活动症的药物比较，使用托特罗定患者受抗胆碱不良反应的影响更小。该药需使用 8 周才能发挥最佳作用。

如果患者使用一种 M 受体拮抗剂治疗后，症状控制不满意，可尝试其他 M 受体拮抗剂或 β_3 肾上腺素受体激动剂。

对其他部位的 M_1、M_2 受体也有不同程度的拮抗作用，表现为口干、便秘、头痛、视物模糊等常见的抗胆碱能不良反应。

其中常见的不良反应如下。

（1）口干主要是由拮抗了唾液腺 M 受体所引起。

（2）心脏 M_2 受体拮抗可引起心率加快、Q－T 间期延长并导致室性心动过速。

（3）M受体拮抗药对中枢神经系统的影响表现为认知障碍、头痛等。奥昔布宁的脂溶性强，能透过血－脑屏障。托特罗定的亲脂性较奥昔布宁差，不易透过血－脑屏障。

可通过以下方法有效减小这些不良反应。

（1）使用长效制剂；长效制剂（如缓释胶囊、透皮贴剂）通过提供持续稳定的有效血药浓度，避免峰浓度引起的不良反应。

（2）使用不易透过血－脑屏障的药物，就可避免中枢神经系统的不良反应，如托特罗定；而东莨菪碱、奥昔布宁脂溶性强，应避免使用。

（3）使用对膀胱中M受体有高选择性的药物，受体减少抗胆碱作用的不良反应。

（4）奥昔布宁、黄酮哌酯FDA妊娠用药安全分级为B类，其余为C类，但出于安全考虑，建议哺乳期间停药或停止哺乳。

第二亚类　其他药物

1. β_3肾上腺素受体激动剂　β_3肾上腺素受体激动剂（米拉贝隆）属于二线治疗，常作为膀胱过度活动症和急性尿失禁治疗药物M胆碱受体拮抗药的替代药；治疗效果不佳的患者，可考虑M胆碱受体拮抗药与β_3肾上腺素能受体激动剂联合使用。

2. A型肉毒毒素　A型肉毒毒素可减少神经元囊泡释放乙酰胆碱，使平滑肌或横纹肌暂时麻痹。用于对一线和二线治疗效果不佳的难治性膀胱过度活动症和神经源性膀胱过度活动症状，可将A型肉毒毒素（100U）逼尿肌多点注射作为三线治疗方案。

第八章　内分泌系统疾病用药

第一节　下丘脑 – 垂体激素及有关药物

要点提示

①各类药物作用机制及主要作用特点。②重组人生长激素、生长抑素、去氨加压素和促皮质素的主要适应证。

下丘脑 – 垂体轴能产生多种激素，如促皮质素（ACTH）、生长激素（GH）、促甲状腺激素（TSH）、促性腺激素（FSH/LH）、泌乳素（PRL）等激素。

下丘脑 – 垂体轴主要释放的激素分为垂体前叶激素、垂体后叶激素及由下丘脑释放的激素。本节重点介绍重组人生长激素、生长抑素、促皮质素及去氨加压素。

第一亚类　生长激素和生长抑素

生长激素是由腺垂体含嗜酸颗粒的生长激素分泌细胞分泌。重组人生长激素 rhGH 其氨基酸含量与序列与生长激素完全相同。

一、药理作用与作用机制

1. **生长激素**　具有刺激骨骼细胞分化、增殖；促进全身蛋白质合成，调节脂肪代谢，降低血清胆固醇、低密度脂蛋白的水平；补充生长激素不足或缺乏，调节成人的代谢功能。

刺激 {
　骨骼分化、增殖——用于内源性生长激素缺乏引起的儿童生长迟缓
　全身蛋白质合成——用于低蛋白血症
　免疫球蛋白
　巨噬细胞　} 增加抗感染能力
　淋巴细胞
　合成纤维细胞——加速伤口愈合
　心肌细胞合成——增加心肌收缩，降低心肌耗氧量
}

2. **生长抑素**　遍布于整个人体，胃肠道和胰腺富含生长抑素，**通过静脉注射生长抑素可抑制生长激素、甲状腺刺激激素、胰岛素和胰高血糖素的分泌，并抑制胃酸的分泌。**

二、临床用药评价

1. **重组人生长激素**　主要用于治疗生长激素缺乏，不同阶段生长激素缺乏症的影响明显不同。儿童期和青春期，**生长激素最重要的作用是影响身高生长**，因此需要**高剂量的 GH** 用于替代治疗。在成人期，生长激素分泌不足可改变身体成分并降低生存质量，只需要**很小剂量的 GH** 来消除这些影响；在生长激素治疗过程中同时使用糖皮质激素，可能抑制生长激素的作用。重组人生长激素肌内注射 3h 后达到平均峰浓度，皮

下注射后约 80% 被吸收，4~6h 后达峰浓度，$t_{1/2}$ 约为 4h。在肝脏代谢 90%，仅约 0.1% 以原型药经胆道、肾脏排泄。

2. 生长抑素 可抑制胃泌素、胃酸及胃蛋白酶的分泌，从而治疗上消化道出血；不引起体循环动脉血压的显著变化，因而在治疗食管静脉曲张出血方面有一定的临床价值。生长抑素可减少胰腺的内分泌和外分泌，用于预防和治疗胰腺外科手术后并发症。生长抑素还可以抑制胰高血糖素的分泌，从而有效地治疗糖尿病酮症酸中毒。

三、代表药品

1. 重组人生长激素

【适应证】生长激素主要用于因内源性生长激素缺乏所引起的儿童生长缓慢，禁用于骨骼已闭合的儿童；重度烧伤治疗及已明确的下丘脑－垂体疾病所致的生长激素缺乏症和经两周不同的生长激素刺激试验确诊的生长激素显著缺乏。

2. 生长抑素

【适应证】本品主要用于：①严重急性食管静脉曲张出血；②严重急性胃或十二指肠溃疡出血，或并发急性糜烂性胃炎或出血性胃炎；③胰腺外科术后并发症的预防和治疗；④胰、胆和肠瘘的辅助治疗；⑤糖尿病酮症酸中毒的辅助治疗。

【临床应用注意】

（1）由于本品抑制胰岛素及胰高血糖素的分泌，在治疗初期会导致血糖水平短暂的下降。

（2）胰岛素依赖型糖尿病患者使用本品后，每隔 3~4h 应测试 1 次血糖浓度，同时给药，尽可能避免使用葡萄糖。必要的情况下应使用胰岛素。

（3）连续给药通过输液泵输入，换药间隔最好不超过 3min。

第二亚类　促皮质素

促皮质素（ACTH）是维持肾上腺正常形态和功能的重要激素。

一、药理作用与作用机制

人血浆中 **ACTH** 水平具有规律性昼夜节律变化，一般睡眠后 **3~5h** 分泌频率增加，早晨睡醒前及后 1h 内达最高峰，以后渐减，下午 **6~11 点最低**。兴奋肾上腺皮质细胞合成及分泌肾上腺皮质激素，主要为糖皮质激素。

二、临床用药评价

ACTH 是以脉冲方式从垂体中释放出来，它在血液循环中的半衰期只有 **7~12min**，所以血浆浓度波动大，变化也很快。静脉注射人工合成的 **ACTH**，在循环中的半衰期为 **10~25min**。肌内注射后于 4h 达作用高峰，8~12h 作用消失。注射后作用迅速，于数分钟内即开始。

三、代表药品

促皮质素

【适应证】用于活动性风湿病、类风湿关节炎、红斑狼疮等结缔组织病；亦用于严重的支气管哮喘、重症湿疹/皮炎等过敏性疾病，以及急性白血病、霍奇金病等，目前临床也用于进行促皮质素兴奋试验，评估肾上腺功能。

第三亚类 治疗中枢性尿崩症用药

一、药理作用与作用机制

抗利尿激素（ADH）又称精氨酸血管加压素（AVP）。尿崩症是由于下丘脑－神经垂体功能低下，**AVP** 分泌和释放不足，或者肾脏对 AVP 反应缺陷而引起的一组临床综合征，主要表现为多尿、烦渴、多饮、低比重尿和低渗透压尿。病变在下丘脑－神经垂体者，称为中枢性尿崩症或垂体性尿崩症；病变在肾脏者，称为肾性尿崩症。本药是精氨酸血管加压素的衍生物。

醋酸去氨加压素可有效治疗中枢性尿崩症。

二、临床用药评价

（一）作用特点

醋酸去氨加压素具有较强的抗利尿作用及较弱的加压作用，其抗利尿作用/加压作用比是精氨酸血管加压素的 2000～3000 倍，作用维持时间也较精氨酸血管加压素长，**对神经垂体功能不足引起的中枢性尿崩症具有良好的抑制作用，可减少尿量，提高尿渗透压，降低血浆渗透压。**醋酸去氨加压素的催产素活性明显减弱，仅为精氨酸血管加压素的 **1.3%～25%**。口服大部分在胃肠道被破坏，生物利用度仅为 0.5%，但能够产生足够的抗利尿作用。

（二）典型不良反应和禁忌

醋酸去氨加压素不良反应常见头痛、恶心、胃痛。禁用于习惯性或精神性烦渴症者；心功能不全或其他疾病需服用利尿剂者；对本药及辅料过敏者；不稳定型心绞痛患者；2B 型血管性血友病患者。

三、代表药品

醋酸去氨加压素

【适应证】用于**治疗中枢性尿崩症，夜间遗尿症**（5 岁或以上的患者）。需限制饮水量。

第二节 肾上腺糖皮质激素类药物

要点提示

①药物分类及主要作用特点。②主要临床适应证。③主要不良反应和禁忌证。

肾上腺皮质激素为一类甾体激素，可分为三类：①由肾上腺皮质中层的束状带所分泌的可调节糖、蛋白质、脂肪代谢的糖皮质激素；②由肾上腺皮质的最外层的球状带所分泌的可调节水、电解质代谢的盐皮质激素；③由肾上腺皮质的网状带分泌的，作用于性器官的氮皮质激素，如孕激素、雌激性和雄激素。

本节主要介绍全身应用的肾上腺糖皮质激素类药物。

一、药理作用与作用机制

1. 抗炎作用 糖皮质激素能抑制炎症，减轻充血、降低毛细血管的通透性，抑制炎症细胞向炎症部位移动，阻止炎症介质，抑制炎症后组织损伤的修复等。

2. **免疫抑制作用**　糖皮质激素可影响免疫反应的多个环节，包括可抑制巨噬细胞吞噬功能，可缓解过敏反应及自身免疫性疾病的症状，对抗异体器官移植的排异反应。

3. **抗毒素作用**　糖皮质激素能提高机体对有害刺激的应激能力，减轻细菌内毒素对机体的损害，减少内热原的释放。

4. **抗休克作用**　糖皮质激素能解除小动脉痉挛，增强心肌收缩力，改善微循环，对中毒性休克、低血容量性休克、心源性休克都有对抗作用。

5. **影响代谢**　糖皮质激素可增高肝糖原，升高血糖；提高蛋白质的分解代谢；可改变身体脂肪的分布，形成向心性肥胖；可增强钠离子再吸收及钾、钙、磷的排泄。

6. **影响血液和造血系统的作用**　糖皮质激素使红细胞和血红蛋白含量增加，大剂量可使血小板增多并提高纤维蛋白原浓度，血液中嗜酸细胞及淋巴细胞减少。

7. **其他**　糖皮质激素还具有减轻结缔组织病的病理增生、提高中枢神经系统的兴奋性，以及促进胃酸及胃蛋白酶分解等作用。

二、临床用药评价

（一）作用特点

1. **药动学**　人体糖皮质激素的分泌具昼夜节律性，一日上午 8 时左右为分泌高潮，随后逐渐下降，午夜 12 时为低潮，这是由 ACTH 分泌的昼夜节律所引起的。用于口服的糖皮质激素有氢化可的松、泼尼松、泼尼松龙、地塞米松等。氢化可的松琥珀酸钠、泼尼松龙琥珀酸钠、地塞米松注射剂等可供静脉注射或滴注用，可在注射后立即发生效应，适用于病情危重需迅速获得糖皮质激素者。泼尼松可抑制下丘脑 – 垂体 – 肾上腺轴（HPA 轴）约 36h 之久，地塞米松则更长，可达 72h。

2. **糖皮质激素的治疗原则**　能局部使用，不全身应用；能小剂量使用，不选择大剂量；能短期使用，不长期应用；对激素依赖性的哮喘患者，推荐以吸入替代口服给药，并在吸入后常规漱口，避免残留药物所诱发的口腔真菌感染和溃疡。

3. **糖皮质激素的临床应用**　①急、慢性肾上腺皮质功能减退（包括肾上腺危象）、脑垂体前叶功能减退及肾上腺次全切除术后作替代疗法。②严重感染并发的毒血症，如中毒性痢疾、中毒性肺炎、暴发型流行性脑脊髓膜炎、暴发型肝炎等。③自身免疫性疾病，如风湿热、风湿性心肌炎、风湿性关节炎及类风湿关节炎、全身性红斑狼疮、结节性动脉周围炎、皮肌炎、自身免疫性贫血和肾病综合征等，一般采用综合疗法。异体器官移植术后产生的免疫排异反应也可用糖皮质激素。④过敏性疾病，如荨麻疹、枯草热、血清病、血管神经性水肿、过敏性鼻炎、支气管哮喘和过敏性休克等，通过糖皮质激素抗炎、抗过敏作用缓解症状而达到治疗效果。⑤缓解急性炎症的各种症状，并可防止某些炎症的后遗症，如组织粘连、瘢痕。可用于结核性脑膜炎、胸膜炎、心包炎、虹膜炎、角膜炎、视网膜炎、视神经炎、睾丸炎和烧伤等。⑥各种原因引起的休克。⑦血液系统疾病，如白血病、恶性淋巴瘤、再生障碍性贫血、白细胞及血小板减少等。⑧其他肌肉和关节劳损，严重天疱疮、剥脱性皮炎，溃疡性结肠炎及甲状腺危象等。

4. **糖皮质激素的使用方法**

（1）**大剂量冲击疗法**：用于严重中毒性感染及各种休克，宜短期内用大剂量，如氢化可的松首剂可静脉滴注 200～300mg，一日量可达 1g 以上，用药时间一般不超过 3 日。

（2）**一般剂量长期疗法**：用于**结缔组织病、肾病综合征、顽固性支气管哮喘、中心视网膜炎、各种恶性淋巴瘤、淋巴细胞白血病**等。一般开始用泼尼松 10～20mg 或等效的其他糖皮质激素，一日 3 次。

对于已用糖皮质激素控制的**某些慢性病**，可改为隔日给药，即**把 48h 用量，在早晨 8 时一次服用，这样对下丘脑、垂体、肾上腺皮质抑制较轻，不良反应较少。隔日服药以泼尼松、泼尼松龙较好。**

（3）**小剂量代替疗法**：每日给生理需要量。**原发性肾上腺皮质功能不全时，一般上午 8 时给药；或早晨给药 2/3，夜间给药 1/3。**

5. **注意事项**

（1）开始应用糖皮质激素前，必须权衡利弊。只要合理应先采用局部而非全身用药。应在尽可能短的时间内应用最低有效剂量；只有在危及生命的情况下才可应用大剂量糖皮质激素。长期应用本类药物，在病情控制后，**可由原来的每日数次给药改为每日上午 6～8 时 1 次或隔日上午 1 次给药，用此方法不易发生库欣综合征等不良反应，疗效亦不降低。**皮质激素引起的肾上腺抑制不仅与全身治疗有关，也与局部应用特别是强效皮质激素制剂有关。

（2）一般感染不要应用糖皮质激素，因为本类药物不是抗菌的基础上发挥抗炎作用的，而是抑制炎性反应和免疫反应，降低机体防御功能。**急性细菌感染中毒时，必须与足量的有效抗菌药物配合应用**，对重度结核病应合并使用足量的抗结核药，并应掌握病情，及时减量和停药。因目前尚缺乏对病毒确实有效的药物，**对病毒性感染应慎用。**

（3）**停药时宜缓慢**：停用糖皮质激素时**应逐渐减量，不宜骤停**，以免复发或出现肾上腺皮质功能不足症状。停用激素后，垂体分泌 ACTH 的功能需经 3～5 个月才恢复，而肾上腺皮质对 ACTH 起反应功能的恢复需 6～9 个月或更久。

（二）典型不良反应和禁忌

1. **典型不良反应**　激素能**刺激胃酸、胃液分泌**，并抑制胃黏膜保护物质（胃黏液）的分泌，故可诱发或加剧胃、十二指肠溃疡，甚至造成消化道出血或穿孔。**钠、水潴留和血脂升高可引发高血压和动脉粥样硬化等心血管系统并发症。**

不良反应分类	不良反应症状
早期常见	失眠、情绪不稳定、高血压、糖尿病、消化性溃疡、痤疮
持续大剂量应用时出现	Cushing 综合征体型、HPA 轴抑制、感染、骨坏死、肌病、伤口愈合不良
隐匿或延迟	骨质疏松症、皮肤萎缩、白内障、动脉粥样硬化、生长迟滞、脂肪肝
少见及不可预测	精神病、假性脑瘤、青光眼、硬膜外脂肪过多症、胰腺炎、过敏性休克、脑静脉血栓形成

2. **禁忌**　①严重精神病或癫痫病史者、活动性消化性溃疡病或新近接受胃肠吻合

术的患者、骨折患者、创伤修复期患者、角膜溃疡者、肾上腺皮质功能亢进者、严重高血压、糖尿病患者；②妊娠早期妇女；③抗菌药物不能控制的水痘、真菌感染者；④未能控制的结核、细菌和病毒感染者。

（三）特殊人群用药

1. 儿童长期使用可能使儿童生长迟缓和肾上腺皮质功能受抑制。应定期监测儿童生长和发育情况。

2. 老年人长期使用需要预防消化道溃疡、感染、骨质疏松症和高血压等；有精神病病史的患者避免使用。

3. 可的松和泼尼松为前药，需在肝内分别转化为氢化可的松和泼尼松龙而生效，故严重肝功能不全者宜选择氢化可的松或泼尼松龙。

三、代表药品

1. 泼尼松

【适应证】 用于治疗结缔组织病、系统性红斑狼疮、严重的支气管哮喘、皮肌炎、血管炎等过敏性疾病，以及急性白血病、恶性淋巴瘤等病症。

【用法用量】 口服：①一般一次 5～10mg，一日 10～60mg。②对于系统性红斑狼疮、胃病综合征、溃疡性结肠炎、自身免疫性溶血性贫血等自身免疫性疾病，可一日 40～60mg，病情稳定后逐渐减量。③对药物性皮炎、荨麻疹、支气管哮喘等过敏性疾病，可给泼尼松一日 20～40mg，症状减轻后减量，每隔 1～2 日减少 5mg。④防止器官移植排异反应，一般在术前 1～2 日开始一日口服 100mg，术后一周改为一日 60mg，以后逐渐减量。⑤治疗急性白血病、恶性肿瘤，一日口服 60～80mg，症状缓解后减量。

2. 地塞米松

【适应证】 ①主要用于过敏性与自身免疫性炎症性疾病，如严重的支气管哮喘、皮炎等过敏性疾病，以及结缔组织病、溃疡性结肠炎、急性白血病、恶性淋巴瘤等。②用于诊断肾上腺皮质疾病的地塞米松抑制试验。

第三节 甲状腺激素类药和抗甲状腺药

要点提示

①药物分类及主要作用特点。②主要临床适应证。③硫脲类作用机制及典型不良反应。

第一亚类 甲状腺激素类药

一、药理作用与作用机制

甲状腺功能减退症，是由多种原因引起的 TH 合成、分泌或生物效应不足所致的一组内分泌疾病。甲状腺素主要作用为：①维持正常生长发育，**儿童甲状腺功能不足可引起呆小病，患者身体矮小、肢体短粗、发育缓慢、智力低下。成人甲状腺功能不全时，则引起黏液性水肿。**②促进代谢和增加产热。③提高交感肾上腺系统的感受性。

二、临床用药评价

（一）作用特点

左甲状腺素（L－T₄）为人工合成的四碘甲状腺原氨酸，常用其钠盐，此药比较稳定，价格较便宜。**L－T₄作用较慢而持久，服药后1个月疗效明显。**半衰期7~8日，口服后40%~60%被吸收，每日口服1次，不必分次服。甲状腺片是由猪、牛、羊等食用动物的甲状腺体制得。主要成分为甲状腺素，但因其甲状腺素（T_4）含量不稳定和T_3含量过高，目前已很少使用。大多数T_3是外周组织中T_4脱碘转化而来，少部分T_3是由甲状腺直接分泌。T_3含量是T_4含量的1/80~1/50，但T_3的生物活性是T_4的5~10倍；**T_3为主要生理活性物质，作用快而强，排泄亦快，维持时间短。**在甲状腺功能正常情况下，T_3在血中的半衰期为1~2日，在甲状腺功能减退时略延长，在甲状腺功能亢进时约为0.6日。

（二）典型不良反应

可能出现**心动过速、心悸、心律不齐、心绞痛**，偶见骨质疏松症。**过量给药可出现甲状腺功能亢进症、甲状腺肿大。**

三、代表药品

左甲状腺素

【适应证】①治疗非毒性的甲状腺肿（甲状腺功能正常）；②甲状腺肿切除术后服用，以预防甲状腺肿复发；③治疗各种原因引起的甲状腺功能减退；④甲状腺功能亢进症患者，药物治疗甲状腺功能正常时联合应用本药；⑤甲状腺癌甲状腺切除术后；⑥用于甲状腺抑制实验。

【用法用量】口服。一般开始剂量一日25~50μg，每2周增加25μg，直到完全替代剂量。高龄、心功能不全者及严重黏液性水肿者应减为12.5~25μg，以后每2~4周递增25μg，不必要求达到完全替代剂量。

【临床应用注意】①妊娠期需要监测甲状腺功能评估使用；由乳汁分泌甚微，故**哺乳期妇女服用适量甲状腺素对婴儿无不良影响。**②伴有腺垂体功能减退或肾上腺皮质功能不全者应先用皮质类固醇，待肾上腺皮质功能恢复正常后再用本类药。③**本品服用后起效较慢，几周后才能达到最高疗效。停药后药物作用仍能存在几周。**④含铝药物、铁剂和碳酸钙降低左甲状腺素的作用。

第二亚类 抗甲状腺药

能消除甲亢症状的药物被称为抗甲状腺药（ATD），临床上常用的抗甲状腺药有丙硫氧嘧啶、甲巯咪唑、卡比马唑及碘制剂。

一、药理作用与作用机制

抗甲状腺药的作用机制相同，都可抑制TH合成，硫脲类药**丙硫氧嘧啶抑制甲状腺过氧化物酶活性，抑制碘化物形成活性碘**，影响酪氨酸残基碘化，抑制单碘酪氨酸碘化为双碘酪氨酸及碘化酪氨酸偶联形成各种碘甲腺原氨酸，**抑制甲状腺激素生成。**由于本品不能直接对抗甲状腺激素，待已生成的甲状腺激素耗竭后才能产生疗效，故作用较慢；**本品在甲状腺外还能抑制T_4转化为T_3，适用于甲状腺危象。**

卡比马唑在体内逐渐水解，游离出甲巯咪唑而发挥作用，故作用开始较慢、维持时间较长；在疗效与不良反应方面优于其他硫脲类药，但不适用于甲状腺危象的治疗。

大剂量的碘有抗甲状腺的作用，在甲亢患者表现尤为明显。但由于其作用时间短暂（最多维持 2 周），且服用时间过长时，不仅作用消失，还可使病情加重，因此不能作为常规的抗甲状腺药。

β 受体拮抗剂普萘洛尔可对抗甲亢症状，用于治疗甲状腺危象。

二、临床用药评价

（一）作用特点

硫脲类抗甲状腺药的**优点**是：①疗效较肯定；②不会导致永久性甲减；③方便、经济、使用较安全。缺点是：①疗程长，一般需 1～2 年，有时长达数年；②停药后复发率较高，并存在原发性或继发性失败可能；③可伴发肝损害或粒细胞减少症等。

甲巯咪唑口服后由胃肠道迅速吸收，吸收率 70%～80%，广泛分布于全身，但浓集于甲状腺，在血液中不与蛋白质结合，$t_{1/2}$ 约为 3h，其生物学效应能持续相当长时间。甲巯咪唑及其代谢物 75%～80% 经尿液排泄，**易通过胎盘屏障并能经乳汁分泌**。甲巯咪唑作用较丙硫氧嘧啶强，且奏效快而代谢慢，维持时间较长。

（二）典型不良反应

1. 丙硫氧嘧啶　①常见不良反应有头痛、眩晕、关节痛、唾液腺和淋巴结肿大，以及胃肠道反应；也有皮疹、药物热等过敏反应，有的皮疹可发展为剥脱性皮炎。②最严重的不良反应为粒细胞缺乏症，故用药期间应定期监测血常规。③丙硫氧嘧啶可引起中性粒细胞胞浆抗体相关性血管炎。④丙硫氧嘧啶在体内活性代谢物具有肝细胞毒性，可引起不同程度的肝细胞坏死。如出现粒细胞缺乏或肝炎的症状和体征，应停止用药。

2. 甲巯咪唑　甲巯咪唑可引起胰岛素自身免疫综合征，诱发产生胰岛素自身抗体，因分泌的胰岛素与胰岛素自身抗体结合不能发挥其生理作用，于是血糖升高进一步刺激胰岛细胞分泌胰岛素，胰岛素又继续与抗体相结合，与抗体结合的胰岛素极易解离。在进食后血糖高峰过后，胰岛素逐渐解离，而导致高游离胰岛素血症，诱发低血糖反应。

三、代表药品

丙硫氧嘧啶

【适应证】①适用于轻症和不适宜手术或放射性碘治疗者，如儿童、青少年及手术后复发而不适于放射性碘治疗者，也可作为放射性碘治疗时的辅助治疗。②用于**甲状腺危象的治疗**，除应用大剂量碘剂和采取其他综合措施外，大剂量本品可作为辅助治疗以阻断 T_4 转化为 T_3。③用于**术前准备**，为减少麻醉和术后并发症，**防止术后发生甲状腺危象**，术前应先服用本品使甲状腺功能恢复到正常或接近正常，然后**术前 2 周左右加服碘剂**。

【用法用量】口服：①用于成人甲状腺功能亢进症，**常用量一日 300～450mg，分 3 次服用，极量一次 200mg，一日 600mg**。1～3 周后可见症状缓解，1～2 个月后症状可以得到控制，患者甲状腺功能正常后，应渐减量至维持量，通常一日 50～100mg。②用于甲状腺危象，一日 400～800mg，分 3～4 次服用，疗程不超过 1 周，作为综合治疗措施之一。③用于甲亢术前准备，术前服用本品，一次 100mg，一日 3～4 次，使甲状功能恢复到正常或接近正常，然后加服两周碘剂再进行手术。

妊娠期妇女慎用，哺乳期妇女禁用；结节性甲状腺肿合并甲状腺功能亢进者，甲状腺癌患者忌用。

第四节　降血糖药物

💡要点提示

①药物分类及各类药物作用机制和主要作用特点。②主要临床适应证及用药方法。③各类药物典型不良反应和禁忌证。

糖尿病是以慢性血糖升高为特征的一组代谢性疾病，是由胰岛细胞分泌的胰岛素出现相对或绝对的缺乏和（或）胰岛素作用缺陷所引起，糖尿病按照病因、发病机制可分为 1 型和 2 型糖尿病。1 型糖尿病的主要病因是胰岛素分泌的绝对缺乏，必须用胰岛素终身治疗来维持生命，同时也须使用胰岛素控制血糖而减少糖尿病并发症发生的风险。2 型糖尿病患者当口服降糖药失效或存在口服降糖药的禁忌证时，仍需使用胰岛素控制高血糖，以消除糖尿病的高血糖症状和减少糖尿病并发症发生的风险。

胰岛素和胰岛素类似物

①根据胰岛素来源分类：分为人胰岛素、牛胰岛素和猪胰岛素；②根据制备工艺分类：分为由动物胰腺提取半合成或全合成胰岛素类似物；③根据胰岛素作用时间分类：短效胰岛素、速效胰岛素（类似物）、中效胰岛素、长效胰岛素（类似物）和预混胰岛素。

类别	代表药物	给药时间
短效胰岛素	人胰岛素	餐前 30min（皮下）
速效胰岛素类似物	门冬胰岛素	餐前 5～10min
	赖脯胰岛素	餐前 10～15min
	谷赖胰岛素	餐前 0～15min 或餐后立即给药
中效胰岛素	精蛋白人胰岛素	一日 1 次固定时间给药
长效胰岛素和长效胰岛素类似物	长效胰岛素、甘精胰岛素、地特胰岛素、德谷胰岛素	一日 1 次固定时间给药
混合人胰岛素	精蛋白人胰岛素混合注射液可同时具有短效和长效作用，模拟基础胰岛素分泌。优点：使用方便，注射次数相对少。预混 30R 代表含 30% 人胰岛素 + 70% 精蛋白锌人胰岛素，预混 50R 代表含 50% 人胰岛素 + 50% 精蛋白锌人胰岛素	
混合胰岛素类似物	是利用重组 DNA 技术，通过对人胰岛素的氨基酸序列进行修饰生成，代表药物门冬胰岛素 30 注射液、门冬胰岛素 50 注射液，精蛋白锌重组赖脯胰岛素混合注射液 25R 和精蛋白锌重组赖脯胰岛素，混合注射液 50R	
双胰岛素类似物	德谷门冬双胰岛素注射液	

一、药理作用与作用机制

胰岛素可增加葡萄糖的利用，能加速葡萄糖的无氧酵解和有氧氧化，促进肝糖原和肌糖原的合成和贮存，抑制糖原分解和糖异生，因而能使血糖降低。此外，还能促进脂肪的合成，抑制脂肪分解，使酮体生成减少，纠正酮症酸血症的各种症状。能促进蛋白质的合成，抑制蛋白质分解。胰岛素和葡萄糖合用时，还可促使钾从细胞外液进入组织细胞内。胰岛素主要用于糖尿病，特别是 1 型糖尿病的治疗，可用于纠正细胞内缺钾。

二、临床用药评价

（一）作用特点

1. **短效胰岛素** 短效胰岛素目前主要有动物来源和人胰岛素来源两种。在病情紧急情况下静脉输注，又称为"普通胰岛素""常规胰岛素""中性胰岛素"。目前临床使用人胰岛素注射液比较广泛。

2. **速效胰岛素** 类似物利用重组 DNA 技术，通过对人胰岛素的氨基酸序列进行修饰生成的、具有胰岛素功能、可模拟正常胰岛素分泌时相和作用的一类物质。有门冬胰岛素、赖脯胰岛素、谷赖胰岛素，**优点是和常规胰岛素相比，皮下注射吸收较人胰岛素快，起效迅速（10～15min），持续时间短**，能更加有效地控制餐后血糖。

3. **中、长效人胰岛素和长效胰岛素类似物** 有精蛋白人胰岛素、甘精胰岛素、地特胰岛素和德谷胰岛素。临床上经常使用的精蛋白人胰岛素属于中效胰岛素。通常使用中、长效胰岛素作为基础胰岛素，控制基础血糖水平。

4. **混合胰岛素** 即"双时相胰岛素"，是指含有两种不同时效的胰岛素混合物，可同时具有短效和长效胰岛素的作用。混悬型胰岛素注射液（低精蛋白锌人胰岛素30R、50R、70R 等）为混悬剂，通常呈白色/乳白色混悬液，久置后可出现白色沉淀，用药前应摇匀；禁止静脉注射，只有可溶性胰岛素如短效胰岛素、门冬胰岛素、赖脯胰岛素等可以静脉给药。近年来双胰岛素类似物也在我国上市应用。

5. **其他注意**

（1）**精蛋白锌胰岛素**是在低精蛋白锌的基础上加大鱼精蛋白的比例，使**更接近人的体液 pH，溶解度更低，释放更加缓慢，作用持续时间更长**。长效胰岛素的用法一般为一日注射 1 次，满足糖尿病患者的基础胰岛素需要量。皮下注射后 3～4h 起效，12～24h 达峰，作用维持 24～36h。

（2）**糖尿病低血糖**是指糖尿病患者在药物**治疗过程中发生的血糖过低现象**，可导致患者不适甚至生命危险，也是血糖达标的主要障碍，应该引起特别重视。酒精能直接导致低血糖，应避免酗酒和空腹饮酒。**低血糖的临床表现为交感神经兴奋（心悸、焦虑、出汗、饥饿感等）和中枢神经症状（神志改变、认知障碍、抽搐和昏迷）**。老年患者发生低血糖时常可表现为行为异常或其他非典型症状。低血糖可分为：①严重低血糖，需要有人帮助，常有意识障碍，低血糖纠正后神经系统症状明显改善或消失；②症状性低血糖，血糖≤3.9mmol/L，且有低血糖症状；③无症状性低血糖，血糖≤3.9mmol/L，但无低血糖症状。

（3）使用纯度不高的动物胰岛素易出现注射部位皮下脂肪萎缩或肥厚，改用高纯度人胰岛素后可使局部脂肪萎缩恢复正常，每一次注射需要更换不同部位。

（4）胰岛素的过敏反应少见，偶见危及生命的过敏性休克。

（5）未开瓶使用胰岛素应在 **2℃~8℃冷处保存**。已开始使用的胰岛素注射液一般可在室温（最高 **25℃**）保存 **4** 周。冷冻后的胰岛素不可使用。

（二）典型不良反应和禁忌

1. 典型不良反应 ①低血糖反应；②过敏反应；③皮下脂肪萎缩，改用高纯度人胰岛素后可使局部脂肪萎缩恢复正常。

2. 禁忌 ①对胰岛素过敏者和低血糖者；②对鱼精蛋白过敏者禁用，精蛋白锌胰岛素和低精蛋白锌胰岛素含有鱼精蛋白。

口服降糖药

1. 药物分类

磺酰脲类促胰岛素分泌药：第一代：甲苯磺丁脲、氯磺丙脲
　　　　　　　　　　　　　　第二代：格列本脲（优降糖）、格列美脲、格列齐特、
　　　　　　　　　　　　　　　　　　格列吡嗪和格列喹酮等
非磺酰脲类促胰岛素分泌药：瑞格列奈、那格列奈
双胍类：二甲双胍
α-葡萄糖苷酶抑制剂：阿卡波糖、伏格列波糖、米格列醇
噻唑烷酮类胰岛素增敏剂：罗格列酮、吡格列酮
二肽基肽酶-4 抑制剂：西格列汀、沙格列汀、阿格列汀、维格列汀、利格列汀
钠-葡萄糖协同转运蛋白-2 抑制剂：达格列净、恩格列净、卡格列净

2. 各类降糖药作用靶点

类别	作用靶点
磺酰脲和非磺酰脲类促泌药 SUR1	磺酰脲受体
α 葡萄糖苷酶抑制剂	α 葡萄糖苷酶
胰岛素增敏剂	PPAR-γ 受体
二肽基肽酶-4 抑制剂	DPP-4 酶
钠葡萄糖协同转运蛋白 2 抑制剂	SGLT-2 转运蛋白

3. 2 型糖尿病患者药物治疗方案

2 型糖尿病药物治疗的首选药是二甲双胍。如没有禁忌证，二甲双胍应一直保留在糖尿病的治疗方案中。不适合二甲双胍治疗者可选择促胰岛素分泌剂或 α-葡萄糖苷酶抑制剂。

单独使用二甲双胍治疗而血糖仍未达标，则可加用促胰岛素分泌剂或 α-葡萄糖苷酶抑制剂。不适合使用促胰岛素分泌剂或 α-葡萄糖苷酶抑制剂者可选用胰岛素增敏剂或二肽基肽酶-4（DPP-4）抑制剂。两种口服药联合治疗而血糖仍不达标者，可加用胰岛素治疗（一日 1 次基础胰岛素或一日 1~2 次预混胰岛素）或采用 3 种口服药联合治疗，或加用胰高血糖素样肽-1（GLP-1）受体激动剂。如基础胰岛素或预混胰

岛素与口服药联合治疗控制血糖仍不达标，则应将治疗方案调整为多次胰岛素治疗（基础胰岛素加餐时胰岛素或一日 3 次预混胰岛素类似物）。采用预混胰岛素治疗和多次胰岛素治疗时应停用胰岛素促分泌剂。

第一亚类　磺酰脲类促胰岛素分泌药

磺酰脲类促胰岛素分泌是通过刺激胰岛细胞分泌胰岛素，增加体内的胰岛素水平而降低血糖。目前在我国应用的磺酰脲类药主要为第一代：甲苯磺丁脲、氯磺丙脲；第二代：格列本脲、格列美脲、格列齐特、格列吡嗪和格列喹酮。

一、药理作用与作用机制

磺酰脲类药的受体是胰岛 β 细胞上 ATP 敏感的钾离子通道（K^+ – ATP 通道）的一部分。K^+ – ATP 通道调控胰岛 β 细胞释放胰岛素。磺酰脲类药物 – 受体结合使此类通道受到抑制，从而改变细胞的静息电位，使钙离子内流，刺激胰岛素分泌。磺酰脲类药物可能还具有胰岛外作用，其中之一就是增加组织对胰岛素的敏感性，但这些作用的临床价值有限。磺酰脲类药物可使 HbA1c 降低 1.0% ~ 1.5%。

二、临床用药评价

（一）作用特点

第一代磺酰脲类药物并不常用，因为其作用持续时间较长，发生低血糖及低钠血症和双硫仑样反应等其他不良反应的风险较高，且早期研究表明心血管风险也较高。第二代磺酰脲类药物在降低血糖方面基本等效，但是这些药物的吸收、代谢及有效剂量有所差异，引发的降糖效应取决于生物效应。

磺酰脲类药如使用不当可致低血糖磺酰脲类促胰岛素分泌药存在"继发失效"的问题。

患者在使用磺酰脲类降糖药之初的 1 个月或更长的时间，血糖控制满意，但后来疗效逐渐下降，不能有效控制血糖，以致出现显著的高血糖症，最后不得不换用或加用其他口服降糖药及胰岛素治疗。继发性失效的发生率每年为 5% ~ 15%，应用磺酰脲类降糖药治疗 5 年，30% ~ 40% 的患者发生继发性失效。

注意磺酰脲类药的心血管安全性，格列本脲不但和胰岛细胞的磺酰脲受体（SUR）1 亲和力高，和心肌、血管平滑肌细胞的 SUR2A 和 SUR2B 等受体也有较高的亲和力。当磺酰脲类药和心肌细胞的 SUR2A 相结合对缺血的心肌可能有害；而格列齐特和格列喹酮对心肌 SUR2A 的结合力低，对心肌可能无影响或影响很小。

注意用药监护和管理：①对空腹血糖较高者宜选用长效的格列齐特和格列美脲；餐后血糖升高者宜选用格列吡嗪、格列喹酮；病程较长，且空腹血糖较高者可选用格列本脲、格列美脲、格列齐特或上述药的控、缓释制剂。②对轻、中度肾功能不全者，宜选用格列喹酮。③对既往发生心肌梗死或存在心血管疾病高危因素者，宜选用格列美脲、格列吡嗪，不宜选择格列本脲。对急性心肌梗死者，急性期可使用胰岛素，急性期后再选择磺酰脲类药。④格列本脲降糖作用强，持续时间长，一旦出现低血糖，纠正起来很困难，需要持续几天的对症处置。⑤应激状态如发热、昏迷、感染和外科手术时，口服降糖药必须换成胰岛素治疗。⑥促胰岛素分泌药须在进餐前即刻或餐中服用，因为服药后不进餐会引起低血糖。

（二）典型不良反应和禁忌

1. 典型不良反应

（1）**最常见的不良反应为低血糖**，减量即可消失，短效磺酰脲类药引发的低血糖事件少于较长效磺酰脲类药。

（2）常见口腔金属味、血液系统常见粒细胞计数减少、血小板减少症等。

（3）磺酰脲类药物还可**导致体重轻度增加**。

2. 禁忌　①**1 型糖尿病、糖尿病低血糖昏迷、酮症酸中毒者**；②**妊娠期及哺乳期妇女**；③格列齐特禁用于应用咪康唑治疗者。

第二亚类　非磺酰脲类促胰岛素分泌药

作为胰岛素促泌药，非磺酰脲类胰岛素促泌药与磺酰脲类相比，具有吸收快、起效快和作用时间短的特点，可降低 HbA1c 0.3% ~ 1.5%。此类药需在餐前即刻服用，可单独使用或与除磺酰脲类外的其他降糖药联合应用。

一、药理作用与作用机制

非磺酰脲类作用靶位与磺酰脲类相同，亦作用于胰岛 β 细胞膜上的磺酰脲受体，但结合的区域不同。与磺酰脲类相比，非磺酰脲类胰岛素促泌药具有下列特点：①与磺酰脲受体的结合与解离的速度均较迅速，促进胰岛素分泌的作用快而短，降糖起效迅速，口服吸收快，那格列奈和瑞格列奈服药后起效时间分别为 15min 和 30min。②快进快出，吸收快、起效快，作用时间短，有效地模拟生理性胰岛素分泌；既可降低空腹血糖，又可降低餐后血糖，**降糖速度亦快，无需餐前 0.5h 服用，因而又称为"餐时血糖调节剂"**。③瑞格列奈无肾脏功能不全者使用的禁忌，在体内无蓄积，安全地**适用于老年和糖尿病慢性肾病者**。

二、临床用药评价

（一）作用特点

格列奈类胰岛素促泌药可以作为初始治疗，用于不能耐受二甲双胍或磺酰脲类药物或存在使用这些药物禁忌证的患者，**尤其是有低血糖风险的慢性肾脏病患者**。格列奈类药物可以作为使用二甲双胍后没有达到血糖目标值患者的辅助治疗，尤其是在磺酰脲类药物有禁忌时或患者不适宜使用胰岛素时。

（二）典型不良反应和禁忌

1. 常见不良反应　**低血糖和体重增加**，但低血糖的风险和程度较磺酰脲类药轻。格列奈类药在结构上与磺酰脲类药不同，可用于对磺酰脲类药过敏的患者。

2. 禁忌　1 型糖尿病、糖尿病酮症酸中毒者；严重肝、肾功能不全者；12 岁以下儿童；已知对本品过敏者。

第三亚类　双胍类药

双胍类代表药为苯乙双胍和二甲双胍，由于苯乙双胍导致乳酸酸中毒的风险大，已不在临床使用，目前临床上使用的双胍类药主要是二甲双胍。二甲双胍由于具有血糖改善明显、有利于减轻体重、单药不显著增加低血糖风险、具有明确的心血管保护作用等优势，被许多国家和国际组织制定的糖尿病诊治指南中作为 2 型糖尿病患者控制高血糖的一线用药和药物联合中的基本用药。

一、药理作用与作用机制

盐酸二甲双胍类主要机制包括：①作用于肝脏，抑制糖异生，减少肝糖输出；②作用于外周组织（肌肉、脂肪），改善肌肉糖原合成，降低游离脂肪酸水平，提高胰岛素的敏感性，增加对葡萄糖的摄取和利用；③作用于肠道，抑制肠壁细胞摄取葡萄糖，提高胰高血糖素样肽–1（GLP–1）水平。

二、临床用药评价

（一）作用特点

二甲双胍使 HbA1c 下降 1%～2%；可减少 2 型糖尿病肥胖患者心血管事件和死亡。单独使用二甲双胍不导致低血糖，但二甲双胍与胰岛素或促胰岛素分泌药联合使用时可增加低血糖发生的危险性。首选用于单纯饮食控制及体育锻炼治疗无效的 2 型糖尿病，特别是肥胖的 2 型糖尿病。随餐服用。

（二）药物相互作用

二甲双胍要避免与含碘造影剂、甲氧氯普胺、罗非昔布合用。

（三）典型不良反应和禁忌

1. **典型不良反应** 常见腹泻、腹痛、食欲减退、厌食、胃胀、乏力、口苦、低血糖反应、体重减轻等，**极罕见乳酸性血症。**

2. **禁忌** ①酗酒者；②维生素 B_{12}、叶酸和铁缺乏者。

用药期间应定期检查空腹血糖、尿糖、尿酮体及肝、肾功能。长期使用可引起维生素 B_{12} 缺乏，对维生素 B_{12} 摄入或吸收不足倾向患者，每 2～3 年监测一次血清维生素 B_{12} 水平。

第四亚类　α–葡萄糖苷酶抑制剂

国内上市的 **α–葡萄糖苷酶抑制剂有阿卡波糖、伏格列波糖和米格列醇。**可降低 HbA1c 0.5%～0.8%；不增加体重，并且有使体重下降的趋势，可与磺酰脲类、双胍类、胰岛素增敏剂或胰岛素合用。

一、药理作用与作用机制

α–葡萄糖苷酶抑制剂可在小肠上部通过竞争性抑制双糖类水解酶 α–葡萄糖苷酶的活性而减慢淀粉等多糖分解为双糖（如蔗糖）和单糖（如葡萄糖），延缓单糖的吸收，降低餐后血糖峰值。适用于以碳水化合物为主要食物成分和餐后血糖升高的患者。

二、临床用药评价

（一）作用特点

α–葡萄糖苷酶抑制剂具有下列优势：①**在缓解糖尿病患者餐后高血糖方面优于磺酰脲类药，**使血糖高峰与低谷间距缩短，适用于以碳水化合物为主要食物成分和餐后血糖升高为主的糖尿病患者；②对糖苷酶有高度亲和性，**适用于老年人；**③适合中国及亚洲人群以碳水化合物为主的饮食谱。

（二）典型不良反应

α–葡萄糖苷酶抑制剂的常见不良反应为胃肠道反应，最常见胃胀、腹胀、排气增加使气体产生增多，因此常致胀气和引起腹泻等一般胃肠道不良反应。

三、代表药品

阿卡波糖

【适应证】配合饮食控制用于 2 型糖尿病；降低糖耐量异常者的餐后血糖。

【用法用量】用餐前即刻整片吞服或与前几口食物一起咀嚼服用，剂量因人而异。

第五亚类 噻唑烷二酮类胰岛素增敏剂

目前我国上市的噻唑烷二酮类胰岛素增敏剂有吡格列酮和罗格列酮。

一、药理作用与作用机制

噻唑烷二酮类（TZDs）主要效果为改善组织对胰岛素的作用敏感性。噻唑烷二酮类药物通过作用于脂肪、肌肉及肝脏来增加胰岛素敏感性，从而增加葡萄糖的利用和减少葡萄糖的生成。本类药物可与 1 种或多种过氧化物酶体增殖物活化受体（PPAR）结合并使其激活，PPAR – γ 主要存在于脂肪组织、胰岛 β 细胞、血管内皮、巨噬细胞和中枢神经系统中，作用于 PPAR – γ 受体可降血糖，尤其适用于胰岛素抵抗者。PPAR – α 主要表达于肝脏、心脏、骨骼肌和血管壁，作用于 PPAR – α 受体，产生心血管系统不良反应。不同的噻唑烷二酮类药物对 PPAR – γ 和 PPAR – α 的作用不同。

二、临床用药评价

罗格列酮是单纯的 PPAR – γ 受体激动剂，而吡格列酮同时发挥一定的 PPAR – α 激动剂作用，可能是通过促进葡萄糖的转运，改善骨骼肌的胰岛素反应性。罗格列酮可明显降低空腹血糖及胰岛素和 C 肽水平可使 HbA1c 下降 0.7% ~ 1.0%。

使用噻唑烷二酮类药物预防糖尿病有可能最终弊大于利。一般不作为 2 型糖尿病优选的初始治疗。

不良反应包括液体滞留、体重增加、心力衰竭；体重增加和水肿是 TZD 的常见不良反应。骨关节系统中常见背痛、肌痛、肌酸激酶增高；并可增加女性骨折的风险。TZD 单独使用时不导致低血糖，但与胰岛素或促胰岛素分泌剂联合使用时可增加低血糖发生的风险。

噻唑烷二酮类药物禁用于：心功能Ⅲ级和Ⅳ级的心力衰竭者，或有心力衰竭史者；严重肾功能障碍、感染者；儿童和未满 18 岁的青少年。

第六亚类 二肽基肽酶 – 4 抑制剂

目前在国内上市的二肽基肽酶 – 4（DPP – 4）抑制剂为西格列汀、沙格列汀、维格列汀、利格列汀和阿格列汀。

一、药理作用与作用机制

当进食后血糖高时，人体的胃肠分泌细胞分泌两种肠促胰岛素，即胰高糖素样肽 – 1（GLP – 1）和葡萄糖依赖性促胰岛素释放多肽（GIP），两种肽均可促进分泌胰岛素，从而控制血糖的升高，但两种肽均可迅速被二肽基肽酶 – 4 降解。二肽基肽酶 – 4 是普遍存在的酶，DPP – 4 抑制剂通过抑制胃肠 DPP – 4 而减少 GLP – 1 在体内的失活，使内源性 GLP – 1 的水平升高。增强胰岛素分泌，抑制胰高糖素分泌，并能减少肝葡萄糖的合成，单药或联合应用可控制对胰岛素敏感的糖尿病患者的血糖水平。

二、临床用药评价

（一）作用特点

DPP－4 抑制剂可作为单药治疗，用于不能耐受或禁用二甲双胍、磺酰脲类和噻唑烷二酮类药物的患者，**例如适用于合并慢性肾脏病或低血糖风险特别高的患者。**

DPP－4 抑制剂作用强度中等，具有下列特点：①**可中效、稳定地降低糖化血红蛋白**，其可降低 HbA1c 水平 0.8%～1%。对临床应用双胍、磺酰脲类促胰岛素分泌药治疗后的空腹、餐后血糖下降不明显者。②在联合用药上更加随机、方便，既可单药治疗亦可联合应用，**发生低血糖反应较少，对体重、血压几乎无影响。**

（二）典型不良反应和禁忌

1. 典型不良反应 ①常见咽炎、鼻炎、上呼吸道感染、泌尿道感染。另可常见腹泻、肌痛、关节痛、高血压。②偶见轻度肝酶升高、碱性磷酸酶降低、**急性胰腺炎**。③单独使用 DPP－4 抑制剂不增加低血糖发生的风险。④**DPP－4 抑制剂对体重的作用为中性或轻度增加。**

2. 禁忌 DPP－4 抑制剂禁用于 1 型糖尿病患者、糖尿病酮症酸中毒者；对本品任何成分过敏者。

三、代表药物

西格列汀

【适应证】用于经生活方式干预无法达标的 2 型糖尿病。

【用法用量】口服：①单药治疗推荐剂量为 100mg，1 日 1 次。②轻度肾功能不全者不需调整剂量，中度肾功能不全者调整为 50mg/d，重度肾功能不全者调整为 25mg/d。

第七亚类 钠－葡萄糖协同转运蛋白 2 抑制剂

目前在我国被批准临床使用的钠－葡萄糖协同转运蛋白 2（SGLT－2）抑制剂为达格列净、恩格列净和卡格列净。在我国 2017 年指南中 SGLT－2 抑制剂主要在二联治疗和三联治疗中，与二甲双胍、磺酰脲类、吡格列酮、西格列汀和胰岛素联合应用。

一、药理作用与作用机制

SGLT－2 抑制剂是近年来上市的新型口服降糖药物。钠－葡萄糖协同转运蛋白 2SGLT－2 表达于肾近端小管，介导近 90% 滤过葡萄糖负荷的重吸收。**SGLT－2 抑制剂促进肾脏对葡萄糖的排泄，因此可轻度降低 2 型糖尿病患者升高的血糖水平。**SGLT－2 抑制剂降低血糖能力受肾小球滤过的葡萄糖负荷的影响，但不依赖于胰岛 β 细胞的功能和机体对胰岛素的敏感性。

二、临床用药评价

（一）作用特点

SGLT－2 抑制剂是相对弱效的降糖药物，可降低 HbA1c 水平 0.5%～1.0%。联合胰岛素或磺酰脲类药物时，可增加低血糖发生风险。**SGLT－2 抑制剂在中度肾功能不全的患者可以减量使用。**在重度肾功能不全患者中因降糖效果显著下降不建议使用。

（二）典型不良反应

SGLT－2 抑制剂的**常见不良反应为生殖泌尿道感染。**罕见的不良反应包括酮症酸中毒，主要发生在 1 型糖尿病患者；禁用于对本品有严重超敏反应史者，1 型糖尿病患者，有酮症倾向的 2 型糖尿病患者，重度肾损害、终末期肾病或需要透析的患者。SGLT-2 抑制剂单独使用时不增加低血糖发生的风险，SGLT-2 抑制剂可降低血压、减轻体重。

三、代表药品

达格列净

【适应证】在饮食和运动基础上，本品可作为单药治疗，用于 2 型糖尿病成人患者改善血糖控制。本品不适用于治疗 1 型糖尿病或糖尿病酮症酸中毒。

胰高血糖素样肽-1 受体激动剂

目前国内上市的胰高血糖素样肽-1（GLP-1）受体激动剂为艾塞那肽、利拉鲁肽和贝那鲁肽，均需皮下注射。

一、药理作用与作用机制

GLP-1 受体激动剂以葡萄糖浓度依赖的方式增强胰岛素分泌、抑制餐后胰高血糖素分泌，并能延缓胃排空，通过中枢性的食欲抑制来减少进食量。GLP-1 及其受体激动剂在理论上可减轻体重，GLP-1 受体激动剂可以单独使用或与其他口服降糖药联合使用。GLP-1 通过刺激胰岛素从胰岛以葡萄糖依赖性形式释放而发挥其主要作用。

二、临床用药评价

（一）作用特点

胰高血糖素样肽-1 受体激动剂的作用优势有：①增加葡萄糖依赖性胰岛素分泌，增强外周组织对胰岛素的敏感性，降低餐后血糖和体重；降低 HbA1c 幅度在 0.77% ~ 1.62%。②可抑制 2 型糖尿病者不适当的胰高血糖素的分泌；③增加胰岛素分泌主基因的表达，进而增加胰岛素的生物合成，一日注射 1 次即能起到良好降糖作用；④尚可控制患者收缩压；⑤有显著的降低体重作用，单独使用增加低血糖发生的风险不明显。

艾塞那肽、利拉鲁肽的氨基酸序列与人类 GLP-1 部分重叠，是 GLP-1 受体激动剂，艾塞那肽在血糖水平较低时不抑制胰高血糖素的分泌。最大作用出现在用药后 3h，作用可持续 5h，血浆半衰期为 2.4h，主要经肾清除。利拉鲁肽血浆半衰期为 12 ~ 14h，一日 1 次皮下给药就能起到良好降糖作用。其血浆浓度达峰时间为 9 ~ 13h。

（二）典型不良反应和禁忌

1. 典型不良反应 主要发生于胃肠道，特别是恶心、呕吐和腹泻，胃肠道不适、呕吐、消化不良、腹泻、胰腺炎、体重减轻和过敏性反应常见。

2. 禁忌 GLP-1 受体激动剂禁用于 1 型糖尿病；糖尿病酮症酸中毒患者；有持续性呕吐，严重腹泻的急性胰腺炎患者禁用。

三、代表药品

1. 艾塞那肽

【适应证】用于服用二甲双胍、磺酰脲类、噻唑烷二酮类、二甲双胍和磺酰脲类联用、二甲双胍和噻唑烷二酮类联用不能有效控制血糖的 2 型糖尿病患者的辅助治疗或用于 2 型糖尿病患者的单药治疗。

【用法用量】本品仅用于皮下注射。应在大腿、腹部或上臂皮下注射给药。本品**推荐起始剂量为 5μg，一日 2 次，于早餐和晚餐前 60min 内给药，餐后不可给药。**每一次给药剂量都是固定的，不需要根据血糖水平作随时调整。

2. 利拉鲁肽

【适应证】用于成人 2 型糖尿病患者控制血糖；单用二甲双胍或磺酰脲类药物可耐受剂量治疗后血糖仍控制不佳的患者，与二甲双胍或磺酰脲类药物联合应用。

【用法用量】本品仅用于皮下注射。**应在大腿、腹部或上臂皮下注射给药。一日 1 次，可在日间任意时间注射，但应维持每日用药时间恒定。注射时间与进食无关。**

附：各类降糖药降糖化血红蛋白幅度

类别	降 HbA1c 幅度
磺酰脲类	1.0% ~ 1.5%
非磺酰脲类	0.3% ~ 1.5%
二甲双胍	1% ~ 2%
α - 葡萄糖苷酶抑制剂	0.5% ~ 0.8%
噻唑烷二酮类胰岛素增敏剂	0.7% ~ 1.0%
二肽基肽酶 - 4 抑制剂	0.8% ~ 1%
钠 - 葡萄糖协同转运蛋白 2 抑制剂	0.5% ~ 1.0%
胰高糖素样肽 - 1 受体激动剂	0.77% ~ 1.62%

第五节　抗骨质疏松药物

要点提示

①药物分类、药理作用、作用机制及主要作用特点。②具有临床意义的药物相互作用。③双膦酸盐类的主要不良反应。④碳酸钙、骨化三醇、阿仑膦酸钠、唑来膦酸、特立帕肽、降钙素、雷洛昔芬的适应证。

有两种细胞在骨代谢中起着重要的作用，一种是吸收骨基质的破骨细胞，另一种是合成骨基质的成骨细胞。成骨细胞负责骨形成，破骨细胞负责骨吸收。

骨质疏松症可分为：①原发性骨质疏松症；②继发性骨质疏松症；③特发性骨质疏松症。防治骨质疏松药物可分为：①**钙剂（如碳酸钙）、维生素 D 及其活性代谢物**（如骨化三醇、阿法骨化醇）可促进骨的矿化，对抑制骨的吸收、促进骨的形成也起作用。②**抑制骨吸收药：包括双膦酸盐类、替勃龙、雌激素类、依普黄酮、雷洛昔芬、降钙素等。**③促进骨形成药：包括氟制剂、特立帕肽、生长激素、骨生长因子等。

第一亚类　钙剂和维生素 D 及其活性代谢物

维生素 D 是一种脂溶性维生素。只有很少的食物天然含有维生素 D，因此**皮肤合**

成是这种维生素的主要天然来源。来自膳食或皮肤合成的维生素 D 不具有生物活性，需要经肝脏由酶催化成有活性的代谢产物，25 - 羟基维生素 D，这是维生素 D 在血液循环中的主要形式。

25 - 羟基维生素 D，在肾脏中被催化成 1，25 - 二羟维生素 D，这是维生素 D 的活性形式。骨化三醇[1,25 - (OH)$_2$ - D$_3$]和阿法骨化醇（1α - OH - D$_3$），都是维生素 D 在人体内的活性代谢物。

一、药理作用与作用机制

人们可通过膳食或维生素 D 补充剂来摄取维生素 D。1 ~ 18 岁儿童和 70 岁及以下成人的维生素 D 推荐膳食摄入量是一日 600U。而 71 岁及以上成人推荐膳食摄入量是一日 800U。与人体健康关系较密切的是维生素 D$_2$ 和维生素 D$_3$。维生素 D$_3$ 的生物活性比维生素 D$_2$ 强，维生素 D$_3$ 提高和维持血清 25（OH）D 浓度比维生素 D$_2$ 高约 87%，维生素 D$_3$ 脂肪储存量比维生素 D$_2$ 高 2 ~ 3 倍。鉴于维生素 D$_3$ 有更大生理效能，纠正维生素 D 缺乏时，应该首选维生素 D$_3$。

骨化三醇是食物或药物中的钙在肠道中被主动吸收的调节剂。骨化三醇通过与肠壁细胞内的胞浆受体结合，可促进细胞大量合成钙结合蛋白，从而促进肠细胞的钙转运，使肠钙吸收入血，纠正低血钙，缓解肌肉骨骼疼痛。阿法骨化醇在肝内经酶作用转化为生物活性最强的骨化三醇，作用同骨化三醇，在骨代谢中的作用：①增加小肠和肾小管对钙的重吸收，抑制甲状旁腺增生，减少甲状旁腺激素合成与释放，抑制骨吸收；②增加转化生长因子 - β 和胰岛素样生长因子 - Ⅰ 合成，促进胶原和骨基质蛋白合成；③调节肌肉钙代谢，促进肌细胞分化，增强肌力，增加神经 - 肌肉协调性，减少跌倒倾向。

二、临床用药评价

（一）作用特点

用于绝经后及老年性骨质疏松症，维生素 D 依赖性佝偻病患者，血中骨化三醇水平降低或缺失，由肾脏合成的内源性骨化三醇不足，使用骨化三醇作为替代治疗。

（二）典型不良反应

维生素 D：**中毒的早期体征与高血钙有关。常见软弱、嗜睡、头痛。骨化三醇可引起高钙血症，建议在服药后第 4 周、第 3 个月、第 6 个月监测血钙和血肌酐浓度**，以后每 6 个月监测 1 次。

三、代表药品

骨化三醇

【适应证】用于：①绝经后及老年性骨质疏松，推荐成人剂量为一次 0.25μg，一日 2 次；②慢性肾衰竭尤其是接受血液透析患者的肾性骨营养不良症，起始剂量为一次 0.25μg，最佳用量为一日 0.5 ~ 1.0μg；③术后甲状旁腺功能减退，推荐成人起始剂量为一日 0.25μg，每隔 2 ~ 4 周增加剂量，每周至少测定血钙浓度 2 次。

第二亚类　抑制骨吸收的药

抑制骨吸收的药物主要分为双膦酸盐类、雌激素类及其他类。我国目前上市的双膦酸盐类药主要包括依替膦酸二钠、氯屈膦酸二钠、帕米膦酸二钠、阿仑膦酸钠、唑来膦酸、利塞膦酸等。雌激素类药物包括：替勃龙、雌激素、结合雌激素、微粒化 17β-雌二醇。临床尚有降钙素类、选择性雌激素受体调节剂也用于骨质疏松的治疗。目前临床应用来自于鲑鱼的鲑降钙素和来自鳗鱼的依降钙素。选择性雌激素受体调节剂，雷洛昔芬和依普黄酮。

一、药理作用与作用机制

直接改变破骨细胞的形态学，而对破骨细胞的数量和活性产生直接的影响。与骨基质理化结合，直接干扰骨骼吸收。直接抑制骨细胞介导的细胞因子如白介素-6（IL-6）、肿瘤坏死因子（TNF）的产生。

降钙素调节钙代谢，具有以下作用：①直接抑制破骨细胞的活性，从而抑制骨盐溶解，阻止钙由骨释出，可降低血钙；②抑制肾小管对钙和磷的重吸收，使尿中钙和磷的排泄增加，血钙也随之下降；③可抑制肠道转运钙；④有明显的镇痛作用。

雌激素受体调节剂可以与雌激素受体结合，但不具有雌激素对生殖系统的影响，能增加雌激素的活性对骨代谢产生激动效应，产生抗骨质疏松作用。

二、临床用药评价

（一）作用特点

1. 双膦酸盐类

（1）**阿仑膦酸钠是第三代氨基双膦酸盐类**骨代谢调节剂，**其抗骨吸收作用较依替膦酸二钠强 1000 倍**，并且没有骨矿化抑制作用。服用药物后可在小肠吸收，但吸收程度差，生物利用度仅有 0.7%，在骨内的半衰期长，约 10 年以上。由于双膦酸盐会促进钙元素在骨骼中矿化沉积，增加血钙向骨钙的转移，应用双膦酸盐可能会引发低钙血症，因此口服双膦酸盐类药物期间，应确保钙元素的充分摄入，接受双膦酸盐治疗前需要纠正低钙血症。但需要注意双膦酸盐应避免和钙剂同时服用，以避免钙剂影响双膦酸盐吸收。

（2）唑来膦酸主要作用为抑制骨吸收，诱导破骨细胞凋亡，**用于治疗骨质疏松可每年一次静脉给药，通常连续治疗三年后停药**。静脉给药输注时间应在 15min 以上。

（3）依替膦酸二钠具有双向作用，小剂量（一日 5mg/kg）时抑制骨吸收，大剂量（一日 20mg/kg）时抑制骨形成。

（4）帕米膦酸二钠是第二代钙代谢调节药，其抑制骨吸收作用比氯屈膦酸二钠强 **10 倍，比依替膦酸二钠强 100 倍**，本品最大的优点是作用更为持久和抑制新骨形成作用极低；可长期滞留于骨组织中，**半衰期最长可达 300 日**。

作用强度分析：阿仑膦酸钠 > 帕米膦酸二钠 > 氯屈膦酸二钠 > 依替膦酸二钠

2. 降钙素类

降钙素通过抑制前列腺素的合成对骨质疏松症相关的疼痛有镇痛作用；通过中枢神经系统直接发挥中枢镇痛作用；与其具有 β-内啡肽作用有关。可用于各种骨代谢疾病所致的骨痛，维生素 D 中毒所致的变应性骨炎。治疗骨质疏松宜同时补钙，应将其使用时间限制在 6 个月以内。

3. 选择性雌激素受体调节剂

雷洛昔芬对雌激素作用的组织有选择性的激动或拮抗活性。

（二）典型不良反应和禁忌

1. 双膦酸盐类

（1）口服双膦酸盐常见腹痛、腹泻、便秘、消化不良、腹部不适、**食管炎**、有症状的**胃食管反流病、食管溃疡，应采用坐位服药**。

（2）**静脉注射或注射后可引起短暂味觉改变或丧失**；快速静脉注射依替膦酸二钠和氯屈膦酸二钠时，可见急性肾衰竭，后者还可引起白血病，注射唑来膦酸二钠可致"类流感样"反应，表现为高热、肌肉酸痛等症状，可以给予对乙酰氨基酸以解热镇痛治疗。

（3）在接受双膦酸盐治疗期间，应保持良好的口腔卫生，接受常规的口腔检查，并报告任何口腔症状，如牙齿松动、疼痛或肿胀；对于下颌骨坏死高风险患者应考虑终止双膦酸盐的治疗。

2. 降钙素　常见面部及手部潮红；偶见面部发热感、胸部压迫感、心悸、视物模糊、咽喉部薄荷样爽快感、低钠血症、全身乏力、指端麻木、手足搐搦、尿频、水肿、哮喘发作。慎用于过敏性体质、有支气管哮喘或病史者，**罕见过敏性休克，注射前应做皮试**。

3. 选择性雌激素受体调节剂

（1）常见外周水肿、潮热、出汗、下肢痛性痉挛；罕见头痛、皮疹、类流感样综合征、血压升高。

（2）**雷洛昔芬禁用于妊娠期妇女。**

（3）**依普黄酮禁用于对该药过敏者、低钙血症者**；妊娠期及哺乳期妇女、儿童及青少年。对**绝经期超过 2 年以上的妇女方可应用。**

三、代表药品

1. 阿仑膦酸钠

【适应证】用于治疗绝经后妇女的骨质疏松症，以预防髋部和脊柱骨折。治疗男性骨质疏松症以预防髋部和脊椎骨折。

服用阿仑膦酸钠时，应避免同一时间服用钙补充剂、抗酸剂和其他可能会干扰本品吸收的口服药物；服药时不宜饮用牛奶、咖啡、茶、矿泉水、果汁和含钙饮料。服用日剂量高于 10mg 的阿仑膦酸钠，同时还应用含阿司匹林药物治疗的患者，上消化道不良事件发生率增加。

2. 唑来膦酸

【适应证】①用于治疗恶性肿瘤溶骨性骨转移引起的骨痛；②月于治疗多发性骨髓瘤引起的骨骼损害；③用于治疗恶性肿瘤引起的高钙血症；④用于治疗绝经后妇女骨质疏松症；⑤用于**治疗变形性骨炎**（Paget 病）。

3. 雷洛昔芬

【适应证】用于预防绝经后妇女的骨质疏松症。仅用于绝经后妇女，不适用于男性患者。

第三亚类　促进骨形成的药物

由甲状旁腺激素（PTH）研发出的重组人 PTH 1~34 的片段**特立帕肽是唯一被批**

准的上市药物，可用于治疗绝经后女性骨质疏松，对于男性骨质疏松也有效。

一、药理作用与作用机制

PTH 的作用在于通过刺激肾小管对钙重吸收和骨吸收。

二、临床用药评价

作用特点：PTH 是一种有效的抗骨质疏松药物，**通常不作为治疗或预防骨质疏松的一线药物**。特立帕肽是人内源性甲状旁腺激素的活性片段（1～34），用于治疗骨质疏松。每天一次注射本品可通过优先刺激成骨细胞活性，增加新骨在松质骨和皮质骨表面的积聚。**由于特立帕肽能瞬时提高血钙水平，因此禁用于高钙血症患者，使用洋地黄的患者应慎用本品。**

三、代表药品

特立帕肽

【适应证】本品可显著降低绝经后妇女椎骨和非椎骨骨折风险，适用于有骨折高发风险的绝经后妇女骨质疏松症的治疗。本品用于治疗最长时间为 24 个月，患者终身仅可接受一次为期 24 个月的治疗。

第六节　抗肥胖症药

要点提示

①分类及常用药品。②奥利司他的适应证。

BMI 定义为体重（单位为 kg）除以身高（单位为 m）的平方。**当 BMI 为 25～28kg/m² 时，定义为超重；当 BMI≥28kg/m² 时，定义为肥胖。**由于肥胖会显著增加死亡和许多健康风险，包括 2 型糖尿病、高血压、血脂异常和冠状动脉性心脏病等，肥胖者应减重。**肥胖症治疗目标是预防、治疗或逆转肥胖的并发症，并提高生活质量。**对于可能获益于体重减轻者，初始治疗宜采取生活方式综合干预，包括膳食、锻炼和行为改变。所有将获益于体重减轻的患者应当接受关于膳食、锻炼和体重减轻目标的咨询。药物治疗可能对肥胖患者有帮助，通过综合生活方式干预未达到减重目标（3～6 个月减去至少 5% 的总体重）就可考虑药物治疗。

目前国内获准用于治疗肥胖的药物是奥利司他，**奥利司他是目前首选的口服减肥药**，因为它可改善血糖、血脂及血压，已经过长期试验，并且安全性良好。

一、药理作用与作用机制

奥利司他是长效和强效的特异性胃肠道脂肪酶抑制剂，通过与胃和小肠腔内胃脂肪酶和胰脂肪酶的活性丝氨酸部位形成共价键使酶失活而发挥治疗作用，失活的酶不能将食物中的脂肪（主要是三酰甘油）水解为可吸收的游离脂肪酸和单酰基甘油。未消化的三酰甘油不能被身体吸收，从而减少热量摄入，控制体重。

二、临床用药评价

作用特点：奥利司他的吸收量极微，代谢主要集中在胃肠道壁。未吸收的药物主要通过粪便排出体外。**该药往往引起令人不适的胃肠道不良反应，患者常无法耐受。**用药前需要仔细告知患者不良反应情况。可使脂溶性维生素的吸收减少，2 型糖尿病患者应减少口服降糖药（磺酰脲类）的剂量。

【适应证】 **奥利司他结合微低热能饮食适用于肥胖和体重超重者**，包括那些已经出现与肥胖相关危险因素的患者的长期治疗。

【临床应用注意】 妊娠期妇女禁用；哺乳期妇女不应服用。不推荐体重指数≤24 的人群使用本品。禁用于药物过敏者、器质性肥胖者，如甲状腺功能减退者。

第九章 抗菌药物

①药物分类及主要作用特点。②主要适应证。③代表不良反应和禁忌证。

第一节 抗菌药物总论

凡用来抑制或杀灭机体内的病原微生物、寄生虫及癌细胞，消除或缓解它们所引起疾病的化学药物均为化疗药。抗菌药物是指具有杀菌或抑菌活性、主要供全身应用（含口服、肌内注射、静脉注射、静脉滴注等）的各种抗生素，通常指直接来源于微生物的次级代谢产物及其化学修饰衍生物和各种全合成抗菌药物。

一、抗菌活性

1. **抗菌活性** 指抗菌药物能抑制或杀灭病原微生物的能力，临床上一般将具有抗菌作用的药物分为杀菌药和抑菌药两类，青霉素类、头孢菌素类、氨基糖苷类、多黏菌素类等可称为杀菌药，大环内酯类、四环素类、酰胺醇类等可称为抑菌药。

2. **抗生素后效应（PAE）** 抗生素在与细菌短暂接触后，其浓度低于最低抑菌浓度或全部排出后，仍对细菌的生长繁殖有持久抑制效应；虽然血浆半衰期（$t_{1/2}$）可影响药物和细菌的接触时间，对于某些药物体内 PAE 可能有一定影响，但不是决定因素，作用机制才是影响 PAE 的主要因素。**通常应用最低抑菌浓度（MIC），有时也采用最低杀菌浓度（MBC）进行评估。**单位均以 mg/L 表示。

二、病原微生物的耐药性

耐药性可分为天然耐药性和获得耐药性两种，DNA 的变化包括：①通过染色体 DNA 的突变；②通过质粒重新组合或获得耐药性质粒而产生。经质粒介导的耐药性在自然界中最为多见，也最重要。

耐药性的发生机制：①钝化酶或灭活酶（如 β - 内酰胺酶、氨基糖苷类钝化酶、氯霉素乙酰转移酶）的形成；②细菌细胞壁通透性改变，使抗生素无法进入细胞内，从而难以作用于靶位；③细菌细胞膜上存在的抗感染药物外排系统，促进菌体内药物外排使菌体内药物减少而导致细菌耐药；④靶部位的改变，使抗生素不能与靶位结合而发生抗菌效能。此外还可由于代谢拮抗药的增加或细菌酶系的变化等而产生耐药性。

一般应用原则：**能用窄谱，不用广谱；能用低级，不用高级；能用一种，不用多种。**

病毒感染不用抗生素，预防疾病也不要随便使用抗生素。

三、抗菌药物的药动学及药效学

（一）药动学/药效学结合模型

药动学/药效学结合模型（PK/PD model）是综合研究药物的药量与药物效应之间的转换过程。抗菌药物按照 PK/PD 的特点分为以下 3 类。

1. **浓度依赖性药物**　这些药物抗菌作用与峰浓度 C_{max} 的高低有关，评估指标为 C_{max}/MIC 或 $AUC_{0\sim24}/MIC$。日剂量一次给药或在最小中毒量以下首剂加倍比一日多次给药效果好。氨基糖苷类、氟喹诺酮类、达托霉素、多黏菌素、硝基咪唑类等属于浓度依赖性抗菌药物。

2. **时间依赖性药物**　这类药物的抗菌作用主要取决于血药浓度高于 MIC 的时间，评估指标%T > MIC；延长血药浓度高于 MIC 的重要办法：一日剂量分次给药，静滴最好；大多数 PAE 或 $t_{1/2}$ 较短的 β - 内酰胺类、林可霉素、部分大环内酯类药物等属于此类。

3. **时间依赖性且抗菌作用时间较长的药物**　该类药物虽然为时间依赖性，但由于 PAE 或 $t_{1/2}$ 较长，使其抗菌作用持续时间延长。替加环素、利奈唑胺、阿奇霉素、四环素类、糖肽类等属于此类。

浓度依赖性	①氨基糖苷类 ②多数氟喹诺酮类 ③硝基咪唑类 ④达托霉素、多黏菌素
时间依赖性	①β - 内酰胺类：几乎无 PAE ②大环内酯类，红霉素：短 PAE ③林可霉素
时间依赖性作用 时间较长的药物	替加环素、利奈唑胺、阿奇霉素、四环素类：长 PAE 糖肽类：有一定的 PAE

4. **常见抗菌药物的 PK/PD 参数**

药物	%T > MIC——杀菌靶值（%）	临床疗效靶值
青霉素类	≥40 ~ 50	≥40 ~ 50
头孢菌素类	≥60 ~ 70	≥45 ~ 100
碳青霉烯类	≥40	≥50 ~ 75

（二）药动学特点

1. 不同抗菌药口服后吸收不同，克林霉素、利福平、多西环素、头孢氨苄、头孢拉定、头孢克洛、头孢丙烯、左氧氟沙星、氧氟沙星、异烟肼等吸收比较完全，约可达到90%或以上。

2. 抗菌药物很少透过正常血 - 脑屏障进入脑脊液中，但在脑膜炎症时则采用某些第三代头孢菌素、乙胺丁醇、氨苄西林、青霉素 G 等，在脑脊液中的浓度可达有效水平。

3. 进入血液后药物与血浆蛋白结合，伊曲康唑99.8%（高结合率），左氧氟沙星50%（中结合率），磷霉素0%（低结合率）。

4. 大多数抗菌药物的主要排泄途径是肾脏，部分抗菌药物通过肝、肾双通道排泄和肝脏代谢清除，如美洛西林、头孢曲松、莫西沙星等。

四、抗菌药物作用机制

抑制细菌细胞壁合成：β - 内酰胺类抗生素主要包括青霉素与头孢菌素类。

影响胞浆膜功能：两性霉素 B、多黏菌素。

抑制蛋白质的合成：氨基苷类、四环素类、大环内酯类和氯霉素类。

干扰核酸的代谢：氟喹诺酮类、乙胺嘧啶、利福平、磺胺类和TMP。

1. 抑制细菌细胞壁合成药

药物	作用机制
青霉素类	**干扰细菌细胞壁合成**
头孢菌素类	青霉素与青霉素结合蛋白（PBPs）结合，对抗其催化转肽作用，抑制转肽酶，从而**阻滞细胞壁黏肽的合成**，使处于繁殖态的细菌细胞壁合成缺损，因菌体内高渗，导致水分不断进入，造成菌体膨胀、破裂而死亡。为**繁殖期杀菌药**
其他 β - 内酰胺类	
万古霉素/杆菌肽/棘白菌素类	其他**抑制细胞壁合成**
磷霉素	分子结构与磷酸烯醇丙酮酸相似，与细菌竞争同一转移酶，**抑制细胞壁早期合成**

2. 影响胞浆膜功能药

药物	作用机制
两性霉素 B、制霉菌素、多黏菌素	改变细胞膜的通透性，引起细胞内重要物质外漏
唑类（伊曲康唑）	**抑制真菌细胞色素3A亚型，即14－甾醇去甲基酶**真菌细胞膜重要成分**麦角固醇**的合成，使细胞膜屏障作用发生障碍
丙烯胺类（特比萘芬、萘替芬、布替萘芬——浅为主）	抑制真菌合成麦角固醇的关键酶——**角鲨烯环氧化酶**，细胞膜的屏障功能受损

3. 抑制蛋白质合成药

药物	作用机制
氨基糖苷类	抑制细菌蛋白质合成（三个过程）**繁殖期、静止期杀菌药，碱性环境作用增强**
四环素类、替加环素	与细菌核糖体**30S亚基**结合，抑制蛋白质合成
大环内酯类、林可霉素类、酰胺醇类、利奈唑胺	与细菌核糖体**50S亚基**结合，阻断肽基转移作用与移位，**终止蛋白质合成**

4. 干扰核酸代谢药

药物	作用机制
氟喹诺酮类	与细菌的选择性干扰细菌 **DNA 回旋酶或拓扑异构酶 IV**，影响 DNA 的合成
硝基呋喃类	抑制乙酰辅酶 A 等多种酶活性产物，干扰细菌代谢**并损伤 DNA**
硝基咪唑类	抗阿米巴原虫机制：**抑制氧化还原反应**，使原虫氮链发生断裂 抗厌氧菌机制：**硝基被厌氧菌还原成一种细胞毒**
磺胺类、对氨基水杨酸钠	与 PABA 竞争二氢叶酸合成酶，阻止二氢叶酸的合成，使 RNA 和 DNA 合成受阻
甲氧苄啶、乙胺嘧啶	抑制细菌、疟原虫二氢叶酸还原酶，阻止核酸合成
异烟肼	**抑制结核菌细胞壁中磷脂和分枝菌酸的合成，使细菌细胞失去抗酸性而死亡**

续表

药物	作用机制
利福平	特异性抑制敏感微生物的 **DNA 依赖性 RNA 多聚酶**，阻碍其 mRNA 的合成
吡嗪酰胺	被菌体内的酰胺酶脱去酰胺基，转化成吡嗪酸，抗分枝杆菌作用弱于异烟肼
乙胺丁醇	与二价离子 Zn^{2+} 结合，干扰细菌 RNA 的合成
灰黄霉素（浅）	**抑制**鸟嘌呤代谢而干扰敏感菌的 DNA 合成**和有丝分裂**
利巴韦林、干扰素	抑制病毒 **RNA 聚合酶**，阻碍 mRNA 的转录
阿昔洛韦、昔多福韦、膦甲酸钠、阿糖腺苷、拉米夫定、阿德福韦	竞争病毒 **DNA 多聚酶**，抑制病毒 DNA 复制；掺入病毒 DNA 链中，生成无功能 DNA

5. 其他

药物	作用机制
金刚烷胺、金刚乙胺	①作用于具离子通道的 **M_2蛋白**，影响病毒脱壳和复制；②干扰病毒组装
扎那米韦、奥司他韦（前）	选择性抑制甲、乙型流感病毒**神经（氨酸）酰胺酶**
奈韦拉平	抑制 HIV-1 反转录酶，破坏 DNA 聚合酶
青蒿素	通过产生自由基，破坏疟原虫的生物膜、蛋白质等最终导致虫体死亡
哌嗪、噻嘧啶、吡喹酮	改变虫体肌肉松弛，瘫痪，虫体不能在肠壁附着——随粪便排出体外

五、双硫仑样不良反应

双硫仑样反应	药物	注意事项
双硫仑分子结构与甲硫四氮唑相似，有此侧链者易引起双硫仑反应 一旦发生，立即吸氧，地塞米松静滴，补液及利尿，并根据病情给予血管活性药物治疗	头孢菌素类：头孢孟多、头孢替安、头孢尼西、头孢哌酮、头孢甲肟、头孢匹胺、头孢曲松等	头孢曲松不具有甲硫四氮唑侧链，但含甲硫三嗪侧链，也有此反应
	其他 β-内酰胺类（头孢美唑、头孢替坦、头孢米诺）	用药 5~7 日内禁止饮酒、服用含乙醇药物及外用乙醇
	硝基咪唑类	在用药期间和停药后的 5~7 日内禁上饮酒

第二节 青霉素类抗菌药物

青霉素类抗菌药物分类如下。

（1）天然青霉素：**青霉素 G、普鲁卡因青霉素、苄星青霉素**。

（2）半合成青霉素：①**口服耐酸青霉素：青霉素 V**；②**耐青霉素酶青霉素：甲氧**

西林、苯唑西林、氯唑西林、双氯西林；③广谱青霉素：氨苄西林、阿莫西林；④抗铜绿假单胞菌青霉素：羧苄西林、哌拉西林；⑤抗革兰阴性杆菌青霉素类：美西林、替莫西林。

一、药理作用与作用特点

β-内酰胺类抗生素作用相似，**均能和细菌细胞壁上的青霉素结合蛋白（PBPs）结合，抑制转肽酶**，在低渗环境中阻滞细胞壁黏肽的合成，使处于繁殖态的细菌细胞壁合成缺损，因菌体内高渗，导致水分不断进入，造成菌体膨胀、破裂而死亡；还能触发自溶酶活性。

二、临床用药评价

（一）作用特点

1. 青霉素类抗菌药**对繁殖期细菌作用明显，对静止期细菌影响较小**；此外，在高渗环境中，细菌虽胞壁损伤但仍继续生存，无致病力；而停药后可迅速合成并修补胞壁，恢复致病力。因此，必须保持持续、有效的药物浓度，宜每日分次给药。

2. 血浆药物浓度低于最小抑菌浓度时，细菌很快生长，当血浆药物浓度增加至4～5倍 MIC 时，继续增加药物浓度并不能增加抗菌活性，应延长血浆药物浓度高于 MIC 的持续维持时间。青霉素的血浆半衰期短暂，约30min，对多数敏感细菌的有效血浆浓度可维持5h。当%T > MIC 达到40%～50%，青霉素类抗菌药可显示满意的杀菌效果。**青霉素给药方法一般为每隔 6h 给药 1 次**，以保持有效的血浆浓度，同时保持持续接触和杀灭细菌的时间。

3. 青霉素静滴溶剂应选择 **0.9%氯化钠注射液**，单剂量容积为 50～200ml，时间不宜超过 1h。

（二）典型不良反应和禁忌

1. **典型不良反应**

（1）过敏反应：在各种抗菌药物中居首位，表现为严重的过敏性休克（Ⅰ型），血清病反应（Ⅲ型），溶血性贫血（Ⅱ型）。过敏性休克的发生率为 0.004%～0.015%，若不及时抢救，病死率高。

过敏反应的应对措施：①用药前要询问过敏史；②无论何种给药途径（口服、肌内或静脉）均应用250～500U/ml青霉素类原药做皮试，20min 后观察结果，皮试阳性者禁用；③一旦发生严重Ⅰ型过敏反应，必须就地抢救，立即给患者肌内注射**0.1%肾上腺素 0.5～1ml，**临床表现无改善者，半小时后重复一次。

（2）大剂量用钾盐易致高血钾。

（3）大剂量可致青霉素脑病，多见于婴儿、老年人。

（4）大剂量可干扰凝血机制，导致出血倾向。

（5）长期、大剂量可引起二重感染。

（6）**大剂量用于螺旋体感染可致吉海反应（赫氏反应），如寒战、咽痛、心率加快等症状，**发生于青霉素初始治疗后6～8h；联用糖皮质激素可减轻。

2. **禁忌** 有青霉素过敏史者禁用。

3. 萘夫西林、苯唑西林、双氯西林主要经非肾途径消除，即使患者存在严重肾功能衰竭，也不需要调整剂量；氨苄西林、哌拉西林、替卡西林，肾功能不全者需根据肾功能调整给药剂量。

（三）药物相互作用

①丙磺舒、阿司匹林、磺胺等药可延缓青霉素排泄而延长半衰期，②青霉素类抗菌药可增强华法林的抗凝作用；**③与氨基糖苷类抗菌药不能在同一容器中混合。**

三、代表药品

1. **青霉素** 低毒，高效、过敏反应发生率高，不耐酸、不耐酶、窄谱。

【适应证】 ①溶血性链球菌感染：如咽炎、扁桃体炎、猩红热。②肺炎链球菌感染：如肺炎、中耳炎。③草绿色链球菌心内膜炎：与氨基糖苷类联合应用。④白喉；炭疽；破伤风、气性坏疽。⑤螺旋体感染：梅毒、钩端螺旋体病、可归热；大剂量也可用于流行性脑脊髓膜炎（大剂量，**不是首选**），淋病等。

2. **阿莫西林——广谱青霉素**

【适应证】 可口服，广谱，作用于对青霉素敏感的革兰阳性菌及部分革兰阴性杆菌，不耐酶，作用没有青霉素强，用于上、下呼吸道感染，尿路感染等治疗，也可用于大肠埃希菌等感染。与克拉霉素和兰索拉唑联合治疗幽门螺杆菌感染。

成人口服常用剂量一次 0.5g，每 6~8h 给药 1 次。

3. **苄星青霉素**

【适应证】 用于预防风湿热，成人一次 60 万 U~120 万 U，每 2~4 周 1 次；治疗各期梅毒螺旋体感染，成人一次 240 万 U，每周 1 次，深部肌内注射，连用 2~3 周；也可用于控制链球菌感染的流行。

口诀 抑制菌体转肽酶，干扰胞壁用青霉。

　　　对阳性菌作用大，过敏反应也可怕。

　　　用前皮试不能忘，过敏休克用肾上。

第三节　头孢菌素类抗菌药物

一、药理作用

头孢菌素类药物可分为四代。第一代：注射用**头孢唑林**、头孢拉定，口服制剂头孢拉定、头孢氨苄和头孢羟氨苄等；第二代：注射用**头孢呋辛**、头孢替安，口服制剂有头孢克洛、头孢呋辛酯、头孢丙烯等；第三代：**注射用头孢噻肟、头孢曲松、头孢他啶、头孢哌酮，口服制剂头孢地尼、头孢克肟、头孢泊肟酯等（抗铜绿假单胞菌）；**第四代：**注射用头孢吡肟、头孢吡罗、头孢克定等。**

头孢菌素类的分代及各代抗菌药的作用特点：

对 G^+ 菌　　　　　　　　第一代 > 第二代 > 第三代

对 G^- 杆菌　　　　　　　第一代 < 第二代 < 第三代

β-内酰胺酶稳定性　　　　第一代 < 第二代 < 第三代

对肾毒性　　　　　　　　第一代 > 第二代 > 第三代

第四代为广谱、作用强、不易抗药，半衰期长，无肾毒性。

第一代主要用于 G^+ 菌感染，对肾脏有毒性；第二代对 G^+ 菌、G^- 菌均有较强的作用，主要用于 G^+ 菌、G^- 菌感染，有一定肾毒性；第一、二代在围手术期均可用于预防感染。**第三代对革兰阴性菌、铜绿假单孢菌及厌氧菌均有较强的抗菌作用**，血浆半衰期长，**对肾基本无毒性**，主要用于**严重耐药甚至威胁生命的严重 G⁻ 杆菌和阳性敏感菌感染**，病原未明感染的经验性治疗及院内感染；第四代对 G^+ 菌、G^- 菌、厌氧菌显示广谱的抗菌活性，主要用于**第三代头孢菌素耐药的 G⁻ 杆菌引起的重症感染，可作为第三代的替代药**。

二、临床用药评价

（一）作用特点

第一代头孢菌素血浆半衰期短，脑脊液中浓度低。

第二代头孢菌素脑脊液中浓度低（头孢呋辛除外）。

第三代头孢菌素血浆半衰期长，体内分布广，组织穿透力强。

第四代头孢菌素体内分布广泛，半衰期长，头孢吡肟有引发癫痫发作的风险。

（二）药物相互作用

头孢类药物与氨基糖苷类不能在同一容器中混合；与抗凝血药合用增加出血风险；**头孢曲松与多种药物存在配伍禁忌，故一般单独给药**。

（三）典型不良反应和禁忌

1. 典型不良反应

（1）常见过敏反应：可发生可逆性中性粒细胞减少症，一过性嗜酸性细胞增多症和血小板减少症，长期、**大量应用可致维生素 K 缺乏、抗生素相关性腹泻、二重感染**。

（2）交叉过敏反应：患者对一种头孢菌素或头霉素过敏者，对其他头孢菌素或头霉素也可能过敏。

（3）**双硫仑样反应**：头孢结构上存在与双硫仑分子结构类似的甲硫四氮唑活性基团，在用药期间或之后 5～7 日内饮酒，可引起双硫仑样反应，如皮肤发红、发热、头晕、头痛、胸闷、气急、言语混乱、话语多，咽喉刺痛，口中有大蒜味，还可出现心动过速，血压下降，有的可出现精神错乱、大小便失禁。含甲硫四氮唑基团药物有头孢孟多、头孢替安、头孢尼西、头孢哌酮、头孢甲肟、头孢匹胺；**头孢曲松不具有甲硫四氮唑侧链，但含甲硫三嗪基团，也可引起此类反应。一旦发生双硫仑样反应立即吸氧、地塞米松 5～10mg 静脉滴注、补液及利尿**。

2. 禁忌 ①有过敏史者禁用，禁与含乙醇的药物合用，如藿香正气水。②对于重度肾衰患者，除头孢曲松外，所有头孢类药物的剂量均需调整。③哺乳期妇女用药期间应暂停用药。

三、代表药品

1. 头孢唑林

【适应证】治疗敏感细菌所导致的下列感染：①革兰阳性球菌所致呼吸道感染；②革兰阴性菌所致尿路感染；③甲氧西林敏感金黄色葡萄球菌所致心内膜炎和皮肤及软组织感染；④敏感菌所致胆道感染；⑤甲氧西林敏感金黄色葡萄球菌所致骨、关节感染；⑥用于预防术后切口感染；⑦由于本品对血－脑屏障穿透性较差，因此本品不宜用于中枢神经系统感染。

【用法用量】肌内、静脉注射或静脉滴注。

2. 其他 头孢他啶为目前头孢类抗铜绿假单孢菌最强者，也可用于淋病的治疗；头孢噻肟可作为儿童脑膜炎选用药物；头孢曲松用于轻、中度敏感菌感染，成人及 12 岁以上儿童一日 1 次给药，严禁与含钙的注射液（葡萄糖酸钙、氯化钙、复方氯化钠、乳酸钠林格注射液）直接混合，避免生成头孢曲松钙白色沉淀，堵塞毛细血管，增加发生结石的危险性；不得用于高胆红素血症的新生儿和早产儿。

第四节 β-内酰胺酶抑制剂及其与β-内酰胺类抗生素配伍的复方制剂

1. 药理作用 β-内酰胺酶抑制剂：克拉维酸（棒酸）、舒巴坦、他唑巴坦，有不可逆、竞争性 β-内酰胺酶的抑制作用，抗菌谱广，抗菌活性低，常与其他 β-内酰胺类抗生素做成复方制剂，用于需要抗菌药物广覆盖的感染，以增强抗菌作用。

2. 作用机制 克拉维酸、舒巴坦、他唑巴坦、阿维巴坦均为 β-内酰胺酶抑制剂，其内在抗菌活性极弱。阿维巴坦为非 β-内酰胺结构的可逆的 β 内酰胺酶抑制剂，其他为不可逆 β 内酰胺酶抑制剂。舒巴坦对酶的亲和力更强；舒巴坦的抑酶活性比克拉维酸低，但稳定性增强。他唑巴坦抑酶广度和活性都强于克拉维酸和舒巴坦；头孢他啶阿维巴坦对大部分产 β-内酰胺酶及部分产碳青霉烯酶的细菌有抗菌活性。这些酶抑制剂均不能抑制 B 类金属碳青霉烯酶。

第五节 碳青霉烯类抗菌药物

碳青霉烯类抗菌药物：亚胺培南、帕尼培南、美罗培南、厄他培南等。抗菌谱最广，对革兰阳性菌、革兰阴性菌、需氧菌、厌氧菌包括产 ESBL 菌株均有很强的抗菌活性，适用于耐药菌感染和多种细菌感染，不适用于脑膜炎的治疗，一般不用于治疗社区获得性感染，更不宜用于预防感染；β-内酰胺酶高度稳定，与青霉素和头孢无交叉耐药性，为强的 β-内酰胺酶稳定剂；对青霉素及头孢菌素类过敏者，用本类药可发生交叉过敏反应。厄他培南的抗菌谱比亚胺培南或美罗培南窄。在脑脊液中浓度较低，不推荐用于中枢神经系统感染。

亚胺培南在体内可被肾小管细胞的二肽酶灭活，若与该脱氢肽酶特异性抑制剂——西司他丁配伍（泰能），可保护亚胺培南，防止其在肾被破坏，保持体内活性；亚胺培南、西司他丁可引起中枢神经严重不良反应，对于已有中枢神经疾病患者如脑损伤和癫痫病史者可引起中枢神经系统严重不良反应，长期应用可出现维生素 K、维生素 B 族缺乏症；泰能适用于耐药细菌感染和多种细菌的混合感染。本类药与丙戊酸钠合用时，可促使丙戊酸钠代谢，导致其血药浓度降低至有效浓度以下。肝功能损害者使用不需要调整剂量，肾功能不全者使用，所有碳青霉烯类均应减量。

一般为静脉滴注给药，亦可肌内注射，严禁静脉注射。

第六节 其他 β-内酰胺类抗菌药物

1. **头霉素类** 头孢西丁、头孢美唑、头孢米诺：与头孢菌素结构相似，抗菌谱、抗菌活性与第二代头孢菌素相同，对大多数超广谱 β-内酰胺酶稳定，且对厌氧菌具抗菌活性。

2. **单酰胺菌素类** 氨曲南。耐酶、与青霉素、头孢菌素无交叉过敏反应；窄谱抗菌药，仅对需氧革兰阴性菌有效；氨基苷替代品；氨曲南与青霉素类没有交叉过敏反应的 β-内酰胺类，可用于青霉素、头孢菌素过敏的替代药物。

3. **氧头孢烯类** 拉氧头孢、氟氧头孢。抗菌谱和药理作用特点与第三代头孢噻肟相似，对多种革兰阴性菌及厌氧菌有较强作用。

4. **典型不良反应和禁忌** 头霉素类药头孢美唑、头孢替坦、头孢米诺或氧头孢烯类药物拉氧头孢、氟氧头孢使用期间或之后 5~7 日内饮酒、服用含有乙醇药物、食物以及外用乙醇可发生"双硫仑样"反应。用药期间禁止饮酒及外用乙醇，以免发生双硫仑样反应。

第七节 氨基糖苷类抗菌药物

1. **主要药物** 链霉素、庆大霉素、卡那霉素、妥布霉素、奈替米星、阿米卡星等。

2. **药理作用** 主要对需氧菌阴性杆菌、铜绿假单胞菌、结核杆菌等 G^- 菌作用好，如庆大、妥布对铜绿假单胞菌较敏感，链霉素、卡那霉素、阿米卡星对结核杆菌也有良好的作用，且抗菌活性明显强于其他药物，对多数革兰阳性菌作用较差，但对金黄色葡萄球菌有较好抗菌作用，对各种厌氧菌无效。现仍被用于需氧菌阴性杆菌所致的**严重感染，治疗急性感染通常疗程不能超过 7~14 日**。具抗生素后效应和首剂现象即初次接触效应。

3. **作用机制** 主要是抑制细菌蛋白质的合成，包括：①起始阶段；②肽链延伸阶段；③终止阶段。

4. **作用特点** 氨基糖苷类药为浓度依赖性速效杀菌剂，**对繁殖期和静止期的细菌均有杀菌作用**。在碱性环境中抗菌作用增强，对革兰阳性球菌和革兰阴性杆菌均有明显的抗生素后效应（PAE），日剂量一次给药，尽量减少给药次数，达到满意杀菌效果的同时降低不良反应。氨基糖苷类药对全身性感染的给药方法以静脉滴注 20~30min 最为常用。

5. **药物相互作用** 不能与 β-内酰胺类药在同一容器中混合，本类药之间可增加不良反应，与神经-肌肉抑制剂合用增加肌毒性，与卷曲霉素、顺铂、依他尼酸、呋塞米或万古霉素等有肾毒性、耳毒性的药合用会增加肾毒性、耳毒性。

6. **典型不良反应和禁忌**

（1）典型不良反应：耳毒性、肾毒性、神经-肌肉阻断作用和过敏反应，甚至引起过敏性休克，尤其是链霉素。氨基糖苷类的肾毒性通常是可逆的，但耳毒性不可逆。

庆大霉素等氨基糖苷类不可快速静脉滴注给药，以避免神经-肌肉接头阻滞作用发生，引起肌毒性，如呼吸抑制，静脉注射钙盐可对抗肌毒性。

（2）禁忌：有**过敏反应和严重毒性反应者禁用**，奈替米星、妥布霉素、大观霉素等**禁用于妊娠期妇女和新生儿**；重症肌无力、帕金森患者应避免使用本类药。

口诀　氨基苷类阴菌怕，抑制蛋白作用大。

铜绿假单用庆大，治结核用链卡那。

鼠疫首选链霉素，对症下药把病化。

不良反应是耳聋，肾毒神经也害怕。

第八节　大环内酯类抗菌药物

大环内酯类分类：第一代以**红霉素**为代表，第二代以**罗红霉素、克拉霉素、阿奇霉素**为代表，第三代主要是**泰利霉素**。

1. **药理作用**　本类药物在**低浓度时为抑菌剂，高浓度时可有杀菌作用**。

2. **抗菌谱**　与青霉素相似但略广；对军团菌、肺炎支原体、百日咳、空肠弯曲菌肠炎、衣原体、淋球菌和厌氧消化球菌有较强的抑制作用；对产 β - 内酰胺酶的葡萄球菌和耐甲氧西林金黄色葡萄球菌也有一定抗菌活性。

3. **作用机制**　本类药物与细菌核糖体的 **50S 亚基**结合，竞争性阻断了肽链延伸过程中的肽基转移作用与（或）移位作用，从而终止了蛋白质的合成。

4. **作用特点**

（1）红霉素不耐酸，在胃易被破坏，适宜在肠吸收，**一般服用其肠溶片或酯化物**，第二、三代对酸稳定性好，不需肠衣保护，口服吸收好，生物利用度高，红霉素、红霉素酯化物，克拉霉素为肝药酶抑制剂。本类药速释制剂和口服混悬液可空腹服用，也可与食物同服，但阿奇霉素缓释混悬液应空腹服用，克拉霉素缓释片剂应与食物同服。

（2）本类药广泛**分布于除脑组织和脑脊液外的各种组织和体液中**，在肝、肾、肺、胆汁中的药物浓度高于同期血浆药物浓度。

5. **药物相互作用**

（1）**与氯霉素或林可霉素合用，因竞争药物的结合位点，产生拮抗作用**。

（2）与其他肝毒性药合用可能增强肝毒性，大剂量应用或与耳毒性药合用，尤其肾功能不全者，可能增加耳毒性。

（3）红霉素、红霉素酯化物、克拉霉素可抑制肝药酶。

6. **主要不良反应**　消化道反应，如呕吐、腹胀、腹痛、腹泻；还可引起肝毒性常见于用**药后 10 日**。老年人静注速度过快可致心脏毒性，如尖端扭转型心动过速，耳聋，前庭功能亦可受损；这类药物中耐受性最好的通常是阿奇霉素，其次是克拉霉素和红霉素。因为泰利霉素可能引起严重不良事件，所以目前很少使用。

7. **适应证**

（1）军团菌病、支原体肺炎、空肠弯曲菌肠炎等，红霉素为首选用药。

（2）克拉霉素**用于幽门螺杆菌的感染**，可与奥美拉唑、替硝唑三药联合用于治疗胃溃疡，有效率高。

（3）阿奇霉素用于肺炎支原体所致社区获得性肺炎。

第九节　四环素类抗菌药物

1. 四环素类药包括：**四环素、金霉素、土霉素**（天然）、**美他环素、多西环素、米诺环素、地美环素**（半合成）。本类药为**快速抑菌剂，常规浓度时有抑菌作用，高浓度时对某些细菌呈杀菌作用。**

2. 广谱，尤其适用于立克次体、支原体、衣原体感染，其他包括：螺旋体，G^+、G^- 需氧菌和厌氧菌感染，对某些原虫有作用。对阳性菌的抑制作用强于阴性菌，对铜绿假单孢菌无抗菌作用。

3. 主要用于**肺炎支原体、衣原体、立克次体及螺旋体（四体）感染。**尤其适用于如立克次体引起的斑疹伤寒和布鲁菌病，四环素为重要药物。

4. 作用机制：四环素类药物**与细菌核糖体的 30S 亚基结合，抑制细菌蛋白质合成。**

5. 在肠道具有螯合作用，如可使地高辛的肝－肠循环减少，主要以原型经肾排泄。

6. 典型不良反应为**二重感染**，如发生难辨梭状菌性抗生素相关性腹泻；对骨、牙生长的影响；有肝损害、肾毒性，长期使用可引起维生素缺乏，肝、肾功能不全时应减量慎用。

7. 四环素（多西环素除外）与多价阳离子（铝离子、钙离子、铁离子和镁离子）、次水杨酸铋、铁剂等同时使用时，会与这些阳离子螯合，吸收降低。**四环素类与钙离子形成的螯合物在体内呈黄色。**

脂溶性排序：米诺环素 > 多西环素 > 四环素。组织渗透能力与脂溶性有关。

8. 药物相互作用

（1）与碳酸氢钠、钙剂、镁剂或铁剂合用，吸收减少。

（2）其他肝毒性药物合用加重肝损害。

（3）与甲氧氟烷合用有导致致命性肾毒性的报道。

9. 典型不良反应和禁忌：引起牙釉质发育障碍和变黄，且有致畸作用，妊娠期妇女和准备怀孕者禁用，**8 岁以下儿童禁用。**

10. **米诺环素、多西环素**常用于严重痤疮的治疗，**米诺环素**由于**具前庭神经毒性，已不用于脑膜炎的治疗。**

第十节　林可霉素类抗菌药物

1. 代表药物为**林可霉素、克林霉素。**

2. 主要对**需氧和厌氧的 G^+ 菌，尤其是球菌有良好的抗菌作用；**对部分需氧的 G^-球菌、人型支原体及沙眼支原体有效，**对革兰阴性杆菌和肺炎支原体无效。**

3. 主要**用于厌氧菌感染**，用于革兰阳性菌引起的各种感染和厌氧菌严重感染。

4. **克林霉素**比林可霉素的抗菌活性强 4 ~ 8 倍，为**金黄色葡萄球菌引起的急慢性骨髓炎及关节炎首选药。**因不能透过血－脑脊液屏障，**不能用于脑膜炎。**

5. 林可霉素类抗菌药物的作用机制与大环内酯类药相同，即与**细菌核糖体的 50S**

亚基结合，从而抑制细菌蛋白质的合成。

6. 林可霉素类药属于时间依赖性抗菌药物，给药原则一般应按每日分次给药。

7. 林可霉素与克林霉素存在着完全交叉耐药性，本类药与大环内酯类也存在交叉耐药性。

第十一节　糖肽类抗菌药物

1. **代表药**　糖肽类：万古霉素、去甲万古霉素、替考拉宁。

2. **万古霉素**　主要对 G^+ 菌有效：葡萄球菌（包括耐甲氧西林金黄色葡萄球菌）、肺炎链球菌，厌氧菌、炭疽、白喉、破伤风；对 G^- 菌作用弱；抗菌活性强，属于杀菌剂，主要经肾脏以原型药形式排泄，有肾毒性。临床主要用于耐药金葡菌或对 β - 内酰胺类抗菌药物过敏的严重感染，万古霉素口服也可用于治疗难辨梭状杆菌引起的伪膜性肠炎。

3. **作用机制**　糖肽类抗菌药物万古霉素与细菌细胞壁前体肽聚糖末端的丙氨酰丙氨酸形成复合物，干扰甘氨酸五肽的连接，抑制细菌细胞壁的合成。糖肽类药为具有长 PAE 的时间依赖性杀菌剂。

4. **药物相互作用**

（1）与氨基糖苷类、两性霉素 B、阿司匹林及其他水杨酸盐类、注射用杆菌肽及布美他尼、卷曲霉素、卡氮芥、顺铂、环孢素、依他尼酸、巴龙霉素及多黏菌素类药物等合用或先后应用，可增加耳毒性及肾毒性。

（2）与抗组胺药、布克利嗪、赛克力嗪、吩噻嗪类、噻吨类及由美苄胺等合用时，可能掩盖耳鸣、头昏、眩晕等耳毒性症状。

5. **典型不良反应**　①**耳毒性**：听力减退，甚至耳聋。②**肾毒性**：急性肾功能不全、肾衰竭。③**红颈综合征或红人综合征**：万古霉素快速滴注时可出现血压降低，甚至心搏骤停，上部躯体发红、胸背部肌肉痉挛。④过敏反应及过敏样症状（皮疹、瘙痒）。

替考拉宁引起的"红人综合征"明显较万古霉素少见；而血小板减少的发生率则在替考拉宁组较为常见，常用剂量下替考拉宁的肾毒性较万古霉素稍低。

6. **禁忌**　①万古霉素与替考拉宁有交叉过敏反应，对万古霉素、去甲万古霉素和替考拉宁过敏者禁用；②妊娠期妇女应避免使用，哺乳期妇女使用期间应暂停哺乳。

7. **用药注意**　苯海拉明和减慢万古霉素输注速度可以避免红人综合症的发生，静脉滴注速度至少在 60min 以上。肾功能不全者应调整用量。

第十二节　酰胺醇类抗菌药物

1. 代表药物有**氯霉素、甲砜霉素及无味氯霉素**。酰胺醇类主要作用于细菌 70S 核糖体的 50S 亚基，抑制细菌蛋白质的合成。高浓度时或对本品高度敏感的细菌也呈杀菌作用。

2. 广谱，对革兰阴性菌作用强于阳性菌，对伤寒、流感、脑膜炎球菌、淋球菌有杀菌作用。氯霉素能通过血 - 脑屏障，可用于脑膜炎的治疗，对四体有抑制作用，但对铜绿假单胞菌、**分枝杆菌、真菌、病毒和原虫无效**。

3. 主要用于 **G⁻ 菌引起的严重感染，如伤寒、副伤寒**。

4. 氯霉素为**药酶抑制剂**，使苯妥英钠的毒性增加，与维生素 B$_6$ 有拮抗作用，可引起贫血或周围神经炎，与抗肿瘤药合用可增加骨髓抑制作用，与红霉素、林可霉素竞争靶位产生拮抗作用。

5. 氯霉素可降低线粒体内膜上铁螯合酶的活性，抑制血红蛋白的合成，骨髓中红细胞内空泡形成而引起严重的**骨髓抑制、再生障碍性贫血，可透过血 – 胎盘屏障，引起灰婴综合征**等严重不良反应。

6. 妊娠期，尤其是妊娠后期，哺乳期，早产儿，新生儿应尽量避免使用氯霉素，儿童可服用无味氯霉素；精神病患者禁用。肾功能不良者使用甲砜霉素时需小剂量。

第十三节　氟喹诺酮类抗菌药物

1. 喹诺酮类共分四代。第一代已淘汰；第二代：吡哌酸，仅在基层医疗单位应用；第三代喹诺酮类药有：**诺氟沙星、培氟沙星、氧氟沙星、洛美沙星、氟罗沙星、左氟沙星、环丙沙星、司帕沙星、左氧氟沙星**；第四代有莫西沙星、加替沙星、吉米沙星、安妥沙星。

2. 作用机制为喹诺酮类可选择性干扰细菌 DNA 回旋酶或拓扑异构酶Ⅳ；该作用为高选择性。喹诺酮类药物不受质粒传导耐药性的影响，与其他种类抗菌药物间无交叉耐药性。

3. 本类药**抗菌谱广**，且作用强，口服吸收好，组织药物浓度高，同时可通过血 – 脑屏障；对革兰阳性、阴性菌均具有良好抗菌作用，对革兰阴性杆菌具有强大抗菌活性。**既可用于需氧菌又可用于厌氧菌，还可用于混合感染**；第四代的抗菌谱是目前为止最大的，对大部分厌氧菌、革兰阳性菌的抗菌活性也明显提高。对治疗某些严重感染性脑膜炎有作用。

4. 环丙沙星对需氧革兰阴性杆菌抗菌活性尤其高，对铜绿假单胞菌属的大多数菌株具良好抗菌作用，对厌氧菌作用差。

5. 左氧氟沙星系氧氟沙星的左旋异构体，对大多数临床分离菌的抗菌活性为氧氟沙星的 2 倍。

6. 莫西沙星具广谱抗菌作用，对甲氧西林或苯唑西林敏感金黄色葡萄球菌，具高度抗菌活性，**对肠球菌作用略差**，对铜绿假单胞菌的作用较环丙沙星略差，对**肺炎衣原体、肺炎支原体、军团菌等作用优于环丙沙星**，对幽门螺杆菌具有良好的抗菌作用，对脆弱拟杆菌等厌氧菌亦具有较好的抗菌作用，轻、中度肝功能不全和肾损伤患者无需进行剂量调整。

7. 典型不良反应

（1）对骨骼发育造成损伤，可引起**幼龄动物软骨关节病变**，可致患者肌痛、骨关节病损、**跟腱炎或跟腱断裂**；与糖皮质激素合用，老年人发生不良反应风险增加，患者应用后若出现跟腱疼痛，应立即停药，及时就诊。

（2）**用药期间可致血糖紊乱，尤其是加替沙星可致严重的、致死性、双相性血糖**

紊乱——低血糖或高血糖；可致光敏反应，用药期间避免日照。

（3）可引起心电图 **Q－T** 间期延长和尖端扭转性室性心律失常；不宜与已知可使 **Q－T** 间期延长的西沙必利、红霉素、三环类等药物合用。

（4）喹诺酮类与乳酸钙同服后，因螯合作用导致喹诺酮类口服吸收量降低。

8. 妊娠期及哺乳期妇女应避免使用；患有中枢神经系统病变者和以往有过精神病病史，尤其是癫痫病患者禁用；**骨骼系统未发育完全的 18 岁以下儿童不宜使用**；包括外用制剂。

第十四节　硝基呋喃类抗菌药物

1. 代表药有**呋喃妥因、呋喃唑酮、呋喃西林**。其中呋喃唑酮仅用于治疗难以根除的幽门螺杆菌感染。属于广谱抗菌药，对许多需氧革兰阳性球菌和革兰阴性杆菌均具有一定抗菌作用，但对铜绿假单胞菌无活性。细菌对之不易产生耐药性。

2. 呋喃唑酮口服吸收差，肠内浓度高，可用于肠道感染。

3. 呋喃妥因**血浓低，尿浓高，可用于泌尿系统感染**。

4. 可诱发伯氨喹敏感性溶血性贫血，如发生溶血应立即停用本品。本品如发生腹泻应考虑假膜性肠炎的可能，须停用本品，并予以甲硝唑口服。

第十五节　硝基咪唑类抗菌药物

1. 代表药物有**甲硝唑、替硝唑、奥硝唑**等。

2. **抗厌氧菌作用**，具强大抗菌活性，对所有需氧菌无抗菌活性，故需与其他抗需氧菌药物联合使用。

3. **抗原虫**，如滴虫、阿米巴、贾第鞭毛虫，**为肠道和肠外阿米巴病治疗药**。

4. 口服用于艰难梭菌所致的伪膜性肠炎。

5. **联合用药抗幽门螺杆菌**。

6. 甲硝唑、替硝唑与乙醇合用可发生双硫仑反应，奥硝唑对乙醛脱氢酶无抑制作用。

7. 妊娠前 3 个月内禁用。

第十六节　磺胺类抗菌药

1. 磺胺药分类：**肠道易吸收类有长效的磺胺多辛，中效的磺胺嘧啶、磺胺甲噁唑，短效的磺胺异噁唑；局部应用类有肠道难吸收的柳氮磺吡啶；外用磺胺药有磺胺嘧啶银、磺胺米隆**。

2. 磺胺甲噁唑与甲氧苄啶具有协同抑菌和杀菌作用，磺胺甲噁唑作用于二氢叶酸合成酶，干扰叶酸合成的第一步，而甲氧苄啶作用于叶酸合成的第二步，选择性抑制二氢叶酸还原酶的作用，因此二者合用，可使细菌的叶酸代谢受到双重阻断，从而干扰细菌的蛋白合成。

3. 本类药**抗菌谱广，对革兰阳性、阴性菌有抗菌作用**，对衣原体、原虫、少数真菌也有作用；**但对立克次体无效，为抑菌药**。

4. **磺胺类药不良反应**：常见过敏反应、光敏反应、溶血性贫血、**新生儿黄疸、肾损伤可发生结晶尿**。多喝水，合用碱化尿液的碳酸氢钠，**可减轻结晶尿的不良反应**；因影响叶酸代谢可出现白细胞减少、血小板计数减少、高铁血红蛋白性贫血及史蒂文斯－约翰逊综合征。

5. **禁忌：葡萄糖－6－磷酸脱氢酶缺乏者应用本品可发生溶血**；由于磺胺药可与胆红素竞争在血浆蛋白上的结合部位，以致增加了胆红素脑病（核黄疸）发生的危险性，因此该类药物在新生儿及 2 个月以下婴儿的应用属禁忌。

6. 对**流行性脑脊髓膜炎可选用脑脊液浓度高的磺胺嘧啶**；也可作为易感者的预防用药。本品在尿液中溶解度低，出现结晶尿机会增多，故不推荐用于尿路感染的治疗。

7. 复方磺胺甲噁唑为**目前治疗肺孢子菌病的首选药物**。

第十七节 其他抗菌药

1. 本类药有**多黏菌素、磷霉素、利奈唑胺、小檗碱**等。

2. 多黏菌素 B 常用剂型为硫酸多黏菌素 B，多黏菌素 E 常用剂型是硫酸黏菌素和黏菌素甲磺酸盐。

（1）作用机制为与革兰阴性杆菌细胞膜上的磷酸基结合，致细胞膜通透性增加，细菌膨胀、溶解死亡；具有中和内毒素作用。

（2）属窄谱抗菌药物，只对绝大多数革兰阴性杆菌有作用，临床用于对**β－内酰胺类和氨基糖苷类耐药而难以控制的铜绿假单胞菌及其他 G⁻ 杆菌引起的严重感染**。

（3）多黏菌素口服不吸收

口服——**腹泻、急性痢疾、大肠埃希菌所致的肠炎**；肠道手术前准备用药，白血病中性粒细胞缺乏者的感染预防。

局部——**眼、耳、皮肤黏膜感染及烧伤**。

注射——血流感染、中枢神经系统感染等。建议多黏菌素脑室内或鞘内注射。

（4）多黏菌素类有**肾脏损害**不良反应。

3. 磷霉素与催化肽聚糖合成的磷酸烯醇丙酮酸转移酶不可逆性结合，使该酶灭活，阻断细菌细胞壁早期的合成。

（1）对**革兰阳性、阴性菌（铜绿假单胞菌）均有较好的杀菌作用，对多种抗生素耐药的葡萄球菌显示优异的抗菌作用**，但抗菌活性较青霉素类及头孢菌素类差。

（2）口服可用于治疗敏感菌所致急性单纯性下尿路感染和肠道感染；注射剂可用于治疗敏感菌所致呼吸道感染、尿路感染、皮肤软组织感染等。

4. 利奈唑胺属于噁唑烷酮类，是**需氧革兰阳性菌如肠球菌、葡萄球菌（甲氧西林敏感或耐甲氧西林的菌株）的抑菌剂**。

（1）作用机制：与细菌核糖体 50S 亚单位结合，通过与其他抗菌药不同环节抑制蛋白质的合成，故与其他类别的抗菌药之间不太可能存在交叉耐药性；为抑菌剂，但对肺炎链球菌等链球菌为杀菌剂。

（2）适应证：用于仅对甲氧西林敏感菌株或耐甲氧西林的菌株所致的社区获得性肺炎及各种感染的治疗、耐万古霉素屎肠球菌引起的感染以及其他敏感菌引起的院内、社区获得性肺炎等。

（3）注意事项：**用药超过 1 周，引起血小板减少，用药超过 2 周会引起白细胞计数减少，应每周进行全血细胞计数检查，**可能发生假膜性结肠炎、可能发生乳酸性酸中毒、可能出现视力损害。具有轻度可逆的、非选择性的单胺氧化酶抑制剂作用。

5. 替加环素为一新型四环素类药。通过与核糖体 30S 亚单位结合、而抑制细菌蛋白质合成。具有广谱抗菌活性，革兰阳性菌，革兰阴性菌和厌氧菌，但对铜绿假单胞菌无抗菌活性；替加环素不受 β - 内酰胺酶（包括超广谱 β - 内酰胺酶）的影响。**替加环素为抑菌剂。可致牙齿永久性变色（黄色 - 灰色 - 棕色），8 岁以下儿童禁用。**

第十八节　抗结核分枝杆菌药

1. **抗结核药分类**　第一线抗结核药有：异烟肼、利福平、乙胺丁醇、吡嗪酰胺等；第二线抗结核药毒副作用通常较多而重，不常用于临床。

2. **异烟肼**

（1）**前药，**可被分枝杆菌的过氧化氢酶激活，阻碍结核菌细胞壁中磷脂和分枝菌酸的合成，从而使细菌丧失抗酸性而死亡；故只能选择性作用于结核分枝杆菌。对**繁殖期、静止期细菌有强大杀菌作用，**对细胞内、外的结核杆菌均有作用，对细胞内结核菌的杀灭作用比链霉素强 500 倍，**是全效杀菌剂。**

（2）结核菌对本品易产生耐药性，与其他抗结核药物合用后，可以明显地延缓或防止耐药菌的出现。

（3）异烟肼为治疗**结核病的主要药物，**单用于结核病预防。①人类免疫缺陷病毒（HIV）感染者；②与新诊断传染性肺结核患者有密切接触的结核菌素阳性幼儿和青少年；③未接种卡介苗 5 岁以下儿童结核菌素试验阳性者；④结核菌素皮试阳性者。

（4）结核病的治疗不可单独用药，需与其他抗结核药物组成不同的化疗方案，治疗不同类型的结核病。

（5）**异烟肼有肝脏毒性，**可和维生素 B_6 结合成腙，排出体外，慢乙酰化者使机体缺少维生素 B_6 **引起周围神经炎，**每日服用维生素 B_6 10 ~ 50mg **可预防；**但大剂量维生素 B_6 可降低异烟肼的抗菌活性因而影响疗效。一般结核病患者应用本品时无需常规服用维生素 B_6。

（6）含铝剂抗酸药可延缓并减少异烟肼口服后的吸收，使血药浓度减低，故应避免两者同时服用。

3. **利福平**

（1）**广谱抗菌药，**对结核、麻风杆菌作用强，对繁殖期和静止期的结核杆菌均有效，**低浓度抑菌，高浓度杀菌，**对细胞内、外的结核杆菌均有作用，**强度与异烟肼相当；**此外对革兰阳性、阴性菌，衣原体及某些病毒也有作用。利福平是抗结核化疗中最为主要的两种药物（异烟肼和利福平）之一。

（2）除利福霉素类药物外，本品与其他抗结核药物无交叉耐药性；常与其他抗结核药联合应用以延缓耐药性的产生。为肝药酶诱导剂，肝毒性为主要不良反应；乙醇中毒、肝功能不全者慎用，服药后便尿、唾液、汗液、痰液、泪液等体液和分泌物均为橘红色。

4. 吡嗪酰胺 为烟酰胺的衍生物，其对肝脏有损害，引起痛风等症状，临床较少使用。

可进入含结核杆菌的巨噬细胞内，并渗入结核菌体抗菌，对细胞外及在中性或碱性环境中的结核菌无效，故也称为"半杀菌药"。**作用弱于异烟肼、利福平和链霉素**，与异烟肼、利福平合用有明显协同作用，对异烟肼、链霉素耐药的结核菌也有抗菌效能。

吡嗪酰胺**可引起关节痛（由高尿酸血症引起的）**。

5. 乙胺丁醇 是人工合成抗结核药。

（1）乙胺丁醇与二价离子锌络合，阻碍核糖核酸的合成，抑制结核菌的生长；**对繁殖期结核杆菌**和其他分枝杆菌均有**较强的抑制作用**，对静止期细菌几乎无作用；具有杀菌作用，并能在细胞内、外发挥抗菌作用。13岁以下儿童不宜使用。

（2）常见大量用药可致**球后视神经炎**，每日剂量25mg/kg以上时易发生。常见视力下降、眼痛、红绿色盲，视野缩小等症状。

第十九节 抗真菌药

真菌感染分为浅表部真菌病和侵袭性真菌病。浅表部是指表皮、毛发和指（趾）甲等部位的真菌感染，侵袭性真菌病是指侵犯真皮黏膜和组织内脏的疾病。

抗真菌药按化学结构不同分类。①多烯类：两性霉素B、制霉菌素；②唑类：咪唑类，酮康唑；三唑类，伊曲康唑；③丙烯胺类：特比萘芬；④棘白菌素类：卡泊芬净、阿尼芬净；⑤嘧啶类：氟胞嘧啶；⑥其他：灰黄霉素、阿莫罗芬、利拉萘酯，环吡酮胺等。

本节主要介绍深部抗真菌药。

第一亚类 多烯类

两性霉素B及其含脂制剂 两性霉素B为广谱抗真菌药，曾为治疗深部真菌感染的标准药物，目前仍为深部真菌感染的主要选用药物之一，然而其明显的肾毒性和输注相关不良反应等缺点限制了其临床应用，两性霉素B含脂制剂的抗菌谱、抗菌活性和临床疗效与两性霉素B去氧胆酸盐相仿，但肾毒性反应明显降低。

（1）作用机制：**通过与敏感真菌细胞膜上的甾醇（主要为麦角固醇）相结合，引起细胞膜的通透性改变**，导致细胞内重要物质外漏，从而破坏细胞的正常代谢抑制其生长。**本品亦可结合哺乳类细胞膜中的甾醇（主要为胆固醇）**，这可能是其对动物和人类具有毒性的原因。

（2）抗菌谱：体外对多种真菌具高度抗菌活性，部分曲霉对本品耐药；皮肤和毛发癣菌则大多耐药；本品对细菌、立克次体、病毒等无抗菌活性。

（3）适应证：两性霉素B**静脉滴注用于真菌性肺炎、心内膜炎、尿路感染等**；两性酶素 B 尚可作为美洲利什曼原虫病的替代治疗药物。配制静脉输液时；应先用灭菌注射用水 10ml 溶解，然后用 5% 葡萄糖注射液稀释，因可产生沉淀，不可用氯化钠注射液稀释。每次滴注时间需 6h 以上。

（4）不良反应：**十分常见高热、寒战症状**；通常发生在输入给药后 15～20min；**本类药可引起肾损伤和红细胞膜损伤**；几乎所有患者均出现不同程度的肾损害，明显的肾毒性和输注相关不良反应等缺点限制了其临床应用。因肾毒性较大，而**脂质体两性霉素 B** 对真菌细胞膜上的麦角固醇类亲和力较高，可提高抗真菌活性。但肾毒性反应明显降低；血液系统毒性反应：有正常红细胞性贫血，偶可有白细胞或血小板减少。

第二亚类　吡咯类

吡咯类抗真菌药包括咪唑类（Imidaziole）和三唑类。

唑类药物**抗真菌谱广**，对多数浅表和深部真菌有效，是**目前治疗真菌感染的主力军。**

1. 咪唑类

（1）**酮康唑为广谱抗真菌药**，对多种浅表和深部真菌均显示活性，但由于该药严重的肝毒性，目前已很少用于治疗系统性真菌感染。

（2）克霉唑、咪康唑和益康唑口服吸收均差，目前均主要为局部用药。

2. 三唑类

（1）氟康唑特点为广谱抗菌作用，对念珠菌属和隐球菌属具有抗菌作用，光滑念珠菌对本品呈剂量依赖性敏感，克柔念珠菌通常耐药；**曲霉属对本品耐药**。

（2）伏立康唑主要用于曲霉属，机制是抑制真菌中由细胞色素 P450 介导的 14α - 甾醇去甲基化，抑制真菌细胞膜主要固醇类——麦角固醇的生物合成。

伏立康唑不但是 CYP2C9、CYP2C19 和 CYP3A4 酶的底物，也是其抑制剂，可和多种药物发生相互作用。

（3）泊沙康唑和艾沙康唑可覆盖毛霉菌属。

第三亚类　棘白菌素类

棘白菌素类：代表药有**卡泊芬净、米卡芬净**。本类药抗菌谱较广，抗菌活性强，**对念珠菌、曲霉菌等均具较好活性，对隐球菌属作用差。**

卡泊芬净

（1）本类药抗菌谱较广，抗菌活性强，**为杀菌剂**。

（2）**作用机制**：通过非竞争性抑制 β-（1,3）-D-糖苷合成酶，**从而破坏真菌细胞壁糖苷的合成**。哺乳动物无类似的细胞壁合成过程。

（3）适用于治疗：①念珠菌血流感染和下列念珠菌感染；②食道念珠菌病；③难治性或不能耐受其他抗真菌药物治疗［如两性霉素 B、两性霉素 B 含脂复合制剂和（或）伊曲康唑］的侵袭性曲霉病；④中性粒细胞缺乏伴发热、经广谱抗菌药物治疗无效，疑为真菌感染患者的经验治疗。

第四亚类　其他抗真菌药

氟胞嘧啶：本药在**真菌细胞内胞嘧啶脱氨酶**的作用下，转变为活性产物氟尿嘧啶，阻断胸腺嘧啶合成酶，**抑制 DNA 合成，导致真菌死亡**。氟胞嘧啶口服吸收快而完全，与静滴后的血浆药物浓度相同。氟胞嘧啶为抑菌剂，高浓度时具杀菌作用。本品单用时真菌易对其产生耐药性，主要与两性霉素 B、氟康唑或伊曲康唑等联合治疗隐球菌病和深部念珠菌病。

第十章　抗病毒药

💡**要点提示**

①药物分类及主要作用特点。②抗病毒药物分类。

第一节　抗疱疹病毒药

1. 核苷类——阿糖腺苷、阿昔洛韦、更昔洛韦、伐昔洛韦、泛昔洛韦、喷昔洛韦、缬更昔洛韦、伐更昔洛韦、昔多福韦。

2. 非核苷类——膦甲酸钠、福米韦生、多可沙诺。

一、药理作用与作用机制

治疗疱疹病毒感染的抗病毒药物，主要为核苷或核苷酸类似物，其**抗病毒机制主要为抑制或干扰裂解期病毒 DNA 的合成**。

二、临床用药评价

（一）作用特点

1. **伐昔洛韦**　为阿昔洛韦的 L−缬氨酸酯，属于前药，**在肝脏水解为阿昔洛韦，生物利用度比阿昔洛韦高 3~4.5 倍**。

2. **泛昔洛韦**　口服后代谢为喷昔洛韦，**生物利用度可提高至 77%**。

3. **伐更昔洛韦（VGCV）**　为更昔洛韦的前药，口服生物利用度是更昔洛韦的 10 倍。

4. **昔多福韦**　为开环核苷酸类似物，与阿昔洛韦等核苷类似物有协同作用，且不增加细胞毒性。

5. **福米韦生**　是美国 FDA 批准进入市场的第一个反义寡核苷酸抑制病毒复制药物，主要用于常规治疗无效或不能耐受的 AIDS 患者 CMV 性视网膜炎；与阿昔洛韦等核苷类似物有协同作用，且不增加细胞毒性。

（二）药物相互作用

抗疱疹病毒药物与其他药物存在相互作用，如**伐昔洛韦与齐多夫定（Zidovudine）合用可引起肾毒性**，表现为深度昏睡和疲劳，与丙磺舒竞争性抑制有机酸的分泌，合用丙磺舒可使阿昔洛韦的排泄减慢，半衰期延长，体内药物蓄积。

（三）典型不良反应

某些抗疱疹病毒药物常见不良反应是头痛和恶心。

三、代表药物

阿昔洛韦

【适应证】①单纯疱疹病毒感染，②带状疱疹，③免疫缺陷者水痘的治疗，④急性视网膜坏死的治疗。

【用药注意】静脉滴注每次滴注时间应在 1 小时以上，对更昔洛韦过敏者对本品也过敏，静脉给药可引起肾毒性，用药期间应检查肾功能；新生儿不宜以含苯甲醇的稀释液配制滴注液，否则易引起致命性的综合症。本品呈碱性，应尽量避免配伍使用。

第二节　抗流感病毒药

代表药有神经氨酸酶抑制剂（奥司他韦、扎那米韦、帕拉米韦、扎尼米韦），非糖基化基质蛋白抑制剂（金刚乙胺、金刚烷胺），RNA 聚合酶抑制剂（法匹拉韦、博洛昔韦），细胞血凝素抑制剂（阿比多尔）。

一、药理作用与作用机制

1. 奥司他韦　是其活性代谢产物的药物前体，其活性代谢产物（奥司他韦羧酸盐）是**选择性的流感病毒神经氨酸酶抑制剂**。抑制甲型和乙型流感病毒的神经氨酸酶活性。

2. 金刚烷胺和金刚乙胺抗病毒作用机制

（1）金刚烷胺主要是通过抑制甲型流感病毒的 M_2 蛋白的离子通道，而干扰病毒组装，只对亚洲甲型流感病毒有抑制作用且疗效相似（因乙型流感病毒不携带 M_2 蛋白，故无效）。

（2）可通过影响血凝素而干扰病毒组装。

（3）金刚乙胺为金刚烷胺的衍生物，作用与金刚烷胺类似。是一种具有笼形结构的胺类广谱抗病毒药，影响细胞及溶媒体膜，使病毒核酸不能脱壳，此外，还可以阻止病毒进入细胞，其特点是干扰病毒的早期复制。金刚乙胺的抗病毒作用比金刚烷胺强 $4 \sim 10$ 倍，临床用于亚洲甲型流感病毒感染的预防和治疗。

3. 法匹拉韦抗病毒作用机制　法匹拉韦能够选择性抑制与流感病毒复制有关的 RNA 聚合酶，**是作用机制全新的抗流感病毒药物**。法匹拉韦可被宿主细胞酶磷酸核糖基化生成具有生物活性的法匹拉韦呋喃核糖基 $-5'-$ 三磷酸肌醇（法匹拉韦 RTP），病毒 RNA 聚合酶错误的识别法匹拉韦 RTP，使法匹拉韦 RTP 插入到病毒 RNA 链，或与病毒 RNA 聚合酶结构域结合，阻碍病毒 RNA 链的复制和转录从而起抗病毒作用。

4. 细胞血凝素抑制剂　阿比多尔能增强流感病毒血凝素（**hemagglutinin，HA**）的稳定性，阻止其在酸性环境下转变为融合状态的 HA，从而阻止病毒包膜与宿主细胞膜融合，另外阿比多尔还具有干扰素诱导及免疫调节作用。对甲型流感病毒（H1N1，H5N1，H2N2，H3N2 和 H9N2）及乙型/丙型流感病毒都有抑制作用。阿比多尔临床上已经应用于甲/乙型流感的预防与治疗。

二、临床用药评价

1. 奥司他韦或其活性代谢产物都不是主要的细胞色素 P450 同工酶的底物或抑制剂，所以不会因为对这些酶竞争而引发药物间相互作用。

2. 金刚烷胺与抗胆碱药合用可增加抗胆碱不良反应的危险。

3. 金刚烷胺和抗精神病药等合用可增加锥体外系不良反应的风险。

4. 金刚烷胺和美金刚合用增加中枢神经系统毒性（建议避免合用）。

5. 奥司他韦与疫苗两者之间可能存在相互作用，除非临床需要方可合用。

6. 法匹拉韦与茶碱合用时，血药浓度升高，可能出现药物不良反应。法匹拉韦与泛昔洛韦和舒林酸合用时有可能降低这些药物的疗效。法匹拉韦与瑞格列奈合用时，由于CYP2C8被抑制，使血中瑞格列奈血药浓度增高，有可能出现瑞格列奈的副作用。法匹拉韦导致初期胚胎死亡和胎儿致畸。因此，建议妊娠妇女和有可能妊娠的妇女原则上禁止使用法匹拉韦。

三、代表药品

奥司他韦

【适应证】①用于成人和1岁及以上儿童的甲型和乙型流感治疗；②用于成人和13岁及以上青少年的甲型和乙型流感的预防。

【用法用量】口服。①治疗：在流感症状开始（理想状态为36h内）就应开始治疗。奥司他韦在成人和13岁以上青少年的推荐口服剂量是一次75mg，一日2次，连续5日。②预防：应在密切接触后2日内开始用药，成人一次75mg，一日1次，至少7日。

第三节　抗逆转录病毒药

一、药理作用与作用机制

1. **核苷类逆转录酶抑制药**　去羟肌苷、司他夫定、阿巴卡韦、齐多夫定、扎西他滨、司他夫定、拉米夫定；司他夫定通过细胞激酶磷酸化，形成司他夫定三磷酸盐而发挥抗病毒活性。

2. **非核苷类逆转录酶抑制药**　奈韦拉平、地拉韦定、依非韦仑；奈韦拉平与HIV-1的逆转录酶直接结合并通过破坏该酶的催化位点。

3. **蛋白酶抑制药**　茚地那韦、**利托那韦**、达芦那韦、沙奎那韦、洛匹那韦、奈非那韦、安普那韦；茚地那韦与蛋白酶的活性部位直接结合，是蛋白酶的竞争性抑制剂。

4. **整合酶抑制剂**　拉替拉韦、多替拉韦；可抑制HIV整合酶的催化活性。

5. **进入抑制剂**　恩夫韦肽、马拉韦罗。抑制HIV进入，即阻止HIV与靶细胞的融合被认为是预防HIV感染的关键，进入抑制剂通过此机制产生抗HIV作用。按此作用机制可将HIV进入抑制剂分为以下3类：①黏附抑制剂，以gp120 CD4为研究靶点；②辅助受体抑制剂，以CCR5和CXCR4为研究靶点；③融合抑制剂，以gp41的NHR和CHR以及近膜外侧区为研究靶点。HIV进入抑制剂可以是蛋白多肽类、中和抗体类，也可以是有机小分子。

二、临床用药评价

药物相互作用：依非韦仑是CYP3A4的诱导剂，利托那韦对CYP3A4具有强力抑制作用，CYP2D6也能被本品抑制。利福平是CYP1A2、CYP3A4、CYP2B6等的强力诱导剂。

三、代表药品

去羟肌苷

【适应证】本品与其他抗病毒药物联合使用，**用于治疗Ⅰ型HIV（人免疫缺陷病毒）感染。本品不能治愈HIV感染，注意外周神经病变。**

马拉韦罗

【适应证】联合其他抗反转录病毒的药物用以治疗曾接受过治疗的成人R5型

HIV – 1 感染者。

【用法用量】口服，一次 150mg，一日 2 次，用药谨遵医嘱。

第四节　抗肝炎病毒药

代表药包括核苷类药物（如拉米夫定、替比夫定、阿德福韦、恩替卡韦、替诺福韦），干扰素及治疗慢性丙型肝炎药。

乙型肝炎病毒的复制会持续破坏肝脏，**药物治疗的目的为抑制病毒复制**。蛋白酶抑制剂波普瑞韦和特拉匹韦的上市为丙型肝炎的治疗带来了革命性的改变。

第一亚类　核苷（酸）类药

核苷（酸）类药物（NAs）是**慢性乙型肝炎（CHB）患者抗病毒治疗的主要选择，具有疗效强、总体安全性和耐受性良好、服用方便等优势**。已在我国上市的治疗 CHB 的核苷（酸）类药物包括拉米夫定（LAM）、替比夫定（LdT）、恩替卡韦（ETV）、阿德福韦酯（ADV）和替诺福韦酯（TDF），其中 LAM、LdT 和 ETV 属于核苷类药物，而 ADV 和 TDF 则属于核苷酸类药物。

NAs 类药物的药理作用均为通过**竞争性抑制脱氧核糖核酸（DNA）聚合酶，阻止 HBV – DNA 的复制**。在抑制乙肝病毒 DNA 聚合酶的同时，也可能对人体的 DNA 复制产生影响。

恩替卡韦适用于病毒复制活跃，血清 ALT 持续升高，有活动性病变的慢性成人乙型肝炎的治疗。适用于大于 2 岁的儿童患者。

替诺福韦酯可用于治疗慢性乙肝成人和大于 12 岁的儿童患者，对于妊娠期间首次诊断为慢性乙肝的患者也可应用。

第二亚类　干扰素

干扰素是目前**公认治疗慢性乙型肝炎的重要药物，具有增强清除病毒的免疫功能和直接抑制病毒的作用；停药后复发率较低**。取得持续应答的患者可改善远期预后，减少肝硬化和肝细胞癌的发生率，提高生存率。

聚乙二醇干扰素 α2a

【适应证】①慢性乙型肝炎；②慢性丙型肝炎，最好与利巴韦林联合使用。

第三亚类　治疗慢性丙型肝炎药

在 2013 年治愈率达 98% 的治疗丙肝的创新药索磷布韦上市，丙型肝炎的抗病毒治疗方案开始发生转变。截至 2016 年共有不少于 **6 种的、全口服、高效（ > 95 % ）、低耐药、耐受性好、疗程短（通常为 12 周）的直接作用抗丙肝病毒药物联合治疗方案**。

索磷布韦为聚合酶抑制剂，与维帕他韦做成复方制剂用于初治和复治的非肝硬化及肝硬化患者，不需要联合使用利巴韦林。

利巴韦林

【适应证】本品适用于**呼吸道合胞病毒引起的病毒性肺炎与支气管炎**，皮肤疱疹病毒感染，肝功能代偿期的**慢性丙型肝炎**患者。

第十一章　抗寄生虫药

💡要点提示

药物分类及主要作用特点。

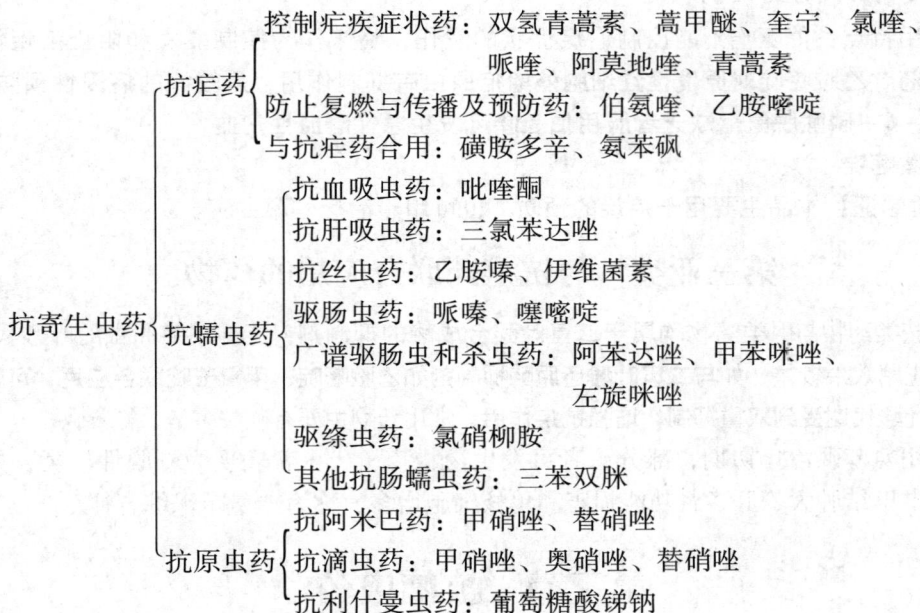

抗寄生虫药
- 抗疟药
  - 控制疟疾症状药：双氢青蒿素、蒿甲醚、奎宁、氯喹、哌喹、阿莫地喹、青蒿素
  - 防止复燃与传播及预防药：伯氨喹、乙胺嘧啶
  - 与抗疟药合用：磺胺多辛、氨苯砜
- 抗蠕虫药
  - 抗血吸虫药：吡喹酮
  - 抗肝吸虫药：三氯苯达唑
  - 抗丝虫药：乙胺嗪、伊维菌素
  - 驱肠虫药：哌嗪、噻嘧啶
  - 广谱驱肠虫和杀虫药：阿苯达唑、甲苯咪唑、左旋咪唑
  - 驱绦虫药：氯硝柳胺
  - 其他抗肠蠕虫药：三苯双脒
- 抗原虫药
  - 抗阿米巴药：甲硝唑、替硝唑
  - 抗滴虫药：甲硝唑、奥硝唑、替硝唑
  - 抗利什曼虫药：葡萄糖酸锑钠

第一节　抗疟药

第一亚类　主要用于控制疟疾症状的抗疟药

一、药理作用与作用机制

青蒿素类药物，**通过影响疟原虫红内期的超微结构**，阻断了疟原虫的营养摄取，疟原虫损失大量胞质和营养物质而又得不到补充，因而很快死亡。

二、临床用药评价

1. **作用特点**　青蒿素易**透过血-脑屏障**进入脑组织，故对脑型疟有效。青蒿素、双氢青蒿素、蒿甲醚对疟原虫红内期有强大且快速的杀灭作用，能迅速控制临床发作及症状。奎宁长疗程可根治恶性疟。

2. **典型不良反应**　当奎宁或氯喹日剂量超过 1g/d 时，**可致"金鸡纳"反应**。

第二亚类　主要用于防止复燃与传播及预防疟疾的药物

一、药理作用与作用机制

伯氨喹抗疟机制可能与干扰 DNA 的合成有关，乙胺嘧啶是二氢叶酸还原酶的抑制剂，对某些恶性疟及间日疟原虫的红外期有抑制作用。

二、临床用药评价

作用特点：伯氨喹不能控制疟疾症状的发作，临床作为控制复发和阻止疟疾传播的首选药。乙胺嘧啶对原发性红细胞外期疟原虫有抑制作用，是较好的病因性预防药。葡萄糖 – 6 – 磷酸脱氢酶缺乏者服用伯氨喹可发生急性溶血性贫血。

乙胺嘧啶

【适应证】本品主要用于疟疾的预防，也可用于治疗弓形虫病。

第三亚类　与抗疟药联合应用的药物

磺胺类药物与砜类药物均属于二氢叶酸合成酶的抑制剂，能抑制疟原虫的叶酸代谢，但单独应用效果较差，如与二氢叶酸还原酶抑制剂如乙胺嘧啶、甲氧苄啶联合应用，可使疟原虫的叶酸代谢受到双重抑制，增强抗疟作用，常用药物主要有磺胺多辛、氨苯砜。

使用氨苯砜治疗初期，部分患者可发生药物疹，严重者表现为剥脱性皮炎，如有发热、淋巴结肿大、肝、肾功能损害和单核细胞增多，称为"氨苯砜综合征"。

第二节　抗蠕虫药

第一亚类　抗血吸虫药

广谱抗吸虫和绦虫药物吡喹酮对虫体的主要药理作用：①使虫体肌肉发生强直性收缩而产生痉挛性麻痹；②使虫体皮层损害与影响宿主免疫功能；③使虫体表膜去极化，皮层碱性磷酸酶活性明显降低，致使葡萄糖的摄取受抑制，内源性糖原耗竭；④可抑制虫体核酸与蛋白质的合成。

第二亚类　抗肝吸虫药

一、药理作用与作用机制

三氯苯达唑（TCBZ）是一类苯并咪唑类衍生物，对线虫没有活性，其作用与目前在人类中使用的其他苯并咪唑驱肠虫药（如阿苯达唑、甲苯咪唑）不同，三氯苯达唑通过转介吸收穿透肝片吸虫，然后抑制寄生虫的运动性，其机制可能与微管结构被破坏导致寄生虫的死亡有关。

二、代表药物

三氯苯达唑

【适应证】用于 6 岁及以上儿童及成人肝吸虫病的治疗。

第三亚类　抗丝虫药

一、药理作用与作用机制

丝虫病在我国仅见班氏丝虫病及马来丝虫病，**治疗药物主要是乙胺嗪、伊维菌素、阿苯达唑**。乙胺嗪对两种丝虫均有杀灭作用。

二、代表药品

1. 乙胺嗪

【适应证】用于治疗班氏丝虫、马来丝虫和罗阿丝虫感染，也用于盘尾丝虫病。对前三者一次或多次治疗后可根治，但对盘尾丝虫病，因本品不能杀死成虫，故不能根治。

2. 伊维菌素

【适应证】本品主要用于治疗盘尾丝虫病和类圆线虫病及钩虫、蛔虫、鞭虫、蛲虫感染。

第四亚类　驱肠虫药

哌嗪具有麻痹蛔虫肌肉的作用，其机制可能为哌嗪在虫体神经－肌肉接头处发挥抗胆碱作用，阻断乙酰胆碱对蛔虫肌肉的兴奋作用，或改变虫体肌肉细胞膜对离子的通透性，影响神经自发冲动的传递；使蛔虫从寄生的部位脱开，随肠蠕动而排出体外。

噻嘧啶是去极化神经－肌肉阻滞剂，具明显的烟碱样作用，使蛔虫产生痉挛，并能持久抑制胆碱酯酶，使虫体肌张力增加而不能自主活动，安全排出体外。**用于蛔虫，钩虫、蛲虫或混合感染**。

第五亚类　广谱驱肠虫和杀虫药

一、药理作用与作用机制

治疗药物主要是阿苯达唑、甲苯咪唑、左旋咪唑。

阿苯达唑为广谱驱虫药，**可阻断虫体对多种营养和葡萄糖的摄取**，导致虫体糖原耗竭，致使寄生虫无法生存和繁殖。

甲苯咪唑可通过与寄生虫肠细胞微管蛋白特异性结合而干扰其细胞微管形成，可使寄生虫肠道超微结构退化，从而破坏寄生虫对葡萄糖的吸收及消化功能，最终导致寄生虫死亡。

左旋咪唑为四咪唑的左旋体，**可选择性地抑制虫体肌肉中的琥珀酸脱氢酶**，使延胡索酸不能还原为琥珀酸，从而影响虫体肌肉的无氧代谢，减少能量产生，左旋咪唑还有免疫调节和免疫兴奋功能。

甲苯咪唑和阿苯达唑是治疗蛔虫病、蛲虫病、钩虫病和鞭虫病的首选药。少数病例特别是蛔虫感染较严重的患者服用甲苯咪唑药后可引起蛔虫游走，造成腹痛或吐蛔虫，甚至引起窒息。

阿苯达唑对妊娠期及哺乳期妇女、准备怀孕的妇女及 2 岁以下儿童禁用。

注意：蛲虫病易自身重复感染，故在治疗 2 周后应重复治疗一次。

二、代表药品

左旋咪唑

【适应证】对蛔虫、钩虫、蛲虫和粪类圆线虫病有较好疗效。

第六亚类　驱绦虫药

一、药理作用与作用机制

驱绦虫药氯硝柳胺能抑制绦虫细胞内线粒体的氧化磷酸化过程，高浓度时可抑制虫体呼吸并阻断对葡萄糖的摄取。**本品对虫卵无杀灭作用。**

二、代表药品

氯硝柳胺

【适应证】用于人体和动物绦虫感染，为治疗牛带绦虫、短小膜壳绦虫、阔节裂头绦虫等感染的良好药物。对猪带绦虫亦有效，但服药后有增加感染囊虫病的可能性。

第七亚类　其他抗蠕虫药

一、药理作用与作用机制

三苯双脒对多种肠道寄生虫有驱除作用，对钩虫皮下组织的超微结构破坏严重，导致细胞核消失或破坏、线粒体消失，对其肠管中心层线粒体等结构均有破坏，产生驱虫作用。

二、代表药品

三苯双脒

【适应证】本品为广谱肠道驱虫药，**用于治疗钩虫（尤其是美洲钩虫）、蛔虫感染。**

第三节　抗原虫药

一、药理作用与作用机制

1. **抗阿米巴药双碘喹啉**　具有广谱抗微生物作用，**其疗效可能与抑制肠内共生性细菌的间接作用有关。**本药只对阿米巴滋养体有作用，对包囊无杀灭作用。本品对虫卵无杀灭作用。

2. **抗利什曼原虫药葡萄糖酸锑钠**　为五价锑化合物，必须还原成三价锑才能发挥作用，对利什曼原虫产生抑制作用，**用于黑热病病因治疗。**

3. **甲硝唑、替硝唑**　有抗滴虫和抗阿米巴原虫作用，也广泛地应用于抗厌氧菌感染。**为治疗阴道滴虫病的首选药物。**

二、代表药品

双碘喹啉

【适应证】用于治疗轻型或无明显症状的阿米巴痢疾，治愈率约为80%。**对肠内阿米巴、无症状的肠阿米巴（带包囊状态）可为首选。**

第十二章　抗肿瘤药

💡**要点提示**

①药物分类、作用机制及主要作用、应用特点。②典型不良反应及应对措施。

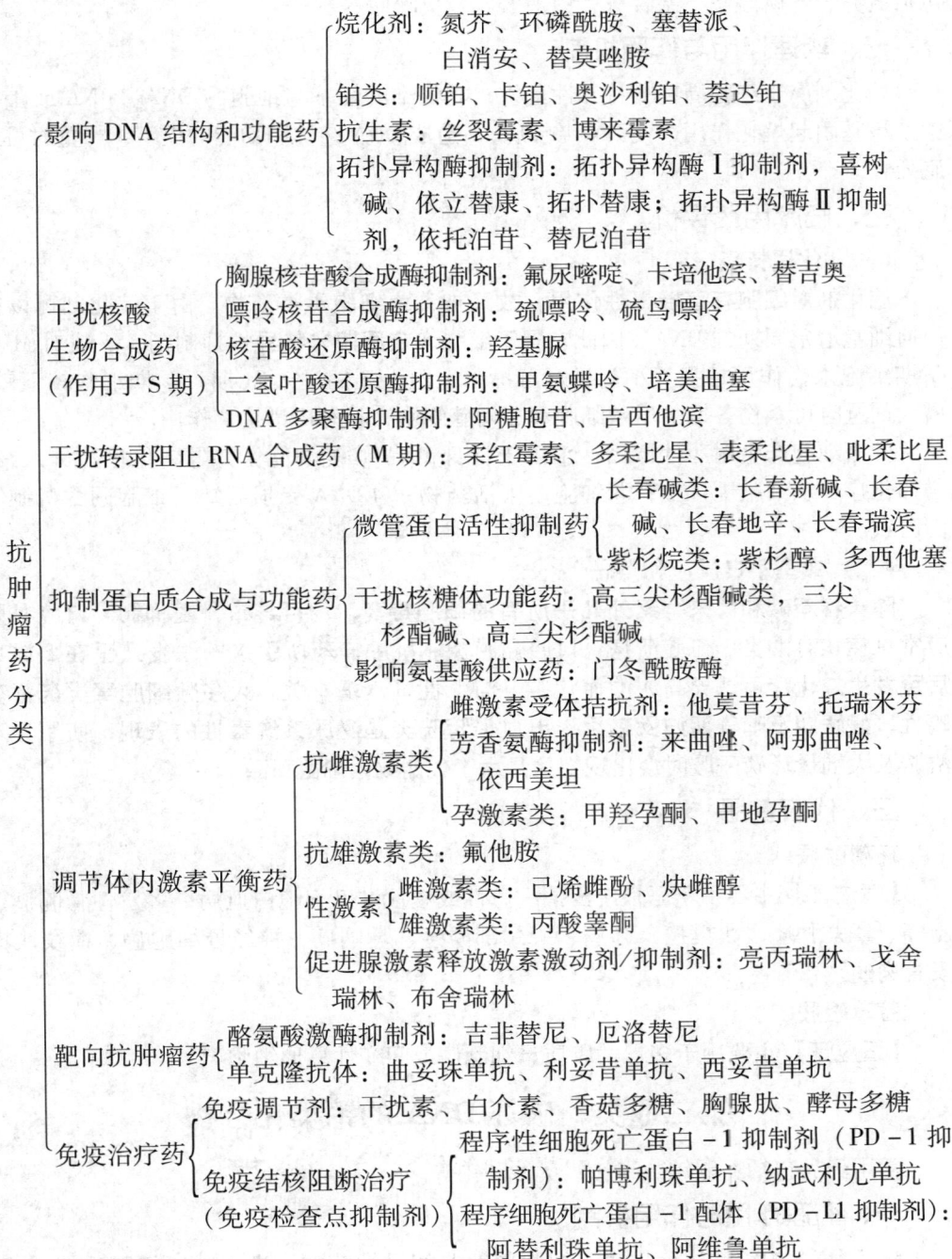

抗肿瘤药分类

影响 DNA 结构和功能药
- 烷化剂：氮芥、环磷酰胺、塞替派、白消安、替莫唑胺
- 铂类：顺铂、卡铂、奥沙利铂、萘达铂
- 抗生素：丝裂霉素、博来霉素
- 拓扑异构酶抑制剂：拓扑异构酶 I 抑制剂，喜树碱、依立替康、拓扑替康；拓扑异构酶 II 抑制剂，依托泊苷、替尼泊苷

干扰核酸生物合成药（作用于 S 期）
- 胸腺核苷酸合成酶抑制剂：氟尿嘧啶、卡培他滨、替吉奥
- 嘌呤核苷合成酶抑制剂：巯嘌呤、硫鸟嘌呤
- 核苷酸还原酶抑制剂：羟基脲
- 二氢叶酸还原酶抑制剂：甲氨蝶呤、培美曲塞
- DNA 多聚酶抑制剂：阿糖胞苷、吉西他滨

干扰转录阻止 RNA 合成药（M 期）：柔红霉素、多柔比星、表柔比星、吡柔比星

抑制蛋白质合成与功能药
- 微管蛋白活性抑制药
  - 长春碱类：长春新碱、长春碱、长春地辛、长春瑞滨
  - 紫杉烷类：紫杉醇、多西他塞
- 干扰核糖体功能药：高三尖杉酯碱类，三尖杉酯碱、高三尖杉酯碱
- 影响氨基酸供应药：门冬酰胺酶

调节体内激素平衡药
- 抗雌激素类
  - 雌激素受体拮抗剂：他莫昔芬、托瑞米芬
  - 芳香氨酶抑制剂：来曲唑、阿那曲唑、依西美坦
  - 孕激素类：甲羟孕酮、甲地孕酮
- 抗雄激素类：氟他胺
- 性激素
  - 雌激素类：己烯雌酚、炔雌醇
  - 雄激素类：丙酸睾酮
- 促进腺激素释放激素激动剂/抑制剂：亮丙瑞林、戈舍瑞林、布舍瑞林

靶向抗肿瘤药
- 酪氨酸激酶抑制剂：吉非替尼、厄洛替尼
- 单克隆抗体：曲妥珠单抗、利妥昔单抗、西妥昔单抗

免疫治疗药
- 免疫调节剂：干扰素、白介素、香菇多糖、胸腺肽、酵母多糖
- 免疫结核阻断治疗（免疫检查点抑制剂）
  - 程序性细胞死亡蛋白 – 1 抑制剂（PD – 1 抑制剂）：帕博利珠单抗、纳武利尤单抗
  - 程序细胞死亡蛋白 – 1 配体（PD – L1 抑制剂）：阿替利珠单抗、阿维鲁单抗

第一节　直接影响 DNA 结构和功能的药物

第一亚类　破坏 DNA 的烷化剂

破坏 DNA 的烷化剂分为氮芥类、塞替派类、亚硝脲类、甲磺酸酯类等，常用药品包括氮芥、环磷酰胺、塞替派、白消安、替莫唑胺等。

一、药理作用与作用机制

烷化剂属于细胞周期非特异性药物，能将小的烃基与细胞的 DNA、RNA 或蛋白质中亲核基团起烷化作用，使 DNA 链断裂，造成 DNA 结构和功能的损害，严重时可致细胞死亡。

二、临床用药评价

（一）作用特点

烷化剂对细胞有直接毒性作用，故又被称为细胞毒类药物。 由于烷化剂可以损害任何细胞增殖周期的 DNA，因此**它属于细胞增殖周期非特异性抑制剂**。一般对 M 期和 G_1 期细胞杀伤作用较强。小剂量时可抑制细胞由 S 期进入 M 期。G_2 期细胞较不敏感，增大剂量时可杀伤各期的增殖细胞和非增殖细胞，具有广谱抗癌作用。

肿瘤细胞产生耐药性原因：①由于自身 DNA 修复功能；②限制化疗药进入细胞、增加化疗药从细胞中排出；③细胞内灭活药物；④DNA 受损后缺乏细胞凋亡机制等原因所致。

（二）典型不良反应和禁忌

除长春新碱和博来霉素外几乎所有的细胞毒药，均可导致骨髓抑制。口腔黏膜反应常见症状有咽炎、口腔溃疡、口腔黏膜炎。抗肿瘤药所引起的**脱发几乎在 1 或 2 周后可发生**。化疗可诱导高尿酸血症，且与急性肾衰竭有关。**大多数细胞毒类药都有致畸性，妊娠期及哺乳期妇女禁用。出血性膀胱炎是泌尿系统毒性的表现，**使用异环磷酰胺及大剂量环磷酰胺时会出现，这是由于代谢物丙烯醛所致。

三、代表药品

环磷酰胺

【适应证】**主要用于恶性淋巴瘤、急性或慢性淋巴细胞白血病、多发性骨髓瘤、乳**腺癌、睾丸肿瘤、卵巢癌、肺癌、头颈部鳞癌、鼻咽癌、神经母细胞癌、横纹肌肉瘤及骨肉瘤。

替莫唑胺

【适应证】主要用于多形性胶质母细胞瘤或间变性星形细胞瘤。

第二亚类　破坏 DNA 的铂类化合物

常用药品包括：顺铂、卡铂、奥沙利铂等。

一、药理作用与作用机制

破坏 DNA 的铂类化合物属于细胞周期非特异性药物，进入肿瘤细胞后能**与 DNA**

形成 Pt – DNA 加合物，从而介导肿瘤细胞坏死或凋亡，进而产生抗癌效果。

二、临床用药评价

（一）作用特点

铂类化合物的抗瘤谱非常广泛。**顺铂常用于非小细胞肺癌、头颈部及食管癌、胃癌、卵巢癌、膀胱癌、恶性淋巴瘤、骨肉瘤及软组织肉瘤等实体瘤**；本品粉针剂需用 **0.9% 氯化钠稀释后滴注**。卡铂抗瘤谱与顺铂类似，多用于非小细胞肺癌、头颈部及食管癌、卵巢癌等；应用 5% 葡萄糖注射液稀释。而奥沙利铂是胃肠道癌的常用药，是结直肠癌的首选药之一，应用注射用水或 5% 葡萄糖注射液稀释。奥沙利铂与顺铂、卡铂无交叉耐药性。

（二）药物相互作用

1. 顺铂与氨基糖苷类抗菌药物、两性霉素 B 或头孢噻吩等合用，有肾毒性叠加作用。
2. 顺铂与丙磺舒合用，可致高尿酸血症。
3. 顺铂与氯霉素、呋塞米或依他尼酸合用，可增加本品的耳毒性。
4. 抗组胺药可掩盖顺铂所致的耳鸣、眩晕等症状。
5. 尽量避免卡铂与可能损害肾功能的药物如氨基糖苷类抗菌药物同时使用。
6. 因与氯化钠和碱性溶液（特别是氟尿嘧啶）之间存在配伍禁忌，所以奥沙利铂一定不能与上述制剂混合或通过同一静脉途径给药。

（三）典型不良反应及应对措施

1. **典型不良反应** 消化道反应（恶心、呕吐、腹泻），肾毒性，耳毒性，神经毒性，低镁血症等；也可出现骨髓功能抑制、过敏反应。

顺铂典型不良反应为**恶心、呕吐、肾毒性和耳毒性**，骨髓功能抑制相对较轻；卡铂引起的恶心和呕吐的严重程度比顺铂轻，引起肾毒性和耳毒性不良反应比顺铂少，但**骨髓抑制比顺铂严重**；奥沙利铂引起恶心、呕吐、肾毒性、耳毒性、骨髓抑制均较轻，**但神经毒性强。奥沙利铂的神经毒性（包括感觉性周围神经病）是剂量依赖性的**，累积量超过 $800mg/m^2$ 时，部分患者可导致永久性感觉异常和功能障碍。

2. **应对措施** 减轻肾毒性必须进行充分水化治疗；为减低神经毒性，奥沙利铂静滴期间不可食用冷食和饮用冷水，并避免接触冰冷的物体；可口服维生素 B_1、B_6 和烟酰胺等。

第三亚类 破坏 DNA 的抗生素

常用药物包括：丝裂霉素、博来霉素。

一、药理作用与作用机制

通过**直接嵌入 DNA 分子**，改变 DNA 模板性质，阻止其转录过程，**从而抑制 DNA 及 RNA 的合成**。抗肿瘤抗生素类药物属于周期非特异性药物，但对 S 期细胞有更强的杀灭作用。

二、典型不良反应

骨髓功能抑制，可致白细胞及血小板计数减少。白细胞减少，常发生于用药后

28～42 日，一般在 42～56 日恢复。恶心、呕吐反应常发生于给药后 1～2h，呕吐于 3～4h 内停止，恶心可持续 2～3 日。还可引起间质性肺炎（博来霉素）、不可逆肾衰竭、皮疹、荨麻疹、发热伴红皮症等。

第四亚类　拓扑异构酶抑制剂

拓扑异构酶抑制剂分为拓扑异构酶 Ⅰ 抑制剂和拓扑异构酶 Ⅱ 抑制剂，常用药品包括：**拓扑异构酶 Ⅰ 抑制剂，伊利替康、拓扑替康、喜树碱、羟喜树碱；拓扑异构酶 Ⅱ 抑制剂，依托泊苷、替尼泊苷。**

一、药理作用与作用机制

本类药物抑制处于增殖期的肿瘤细胞，**属于细胞周期特异性药物**。通过抑制拓扑异构酶而发挥细胞毒作用，使 DNA 不能复制，造成不可逆的 DNA 链破坏，从而导致肿瘤细胞凋亡。

二、临床用药评价

（一）作用特点

1. **喜树碱**　有较强的细胞毒性，对消化道肿瘤（如胃癌、结直肠癌），肝癌，膀胱癌和白血病等有较好的疗效。但是毒性比较大，主要表现为尿频、尿痛和血尿等。羟喜树碱是在喜树碱的分子结构中引入一个羟基，从而毒性比喜树碱降低，但依然不溶于水，微溶于或难溶于有机溶剂，给临床应用带来困难。**伊立替康、拓扑替康是在羟喜树碱分子结构的基础上，进一步引入亲水基团，使其具有水溶性，方便临床应用。**

2. **依托泊苷和替尼泊苷**　依托泊苷的化疗指数较高，为小细胞肺癌化疗首选药。替尼泊苷脂溶性高，可以透过血－脑屏障，为脑瘤的首选药。

（二）典型不良反应和禁忌

1. **典型不良反应**　呕吐、食欲减退、骨髓功能抑制、尿急、尿痛、血尿、蛋白尿及脱发。

2. **禁忌**　伊立替康禁用于对本品过敏者、慢性肠炎或肠梗阻者、**胆红素超过正常值上限 1.5 倍者**、严重骨髓功能衰竭者、妊娠期及哺乳期妇女。依托泊苷禁用于骨髓功能抑制者、白细胞计数和血小板明显减少者。

依托泊苷**仅限应用 0.9% 氯化钠注射液稀释。**

第二节　干扰核酸生物合成的药物（抗代谢药）

胸腺核苷酸合成酶抑制剂、嘌呤核苷酸合成酶抑制剂、核苷酸还原酶抑制剂、二氢叶酸还原酶抑制剂、DNA 多聚酶抑制剂，常用药品包括氟尿嘧啶、卡培他滨、替吉奥、巯嘌呤、硫鸟嘌呤、羟基脲、甲氨蝶呤、培美曲塞、阿糖胞苷、吉西他滨等。

一、药理作用与作用机制

本类药物又称抗代谢药，是模拟机体正常代谢物质，如叶酸、嘌呤碱、嘧啶碱等化学结构而合成的类似物。这类药物与机体内有关代谢物质发生特异性的拮抗作用，从而干扰核酸，尤其是 DNA 的生物合成，从而阻止肿瘤细胞的分裂繁殖。

二、临床用药评价

（一）作用特点

根据药物主要干扰的生化步骤或所抑制的靶酶的不同进行分类。①二氢叶酸还原酶抑制剂：甲氨蝶呤、培美曲塞。②胸腺核苷合成酶抑制剂：氟尿嘧啶、卡培他滨。③嘌呤核苷合成酶抑制剂：巯嘌呤、硫鸟嘌呤。④核苷酸还原酶抑制剂：羟基脲。⑤DNA多聚酶抑制剂：阿糖胞苷、吉西他滨。抗代谢药主要用于治疗急性白血病和恶性淋巴瘤，也用于治疗一些实体瘤如乳腺癌、胃肠道癌、绒毛膜上皮癌、骨肉瘤等。氟尿嘧啶主要用于治疗消化道肿瘤等疾病，可用输液泵维持24小时给药，连续输注3～5日；阿糖胞苷主要用于治疗急性淋巴细胞和非淋巴细胞白血病的诱导缓解期及维持巩固期；培美曲塞主要用于非小细胞肺癌、恶性胸膜间皮瘤。

（二）药物相互作用

1. 氟尿嘧啶与甲氨蝶呤合用，两者在药效学上可产生协同作用。

2. **氟尿嘧啶与四氢叶酸合用时，可降低氟尿嘧啶毒性**，提高氟尿嘧啶疗效。

3. 别嘌醇可以减轻氟尿嘧啶所引起的骨髓功能抑制。

4. 氟尿嘧啶与西咪替丁合用，本品的首关效应降低。

5. **巯嘌呤与别嘌醇同时服用时**，由于后者抑制巯嘌呤的代谢，**明显地增加巯嘌呤的效能与毒性。**

6. 甲氨蝶呤为抗叶酸类抗肿瘤药，与具有抗叶酸作用的氨苯蝶啶、乙胺嘧啶等药物同用，可使甲氨蝶呤的不良反应增加。

7. 甲氨蝶呤与血浆蛋白结合率高的药，如水杨酸、保泰松合用，可使甲氨蝶呤药物浓度增高；与弱酸性丙磺舒使用，竞争肾小管分泌，减慢排泄；与弱碱性碳酸氢钠合用可加速排泄，减少毒性反应。

8. 氟尿嘧啶与甲氨蝶呤之间存在时间依赖性的相互作用，**甲氨蝶呤与氟尿嘧啶同时使用会在药动学产生拮抗作用，但如在应用甲氨蝶呤4～6h后再使用氟尿嘧啶，则可产生协同作用。**

9. 糖皮质激素可升高甲氨蝶呤血浆浓度而加重毒性反应，**两药联用应减少甲氨蝶呤用量。两药长期联用时可引起膀胱移行细胞癌，**应定期检查尿常规。

氟尿嘧啶除较小剂量作放射增敏剂外，不宜与放疗同用；不能作鞘内注射。

10. 甲氨蝶呤大剂量引起中毒时可用亚叶酸钙解救；未准备好解救药亚叶酸钙，未充分进行液体补充或碱化尿液时，禁用大剂量。大剂量疗法应住院，并随时监测血浆药物浓度，滴注时间不宜超过6h。

第三节　干扰转录过程和阻止RNA合成的药物
（作用于核酸转录药物）

蒽环类抗肿瘤抗生素，常用药品有柔红霉素、多柔比星、表柔比星、吡柔比星等。

一、药理作用与作用机制

通过嵌入DNA双链的碱基之间，抑制DNA复制和RNA合成，阻碍DNA复制与转录。蒽环类螯合铁离子后产生自由基，从而破坏 DNA、蛋白质及细胞膜结构，这也是导致蒽环类抗肿瘤药产生心脏毒性的主要原因。

二、临床用药评价

（一）作用特点

干扰转录过程，阻止 mRNA 的形成。抗肿瘤抗生素为细胞增殖周期非特异性抑制剂药物，对增殖和非增殖细胞均有杀伤作用。蒽醌类抗肿瘤抗生素的毒性主要是骨髓抑制和心脏毒性，心脏毒性可能是由于醌环被还原成半醌自由基，诱发了脂质过氧化反应，引起心肌损伤。心脏毒性为其剂量限制性毒性，螯合铁离子后产生自由基，从而破坏 DNA、蛋白质及细胞膜结构，为产生心脏毒性的主要原因。与 β 受体拮抗剂合用可增加心脏毒性，柔红霉素与多柔比星存在有交叉耐药性。

（二）典型不良反应和禁忌

1. **典型不良反应**　蒽环类抗肿瘤药的急性毒性反应有恶心、呕吐、腹泻、注射部位局部反应、红尿。迟发毒性反应有骨髓抑制、心脏毒性、胃炎、脱发。多柔比星与阿糖胞苷合用可导致坏死性结肠炎。

2. **禁忌**　骨髓功能抑制、心肺功能失代偿、严重心脏病、妊娠期及哺乳期妇女。

三、代表药品

多柔比星

【适应证】主要用于急性白血病、淋巴瘤、软组织和骨肉瘤、儿童恶性肿瘤及成人实体瘤，尤其用于乳腺癌和肺癌。

【用法用量】静脉注射、静脉滴注或动脉冲入，用药后 1～2 日可出现红色尿，一般都在 2 日后消失，本品可用于浆膜腔内给药和膀胱灌注，不能用于鞘内注射。

【常用制剂】注射用粉针剂：10mg。

第四节　抑制蛋白质合成与功能的药物（干扰有丝分裂）

药物包括如下 3 种。①微管蛋白活性抑制药：长春碱类，如长春新碱、长春碱、长春地辛、长春瑞滨；紫杉烷类，如紫杉醇、紫杉醇脂质体、白蛋白结合型紫杉醇、多西他塞。②干扰核糖体功能的药物：高三尖杉酯碱类，如三尖杉酯碱、高三尖杉酯碱。③影响氨基酸供应的药物：L-门冬酰胺酶。

一、药理作用与作用机制

长春碱类作用机制为与微管蛋白结合，抑制微管聚合，从而使纺锤丝不能形成，细胞有丝分裂停止于中期，属于细胞周期特异性药物，主要作用于 M 期细胞。对有丝分裂的抑制作用，长春碱的作用较长春新碱强。

紫杉醇类能促进微管聚合，同时抑制微管的解聚，从而使纺锤体失去正常功能，细胞有丝分裂停止。

三尖杉酯碱和高三尖杉酯碱是从三尖杉属植物的枝、叶和树皮中提取的生物碱，可抑制蛋白质合成的起始阶段，属于细胞周期非特异性药物，对 S 期细胞作用明显。

L-门冬酰胺是重要的氨基酸，某些肿瘤细胞不能自己合成，需从细胞外摄取，**可将血清门冬酰胺水解而使肿瘤细胞缺乏门冬酰胺供应**，生长受到抑制，而正常细胞能合成门冬酰胺，受影响较少。

二、临床用药评价

（一）作用特点

紫杉醇注射液为化疗一线用药，可选用0.9%氯化钠注射液为溶剂；紫杉醇脂质体不良反应发生率及患者耐受程度明显优于普通剂型，可选用5%葡萄糖注射液为溶剂；白蛋白结合型紫杉醇疗效最优，不良反应发生率最低，可选用0.9%氯化钠注射液为溶剂，推荐30min滴完。紫杉醇脂质体和白蛋白结合型紫杉醇无须特殊输液器。

（二）药物相互作用

1. 长春新碱与吡咯系列抗真菌剂（伊曲康唑）合用，增加肌肉-神经系统的不良反应。

2. 长春新碱与苯妥英钠合用，降低苯妥英钠吸收。

3. 长春新碱与铂类药物同用，可能增强第Ⅷ对脑神经障碍。

4. 长春新碱与L-天冬酰胺酶合用，可能增强神经系统及血液系统的障碍。

（三）典型不良反应

1. **长春碱类的常见不良反应** 主要包括骨髓抑制、神经毒性、消化道反应、脱发以及注射局部刺激等，长春新碱对外周神经系统毒性较大。

2. **紫杉醇类的常见不良反应** 主要包括骨髓抑制（剂量相关性毒性）、神经毒性、心脏毒性和过敏反应，紫杉醇的过敏反应可能与赋形剂聚氧乙基蓖麻油有关，本品溶液不应接触聚氯乙烯塑料。多西他赛不良反应相对较少。

3. **紫杉醇类过敏反应应对措施** 应在治疗前12h及6h口服地塞米松20mg，治疗前30~60min肌内注射苯海拉明50mg，并静脉注射西咪替丁300mg或雷尼替丁50mg预防过敏反应。

三、代表药品

长春新碱

【临床应用注意】

（1）**本药神经毒性表现为手指、足趾麻木、腱反射迟钝或消失、外周神经炎，为剂量限制性毒性**。其他不良反应包括骨髓抑制、消化道反应、脱发。

（2）仅用于静脉注射，药液外漏可导致组织坏死、蜂窝织炎。

第五节 调节体内激素平衡的药物

激素失调可能诱发多种肿瘤，与激素水平有关的肿瘤包括**乳腺癌、前列腺癌、甲状腺癌、宫颈癌、卵巢癌、睾丸癌等**；改变激素平衡可以有效地抑制肿瘤的生长环境。具有抗肿瘤效果的激素类药物主要分为**抗雌激素类、抗雄激素类、促黄体激素激动剂**。**常用药品包括：托瑞米芬、他莫昔芬、来曲唑、阿那曲唑、氟他胺、亮丙瑞林、戈舍瑞林等。**

一、药理作用与作用机制

激素受体均为胞浆蛋白和核蛋白，抗雌激素类药分为雌激素受体拮抗剂和芳香氨酶抑制剂。雌激素受体拮抗剂主要包括他莫昔芬和托瑞米芬。其中，**他莫昔芬是目前临床上最常用的内分泌治疗药，主要用于治疗乳腺癌（雌激素受体阳性者，绝经前、后均可使用），**化疗无效的晚期卵巢癌和晚期子宫内膜癌。托瑞米芬的化学结构与他莫昔芬相似，类雌激素样作用比他莫昔芬弱，因此该药抗肿瘤活性与他莫昔芬相当或略高，但不良反应较少。芳香氨酶抑制剂主要包括来曲唑和阿那曲唑。芳香氨酶抑制剂通过抑制芳香化酶的活性，阻断卵巢以外的组织雄烯二酮及睾酮经芳香化作用转化成雌激素，达到抑制乳癌细胞生长，治疗肿瘤的目的。**由于其不能抑制卵巢功能，故不能用于绝经前乳腺癌患者。**

二、临床应用

1. 孕激素类主要包括甲羟孕酮及甲地孕酮。主要适应证为乳腺癌、子宫内膜癌、前列腺癌、肾癌。雌激素类药物的作用机制一般认为是利用雌激素对下丘脑－垂体－性腺轴的负反馈作用，由于其不良反应较多，目前已很少用于治疗前列腺癌，常用药物包括己烯雌酚和炔雌醇。

2. 雄激素主要用于晚期乳腺癌的治疗，但目前已基本上被其他药物所替代，药物包括丙酸睾酮。

3. 抗雄激素类药的代表药为**氟他胺**。该药是一种非甾体的雄激素拮抗剂，**适用于晚期前列腺癌患者。**有恶心、呕吐、食欲增加、失眠、**男子乳房发育**等不良反应。

4. 他莫昔芬可促进排卵，有导致怀孕的可能。

5. 来曲唑主要用于雌激素或孕激素受体阳性的绝经后早期乳腺癌患者的辅助治疗，或已经接受他莫昔芬辅助治疗 5 年的、绝经后、雌激素或孕激素受体阳性早期乳腺癌患者的辅助治疗。

6. 戈舍瑞林主要用于可用激素治疗的前列腺癌。

第六节　靶向抗肿瘤药

分子靶向药物具有以下作用特点：①对肿瘤细胞的选择性杀伤作用；②具有更高的疗效；③对肿瘤相关分子靶点的特异性作用；④对耐药性细胞的杀伤作用。

第一亚类　酪氨酸激酶抑制剂

根据药物的作用靶点和性质分类，酪氨酸激酶抑制剂分为表皮生长因子受体（EGFR）酪氨酸激酶抑制剂、Bcr/Abl 酪氨酸激酶抑制剂、血管内皮生长因子受体（VEGFR）酪氨酸激酶抑制剂等，常用药物包括吉非替尼、厄洛替尼、奥希替尼等。

一、药理作用与作用机制

酪氨酸激酶是一类催化三磷酸腺苷（ATP）上 γ －磷酸转移到蛋白酪氨酸残基上的激酶，**酪氨酸激酶抑制剂可阻断酪氨酸激酶的活性，抑制细胞增殖，**已经开发为数种抗肿瘤药物。

表皮生长因子受体（EGFR）酪氨酸激酶抑制剂包括吉非替尼、厄洛替尼、奥希替尼、埃克替尼等，作用机制为竞争性抑制 EGFR 酪氨酸激酶活性，起到抑制肿瘤细胞增殖的作用。

Bcr/Abl 酪氨酸激酶抑制剂包括伊马替尼等，作用机制为抑制酪氨酸激酶的磷酸化，阻止其细胞增殖和肿瘤形成，伊马替尼主要用于治疗慢性粒细胞性白血病急变期和加速期；血管内皮生长因子受体（VEGFR）酪氨酸激酶抑制剂，包括舒尼替尼等，作用机制为抑制多种受体酪氨酸激酶，使酪氨酸残基自身发生磷酸化，阻断其信号转导通路，最终抑制肿瘤的生长。

二、临床用药评价

1. **作用特点**　本类药口服生物利用度不同，最高的是伊马替尼。血浆蛋白结合率在 95% 的有阿法替尼、伊马替尼和舒尼替尼。

2. **药物相互作用**　多数酪氨酸激酶抑制剂通过肝药酶 CYP3A4 代谢，与 CYP3A4 抑制剂（胺碘酮、氟康唑、酮康唑、伊曲康唑、西咪替丁、环丙沙星、克拉霉素、地那韦啶、地尔硫䓬、多西环素、依诺沙星、红霉素、氟伏沙明等）联合应用，可使上述药物的药 - 时曲线下面积降低。

3. **典型不良反应**　酪氨酸激酶抑制剂常见的不良反应**主要为皮疹、腹泻、皮肤色泽加深**、肝脏转氨酶或胆红素升高等，如果**发生中度或重度腹泻应给予口服洛哌丁胺治疗**。若出现不能解释的肺部症状，如呼吸困难、咳嗽、发热时要暂停治疗，**一旦确诊是间质性肺炎（ILD），则应停止治疗。**

三、代表药品

吉非替尼

【适应证】表皮生长因子受体（EGFR）基因具有敏感突变转移性非小细胞癌。

第二亚类　单克隆抗体

单克隆抗体类药物常用药品包括贝伐珠单抗、利妥昔单抗、曲妥珠单抗、西妥昔单抗。

一、药理作用与作用机制

药物在癌细胞膜外与生长因子竞争结合受体，阻断信号传递过程，从而阻止癌细胞的生长和扩散，**突出的优点是能特异性地与靶细胞表面或循环中的配体结合，选择性杀伤特定细胞，就是只对癌细胞起作用而对正常体细胞几乎没有伤害。**曲妥珠单抗、利妥昔单抗、西妥昔单抗主要通过上述机制发挥作用，**伐珠单抗作用机制较为特殊，主要通过与循环中血管内皮生长因子（VEGF）结合，阻碍 VEGF 与其受体在内皮细胞表面相互作用，从而阻止内皮细胞增殖和新血管生成。**

二、临床用药评价

（一）作用特点

单克隆抗体具有靶向、特效、低毒的特点。与小分子药物相比，抗体药物具有靶点高度特异性，可以准确地攻击靶分子，已成为一类重要的抗肿瘤药。

（二）典型不良反应和禁忌

大分子蛋白质，静脉滴注可致患者发生过敏样反应或其他超敏反应。**少数患者可发生严重过敏反应。**

西妥昔单抗治疗者**80％以上可能发生皮肤反应，主要症状为粉刺样皮疹，其次为指甲病**，其中 15％ 症状严重者可发生史蒂文斯－约翰逊综合征或中毒性表皮坏死性溶解，严重皮肤反应须中断治疗，首次滴注本品须接受抗组胺药治疗；这些不良反应大多在治疗一周内出现，中断治疗可自行消退，无后遗症。

在单独使用曲妥珠单抗治疗的患者中，**中、重度心力衰竭的发生率为 5％。中、重度的心力衰竭的发生率为 16％**；而不加曲妥珠单抗治疗患者发生率仅为 3％。

严重超敏反应（3级或4级）者，妊娠期及哺乳期妇女禁用。

三、代表药品

1. 贝伐珠单抗

【适应证】 主要用于转移性结直肠癌和晚期、转移性或复发性非小细胞肺癌。

2. 利妥昔单抗

【适应证】 主要用于**复发或耐药的滤泡性中央型淋巴瘤**、未经治疗的 CD20 阳性Ⅲ～Ⅳ期滤泡性非霍奇金淋巴瘤，以及 CD20 阳性弥漫大 B 细胞性**非霍奇金淋巴瘤**。

出现严重细胞因子释放综合征的患者应立即停止滴注，并予对症治疗，滴注期间可能出现一过性低血压，滴注前 12h 及滴注期间应考虑停用抗高血压药；可能导致严重的皮肤黏膜反应。

3. 曲妥珠单抗

【适应证】 主要用于人表皮生长因子受体－2 过度表达的转移性乳腺癌，联合紫杉烷类药治疗未接受过化疗的转移性乳腺癌。**不能使用 5％葡萄糖注射液为溶剂，因其可使蛋白凝固，不可与其他药物混合输注**。与蒽环类和环磷酰胺合用时，心脏不良风险增加，治疗前应进行全面的基本心脏评价，治疗中应评估左心室功能。应用前必须进行人表皮生长因子受体－2 基因筛查。

第七节　免疫治疗药物

免疫治疗药分为免疫调节剂、肿瘤疫苗、免疫检查点抑制剂，常用药品包括**干扰素、白介素、帕博利珠单抗、纳武利尤单抗等。**

一、药理作用与作用机制

机体的免疫系统对变异细胞（癌细胞）具有监视和清除能力，肿瘤免疫学治疗的**目的是激发或调动机体的免疫系统**；免疫检查点则对免疫功能具监督作用。免疫检查点中细胞程序性死亡配体 PD－L1 是一种人体细胞表面蛋白，表达于多种细胞表面，PD－L1 与 T 细胞表面的细胞程序性死亡受体 PD－1 结合，通过 PD－L1/PD－1 这一信号通路，防止激活型 T 细胞过度反应，产生让免疫系统"刹车"的功能；此功能被肿瘤细胞所利用，例如在癌症患者体内 PD－L1 的含量会升高，可帮助癌细胞逃避人体正常免疫细胞对癌细胞的杀伤能力，造成肿瘤细胞的免疫逃逸。

免疫检查点抑制剂正是**阻断 PD－1/PD－L1 这一信号通路**，使免疫系统不被"刹车"，进而行使正常的杀伤肿瘤细胞的功能，从而治疗肿瘤、患者获益。

免疫检查点抑制剂具有治疗多种类型肿瘤的潜力，实质性改善了癌症患者的总生存期。

二、临床用药评价

（一）作用特点

PD－1 抑制剂属于人源化或全人源化的人类免疫球蛋白 G4（IgG4）单克隆抗体（HuMab），与小分子化学结构药物相比，PD－1 抑制剂类药物的稳定性更容易受到环境温度、光照、振动等多种外界因素影响。

（二）典型不良反应和禁忌

出现各种各样与其作用机制相关的独特的不良反应，称为**免疫治疗相关不良反应（irAEs）**。十分常见的有：**皮肤黏膜不良反应、结肠炎和腹泻**、肝脏不良反应、内分泌不良反应等。

不良反应处理方法包括：**使用全身糖皮质激素或其他免疫抑制剂、静脉注射免疫球蛋白、血浆置换去除术等，均可用于治疗 irAEs。**

（1）皮肤：皮肤不良反应多表现为早发型不良反应，**免疫检查点抑制剂最常见的不良反应，皮疹、瘙痒及白癜风，白癜风最常见于黑色素瘤患者。**其不良反应可能在开始治疗后的前几周。

（2）内分泌：免疫相关内分泌疾病主要包括甲状腺疾病、垂体炎、1 型糖尿病、肾上腺功能不全等。**每次用药前或至少每个月检查 1 次（每 2 周用药 1 次的患者）甲状腺功能。**如果患者表现为**甲状腺功能亢进**，则需要使用 **β 受体拮抗剂**，如果表现为伴有疼痛的**甲状腺炎**，需要考虑**泼尼松龙 0.5mg/kg** 治疗。

（3）肝：免疫相关肝炎通常发生于治疗后 8～12 周。每周检测 2 次血清转氨酶和总胆红素水平；需使用糖皮质激素治疗。

（4）肺：肺不良反应是一种罕见但有致命威胁的严重不良事件。临床症状主要包括：**呼吸困难（53%）、咳嗽（35%）、发热（12%）或胸痛（7%）。**

（5）输注反应：PD－1 抑制剂相关的输注反应表现出一些固定的症状，如发热、僵硬、瘙痒、低血压、胸部不适、皮疹、荨麻疹、血管性水肿、喘息或心动过速，也包括需要紧急处理的过敏性反应。

三、代表药品

1. 纳武利尤单抗

【适应证】

（1）主要用于治疗表皮生长因子受体（EGFR）基因突变阴性和间变性淋巴瘤激酶（ALK）阴性、既往接受过含铂方案化疗后疾病进展或不可耐受的局部晚期或转移性非小细胞肺癌（NSCLC）成人患者。

（2）用于食管癌的二线治疗。

（3）适用于治疗接受含铂类方案治疗期间或之后出现疾病进展且肿瘤 PD－L1 表

达阳性（表达 PD－L1 的肿瘤细胞≥1%）的复发性或转移性头颈部鳞癌患者。

（4）纳武利尤单抗国外应用范围较广，**目前已批准该药用于肺癌、黑色素瘤、肠癌、肝癌、泌尿系统肿瘤、头颈部鳞癌及淋巴瘤在内的 9 个瘤种、10 个适应证。**

只要观察到临床获益，应继续本品治疗，直至患者不能耐受。不良反应可能在治疗停止后的任何时间发生。

若出现任何重度、复发的免疫相关性不良反应及任何危及生命的免疫相关性不良反应，必须永久停止纳武利尤单抗治疗。

2. 帕博利珠单抗

【适应证】**主要用于晚期恶性黑色素瘤的二线治疗与晚期非小细胞肺癌一线单药/联合化疗治疗。配置前需复温；将药瓶恢复至室温（25℃以下）。**

第十三章 抗过敏药

变态反应性疾病，也称过敏性疾病；常见的变态反应性疾病包括过敏性鼻炎、过敏性结膜炎、荨麻疹、湿疹（特应性皮炎）等，发病机制涉及多种炎性细胞，如肥大细胞、嗜碱性粒细胞、嗜酸性粒细胞、淋巴细胞、树突状细胞等，也涉及多种**具有明显生物活性**的内源性介质，如组胺、前列腺素、白三烯、血小板活化因子等；这些物质广泛存在于体内的许多组织，作用于局部或附近的多种靶器官，与激素、递质均不同。

常用抗过敏药物包括抗组胺药、肥大细胞膜稳定剂、白三烯受体拮抗剂、糖皮质激素、钙剂、血栓素 A_2 受体拮抗剂和生物制品等，可针对过敏级联反应的一个或多个环节发挥药效。

一、药理作用与作用机制

1. **抗组胺药**　组胺是引起变态反应，尤其是 I 型变态反应的主要递质，组胺广泛地存在于肥大细胞和嗜碱性粒细胞颗粒中，机体受到抗原刺激后，组胺在脱颗粒过程中被释放，通过组织中 4 种亚型的组胺受体（H_1、H_2、H_3 和 H_4）产生不同的病理生理效应，其中 H_1 受体与过敏性疾病的关系最为密切，是抗过敏药最主要的作用靶点。

抗组胺药，新定义为**组胺受体反向激动剂**，即抗组胺药与组胺受体的非活性构象亲和力更强，使组胺受体的活性/非活性构象之间的平衡向非活性构象偏移，过敏得以缓解。

（1）第一代抗组胺药**受体选择性差**，在产生抗过敏作用的同时，还有抗胆碱作用、抗 5-羟色胺、抗多巴胺作用，易透过血-脑屏障，**有明显镇静作用**的缺点。

（2）第二代抗组胺药**优点是不易透过血-脑屏障，对 H_1 受体选择性高**，安全性好。

（3）抗组胺药按结构分类及各类代表药

药物类别	第一代抗组胺药	第二代抗组胺药
烷基胺类	氯苯那敏	阿伐斯汀
哌嗪类	羟嗪、去氧羟嗪	西替利嗪、左西替利嗪
哌啶类	曲普利啶、赛庚啶、酮替芬	阿司米唑（已撤市）特非那定、非索非那定、贝他斯汀、氯雷他定、地氯雷他定、左卡巴斯汀（仅外用剂型）依巴斯汀、咪唑斯汀、奥洛他定、卢帕他定
乙胺醇类	茶苯海明、苯海拉明	
乙二胺类	安他唑啉、氯马斯汀	
吩噻嗪类	异丙嗪	
其他类	多塞平	氮䓬斯汀、依美斯汀

（4）抗组胺药结构关联性

药物	结构关联性
阿伐斯汀	曲普利啶化学结构改造所得
西替利嗪	羟嗪的代谢物
非索非那定	特非那定的代谢物
地氯雷他定	氯雷他定的代谢物
左西替利嗪	西替利嗪的对映异构体

　　一些抗组胺药可局部给药，如鼻用制剂（酮替芬、氮䓬斯汀、左卡巴斯汀），眼用制剂（奥洛他定、氮䓬斯汀、酮替芬、依美斯汀、左卡巴斯汀），皮肤外用制剂（苯海拉明、赛庚啶、多塞平）。

　　2. 肥大细胞稳定剂　也称过敏反应介质阻滞剂，代表药物是色甘酸钠、曲尼司特、**酮替芬、奥洛他定，后两者也兼属于抗组胺药。**

　　3. 白三烯受体拮抗剂　代表药物是孟鲁司特、普仑司特、异丁司特等。

　　4. 钙剂　代表药物是葡萄糖酸钙和氯化钙；钙剂通常采用静脉注射，起效迅速。

　　5. 糖皮质激素类药物　糖皮质激素是一种强烈的抗过敏、抗炎药物，长期全身使用会引起全身性不良反应，多使用局部给药方式，包括吸入剂、鼻用剂、眼用剂和皮肤外用剂型。

　　6. 血栓素 A_2 受体拮抗剂　代表药物是塞曲司特，血栓素 A_2 不仅可以引起支气管收缩以及气道高反应性，还可引起咳嗽以及黏液高分泌等，塞曲司特能有效地拮抗血栓素 A_2 的上述作用，因此可用于支气管哮喘及咳嗽、多痰等症状的治疗。

二、临床用药评价

（一）抗组胺药作用特点

应用	特点
变应性鼻炎、过敏性结膜炎和慢性荨麻疹等变应性疾病	**核心药物和一线药物**
特应性皮炎、哮喘、速发过敏救治、非过敏性血管性水肿、上呼吸道感染、中耳炎等疾病	疗效不佳
中枢神经系统和前庭疾病：如苯海拉明和异丙嗪用于围手术期镇静、镇痛和止吐	第一代抗组胺药广泛应用
多塞平主要用于治疗抑郁症及焦虑性神经症	不再常规作为抗过敏药使用

　　抗组胺药建议早用药、规律用药，对已发生的临床症状不起作用，给药要在症状出现前，规律连续用药才能预防后续的临床症状。

（二）药物相互作用

　　酒精、镇痛药、镇静催眠药会加重抗组胺药的中枢抑制，要避免同时使用。

　　大环内酯类药物、西咪替丁、茶碱或其他 CYP3A4 肝药酶抑制剂，能升高依巴斯汀、咪唑斯汀、氯雷他定等肝脏代谢药物的血药浓度，合用需慎重。

　　皮试或划痕试验前，需提前停用抗组胺药；氯雷他定需停用 2 天，西替利嗪需停用 3 天，依巴斯汀则需停用 5~7 天。

（三）不良反应和禁忌

1. 第一代抗组胺药主要不良反应

（1）**中枢神经系统作用**：抑制中枢神经，镇静作用明显，引起困倦，嗜睡，以及注意力、警觉性、精神运动效率、学习和记忆能力下降。

（2）**抗胆碱能、抗5-羟色胺、抗多巴胺作用**：会造成口干、便秘、排尿困难、心律失常、体位性低血压、心动过缓、散瞳、视物模糊、眼压升高等症状，因此不适用于前列腺增生、青光眼患者使用。

（3）国际酒精药品和交通安全委员会（ICADTS）曾针对驾驶员和从事操作人员，规定服用第一代抗组胺药期间，如苯海拉明、氯马斯汀、异丙嗪、曲普利啶，血液酒精含量 >0.08% 者不能从事驾驶或机械操作、精密仪器操作，且停药后需再次评估药物后续影响，再决定何时恢复驾驶或操作。

（4）复方感冒药需注意患者自我药疗中的不良反应风险

感冒药	第一代抗组胺药成分
氨酚伪麻美芬片（商品名：白加黑）夜片	盐酸苯海拉明
氨麻美敏片（Ⅱ）和酚麻美敏片	马来酸氯苯那敏
氨酚氯汀伪麻片	富马酸氯马斯汀

（5）第一代抗组胺药过量可能会导致极度嗜睡、精神错乱、谵妄、昏迷，呼吸抑制。而婴儿和低龄儿童过量后，在出现困倦、嗜睡等中枢神经系统抑制症状之前，可出现反常的兴奋症状。

2. 第二代抗组胺药主要不良反应尽管中枢抑制风险小，但仍可能引起嗜睡。服药期间不能驾车或从事精密操作的第二代抗组胺药包括氮䓬斯汀、西替利嗪、依美斯汀、奥洛他定。

阿司咪唑因导致 Q-T 间期延长，我国于 2007 年停止了生产，特非那定也因 Q-T 间期延长风险受到关注，我国在 2018 年将含特非那定的 2 个复方感冒药（特酚伪麻片和特洛伪麻胶囊）撤市。

（四）特殊人群用药

妊娠期和哺乳期妇女使用抗组胺药，均应权衡利弊，苯海拉明（口服剂）、赛庚啶、茶苯海明妊娠期禁用（或不建议、不宜使用）；第一代抗组胺药通过乳汁被婴儿摄入后，最常见的不良反应是易激惹和嗜睡。

三、代表药品

西替利嗪

【适应证】季节性鼻炎、常年性过敏性鼻炎、过敏性结膜炎及过敏引起的瘙痒和荨麻疹引起的对症治疗。

【用法用量】口服。成人：一次 10mg，可于晚餐时服用，若对不良反应敏感，可每日早晚各一次，一次 5mg。6~12 岁儿童：一日 1 次，一次 10mg。或 1 日 2 次，一次 5mg。

【临床应用注意】

1. 临床研究表明，推荐剂量用药后，有轻微的中枢神经系统不良反应。

2. 严重肾功能损害患者禁用。

3. 服药期间不得驾驶机、车、船、从事高空作业、机械作业及操作精密仪器。

氯雷他定

【适应证】用于缓解过敏性鼻炎有关的症状，如喷嚏、流涕、鼻痒、鼻塞以及眼部痒及烧灼感。也适用于缓解慢性荨麻疹、瘙痒性皮肤病及其他过敏性皮肤病的症状及体征。

第十四章 糖类、盐类、酸碱平衡 调节药与营养药

第一节 糖类、盐类、酸碱平衡药

葡萄糖是循环中重要的碳水化合物能源，也是目前唯一在肠外营养中应用的碳水化合物。肠外营养须强调双能量来源的重要性，即能量必须由糖和脂肪一起提供。

水、电解质、酸碱平衡是维持人体内环境恒定，进行正常的新陈代谢。当疾病、创伤、感染、物理化学因素或不合理的药物治疗后，可以出现上述平衡失调，应用调节水、电解质、酸碱平衡药，对原发疾病积极进行治疗。

第一亚类 糖 类

一、药理作用与作用机制

1. **葡萄糖** 葡萄糖是人体主要的热量来源之一，**每 1g 葡萄糖可产生 4 大卡（16.7kJ）热能，治疗低糖血症**。当葡萄糖和胰岛素一起静脉滴注，钾离子进入细胞内，血钾浓度下降，用来**治疗高钾血症**。高渗葡萄糖注射液快速静脉推注有组织脱水作用，可用作组织脱水剂。葡萄糖是**维持和调节腹膜透析液渗透压的主要物质**。

2. **二磷酸果糖** 为葡萄糖酵解中间产物，人红细胞中果糖浓度为 $6 \sim 10 \mu g/ml$；作用于细胞膜，产生下列作用。①促进细胞对循环中钾的摄取及刺激细胞内高能磷酸和 2，3 - 二磷酸甘油的产生，**促进钾内流**；②可减少机械创伤引起的红细胞溶血和抑制化学刺激引起的氧自由基的产生，有利于休克、缺氧、缺血、损伤、体外循环、输血等状态下的细胞能量代谢和对葡萄糖的利用，**利于心肌细胞的修复**；③保持红细胞的**韧性**；④**改善心肌缺血**；⑤对人体代谢调节具有显著的多种功能；⑥加强呼吸肌强度。二磷酸果糖可广泛用于急性心肌梗死、慢性阻塞性肺病、严重心肌缺血、心功能不全、外周血管疾病、多种类型的休克等**缺血缺氧性疾病的急救**，还可作为各类外科手术和胃肠外营养患者的重要辅助药物等。本药血浆半衰期极短，仅有 $10 \sim 15min$，因滴速过快，应关注不良反应。

二、临床用药评价

（一）药物相互作用

1. **葡萄糖** 合成糖原时需要消耗钾，大量钾进入细胞内**可致血钾降低**，从而诱发或增强地高辛的毒性。故在应用地高辛或其他强心苷期间，输入葡萄糖（特别是大剂量葡萄糖）时应注意同时补钾。

2. **二磷酸果糖** 禁忌与碱性药物、钙剂配伍。

（二）典型不良反应和禁忌

1. **不良反应**

（1）葡萄糖：长期单纯补给葡萄糖时**易出现低钾、低钠及低磷血症**；1 型糖尿病

患者应用高浓度葡萄糖注射液时偶见发生高钾血症。高钾血症者应用高浓度葡萄糖注射液时偶见出现低钾血症、低钠血症。

（2）二磷酸果糖：偶见尿潜血、血色素尿、血尿、高钠血症、低钾血症，**大剂量和快速静脉滴注时可出现乳酸中毒。**

2. 禁忌

（1）对**糖尿病酮症酸中毒未控制者**、葡萄糖－半乳糖吸收不良者（避免口服）、高血糖非酮症性高渗状态者**禁用葡萄糖。**

（2）对二磷酸果糖过敏者、**高磷血症者、肾衰竭者禁用二磷酸果糖。**

三、代表药品

1. 葡萄糖

【适应证】①补充能量和体液，用于各种原因引起的进食不足或大量体液丢失（如呕吐、腹泻等），肠外营养，饥饿性酮症；②低糖血症；③高钾血症；④高渗溶液用作组织脱水药；⑤配制腹膜透析液、极化液，或静脉用药品稀释剂。可用于降低眼内压，一般采用50%注射液20~40ml，快速静脉注射。

【注意事项】注意倾倒综合征及低血糖：应用高渗葡萄糖注射液时选用大静脉滴注；妊娠期及哺乳期妇女慎用；分娩时注射过多葡萄糖，可发生**产后婴儿低血糖**；儿童及老年患者补液过快，可致心悸，甚至心力衰竭；水肿患者应注意控制输注量，长期单纯补葡萄糖时，易出现低钾、低钠、低磷血症。

2. 二磷酸果糖

【适应证】用于心肌缺血引起的各种症状的急救。

【临床应用注意】

（1）**肌酐清除率低于50%者需要监测血磷水平。**

（2）如发生过敏反应，应立即停药。

（3）**宜单独应用，请勿添加其他药品，尤其禁忌溶于碱性溶液和钙盐溶液中。**

（4）伴有心力衰竭者剂量可酌情减半。

（5）不可肌内或静脉注射。

第二亚类　盐　类

水、电解质基本需要量是维持生命所必需的。临床患者往往存在各种因素导致水、电解质额外丢失，因此，无论肠内或肠外营养支持患者，都需要监测出入液量、水肿或脱水症状体征、血电解质水平等，需要指出，大多数肠内营养制剂中矿物质、电解质及微量营养素浓度的设计依据是每日摄入约2000ml水以满足每日营养素需要量。

1. 氯化钠

【适应证】用于**各种原因所致的低渗性、等渗性和高渗性失水**，高渗性非酮症糖尿病昏迷，低氯性代谢性碱中毒。

【临床应用注意】①水肿性疾病，如肾病综合征、肝硬化、腹水、充血性心力衰竭、急性左心衰竭、脑水肿及特发性水肿等慎用；②急性肾衰竭少尿期，慢性肾衰竭尿量减少而对利尿剂反应不佳者、高血压、低钾血症者慎用。

2. 氯化钾

【适应证】用于防治低钾血症，治疗洋地黄中毒引起的频发性、多源性期前收缩或快速心律失常。

静脉补钾浓度一般不宜超过 40mmol/L（0.3%），滴速不宜超过 750mg/h（10mmol/h），否则可引起局部剧烈疼痛。使用洋地黄时应慎用。

3. 氯化钙

【适应证】①低钙血症、高钾血症、高镁血症以及钙通道阻滞剂中毒（心功能异常）；②血钙过低所引起的手足抽搐、肠绞痛、输尿管绞痛；③解救镁盐中毒；④甲状旁腺功能亢进症术后的"骨饥饿综合征"；⑤过敏性疾病；⑥作为强心剂，用于心脏复苏。

氯化钙有强烈的刺激性，不宜皮下或肌内注射，静脉注射时宜以 10%～25% 葡萄糖注射液稀释后缓慢注射。

第三亚类 酸碱平衡调节药

多种疾病在发生和发展过程中常会出现酸碱平衡失调，有些甚至危及生命，必须及时予以纠正。

乳酸钠

【适应证】静脉滴注用于代谢性酸中毒，碱化体液或尿液；用于高钾血症或普鲁卡因胺引起的心律失常伴有酸血症者。

第二节 维生素

维生素与微量元素是人体必需营养素，参与多项代谢与功能，且人体无法自身合成，需要每天补充。

一、药理作用与作用机制

1. 水溶性维生素（维生素 B、C）

（1）维生素 B_1：缺乏可致神经系统和心血管系统的生理紊乱。维生素 B_1 还是维持心脏、神经及消化系统正常功能所必需的。当维生素 B_1 缺乏时，按其程度，依次可出现下列反应：神经系统反应（干性脚气病）、心血管系统反应（湿性脚气病）、韦尼克脑病及多发神经炎性精神病。注射前应做皮肤敏感试验，以防过敏反应，不宜静脉注射。

（2）维生素 B_2：维生素 B_2 在人体内以黄素单核苷酸和黄素腺嘌呤二核苷酸形式存在，体内缺乏维生素 B_2 时，正常的代谢发生障碍，即可出现典型的维生素 B_2 缺乏症状。**首先出现咽喉炎和口角炎，然后为舌炎、唇炎（红色剥脱唇）、面部脂溢性皮炎、躯干和四肢出现皮炎，随后有贫血和神经系统症状。核黄素缺乏症很少单独出现，常伴有其他维生素的缺乏。**

（3）维生素 B_6：维生素 B_6 具有两种衍生物（吡哆醛和吡哆胺），维生素 B_6 在红细胞内转化为磷酸吡哆醛，后者作为人体不可缺乏的辅酶，**神经系统方面表现为周围神经炎、关节肿胀和触痛，腕关节肿胀（腕管病）是由于吡哆醇缺乏所致，应用大剂量**

吡哆醇治疗可以奏效。

（4）维生素C：维生素C是高效抗氧化剂，有许多重要的生物合成过程中也需要维生素C参与作用。**用于防治坏血病、牙龈出血**、也可用于各种急、慢性传染疾病及紫癜等的辅助治疗。维生素C可促进去铁胺对铁的螯合，使铁的排出加速，故**可用于慢性铁中毒的治疗**。大剂量用于克山病引发的心源性休克。维生素C对维生素A有破坏作用，在大量服用维生素C的同时，应注意补充足量维生素A和叶酸。

（5）烟酸：烟酸在体内转化为烟酰胺后，发挥药理作用，大剂量尚可降低血清胆固醇及三酰甘油的浓度，且有周围血管扩张作用。

烟酸缺乏时与烟酰胺缺乏时发生糙皮病。糙皮病的特点是具有以皮肤、胃肠道和中枢神经系统为主的体征和症状。烟酸类当**用量超过作为维生素作用的剂量时，具有明显的调节血脂作用**。可抑制极低密度脂蛋白分泌，减少低密度脂蛋白（LDL）生成和升高高密度脂蛋白（HDL），可用于高密度脂蛋白降低、载脂蛋白A升高和混合型血脂异常者。

烟酸具有强烈的扩张血管作用，开始服用或剂量增大后可致恶心、呕吐、腹泻、发热、瘙痒、皮肤干燥、面部潮红等；大剂量可引起血糖升高、尿酸增加、肝功能异常。**为缓解由前列腺素介导的这一效应，可应用小剂量的缓释制剂，或服药前30min合用阿司匹林300mg可以减轻，或每日服用一次布洛芬200mg**。服用烟酸的患者，大约1/5的人会发生高尿酸血症，有时甚至可发展为痛风，痛风性关节炎时应即停药；**烟酸对严重痛风者禁用**。

（6）叶酸：叶酸是物质代谢过程中催化"一碳单位"转移反应的辅酶组成成分，许多重要物质如嘌呤、嘧啶、核苷酸等的合成过程中，必须有四氢叶酸作为"一碳单位"的供体来参与。叶酸也是骨髓红细胞成熟和分裂所必需的物质，**临床用于治疗巨幼细胞贫血、血小板减少症**。同型半胱氨酸（Hcy）水平升高与高血压和妊娠期高血压疾病的发病机制密切相关，**补充叶酸和维生素B_{12}能使Hcy下降超过20%，进而使脑卒中风险显著下降25%**。叶酸可直接改善内皮细胞功能，对抗氧化，恢复一氧化氮合酶活性，发挥对高血压靶器官的保护作用。

2. 脂溶性维生素（维生素A、D、E、K）

（1）维生素A：维生素A在体内具有多种重要功能。对视网膜的功能起着重要作用，维生素A的功能是通过不同的分子形式实现的。**对于视觉起作用的是视黄醛，对生殖过程起作用的为视黄醇，而视黄酸则对其他功能具有重要性**。维生素A是人体视网膜的杆状细胞感光物质——视紫质的生物合成前体，如**体内缺乏，会因视网膜内视紫质的不足而患夜盲症**。

（2）维生素D：维生素D能促进小肠对钙的吸收，其代谢活性物促进肾小管重吸收磷和钙，提高血钙、血磷浓度或维持及调节血浆钙、磷正常浓度。维生素D缺乏时人体吸收钙、磷能力下降，钙、磷不能在骨组织内沉积，成骨作用受阻。对婴儿和儿童**可致佝偻病**。成人，维生素D缺乏引起骨软化病或成人佝偻病，钙的需要量增大时，如妊娠期或哺乳期。

（3）维生素E：维生素E能促进生殖力，女性雌激素浓度增高，**提高生育能力，预防流产**。临床上常用维生素E**治疗先兆流产和习惯性流产**。

（4）维生素 K：维生素 K 是一类具有萘醌结构和凝血作用的化合物的总称，是肝脏合成凝血酶原（因子Ⅱ）的必需物质，并参与凝血因子Ⅶ、Ⅸ、Ⅹ，以及蛋白 C 和蛋白 S 的合成。维生素 K_2 尚具有镇痛作用，天然维生素 K 广泛存在于果蔬、食物中，同时可由肠道菌群合成并被吸收利用，一般情况下不会出现维生素 K 缺乏症。但由于应用广谱抗菌药物（头孢菌素类），可致肠道菌群改变，造成维生素 B 和 K 合成受阻，**维生素 K 缺乏，长期大量应用时（10 日以上）宜适当补充维生素 K、B。**

维生素 K 用于防治维生素 K 缺乏所致的出血，**如阻塞性黄疸、胆瘘、慢性腹泻、广泛肠切除所致肠吸收不良患者，早产儿、新生儿低凝血酶原血症，香豆素类（华法林）或水杨酸类过量及其他原因所致凝血酶原过低等引起的出血的救治。**

华法林过量易致出血；乙硫异烟胺、异烟肼等药可拮抗维生素 B_6 或增加维生素 B_6 经肾排泄，可引起贫血或周围神经炎。

二、典型不良反应和禁忌

1. **水溶性维生素** 维生素 B_2 **大量服用后尿呈黄色，偶见过敏反应，罕见引起甲状腺功能亢进**；维生素 C 长期大量（2g/d 以上）应用可引起泌尿系统尿酸盐、半胱氨酸盐或草酸盐结石。

2. **脂溶性维生素**

（1）长期、大量服用维生素 A 可引起慢性中毒。

（2）长期、大量服用维生素 D 可引起低热、烦躁哭闹、惊厥、厌食、体重下降、肝脏肿大、肾脏损害，骨硬化等症。

（3）大量服用维生素 E（400～800mg/d）可引起视物模糊、乳腺肿大、类流感样综合征、胃痉挛、疲乏、软弱。

三、代表药品

1. **维生素 A**

【适应证】用于防治维生素 A 缺乏症，如**角膜软化、干眼症、夜盲症、**皮肤角质粗糙等。

2. **维生素 E**

【适应证】用于吸收不良新生儿、早产儿、低出生体重儿；用于进行性肌营养不良，以及心、脑血管疾病，**习惯性流产及不孕症的辅助治疗。**

3. **维生素 B_1**

【适应证】用于维生素 B_1 缺乏所致的**脚气病**或韦尼克脑病的治疗。

4. **维生素 B_6**

【适应证】用于维生素 B_6 缺乏的预防和治疗。

5. **维生素 C**

【适应证】用于**防治坏血病**，慢性铁中毒的治疗。

第三节 肠内营养药

营养支持一般认为包括经口、肠道或肠外途径为患者提供较全面的营养素。目前临床上包括肠内营养（EN）和肠外营养（PN）。

肠内营养是指经消化道给以营养素，分为口服和管饲。

肠外营养是经静脉为无法经胃肠道摄取和利用营养物的患者提供包括氨基酸、脂肪、碳水化合物，又称全肠外营养TPN。

营养不良：因能量、蛋白质及其他营养素缺乏或过度，导致机体功能乃至临床结局发生不良影响。

营养不足：通常指蛋白质－能量营养不良（PEM），指能量或蛋白质摄入不足或吸收障碍者，造成特异性的营养缺乏症状。

重度营养风险：是因疾病或手术造成的急性或潜在的营养代谢受损，营养支持对这类患者能带来更好的临床结果。

营养筛查：由医务人员实施的快速、简便方法，决定是否需要制订营养支持计划。

营养评定：由营养专业人员对患者的营养代谢、机体功能等进行全面检查和评估，用于制订营养支持计划，考虑适应证和可能的副作用。

第一亚类 通用型肠内营养药

肠内营养粉剂 TP

【适应证】可作为全营养支持或部分营养补充，适用于成人及4岁或以上的儿童。可口服或管饲。

冲调好的本品应该立即服用或加盖冰箱保存，在24h内服完。开盖的罐子应该用盖子盖住，贮存于阴凉、干燥处，不用冰箱冷藏。一旦打开，粉剂应该在3周内用完。

本品不能胃肠外注射或静脉注射。

第二亚类 疾病特异型肠内营养药

肠内营养乳剂（TPF－D）

【药理作用与作用机制】本品为营养成分完全，专供糖尿病患者使用的肠内全营养制剂，本品所含营养成分来源于天然食品，与正常人普通饮食成分相类似，对人体无毒性作用。本品不含牛奶蛋白，适用于对牛奶过敏的患者。

【适应证】本品适用于糖尿病患者，可为有以下症状的糖尿病患者提供全部肠内营养：咀嚼和吞咽障碍、食道梗阻、中风后意识丧失、恶病质、厌食或疾病康复期、糖尿病合并营养不良，也可用于其他糖尿病患者补充营养。

【禁忌】所有不适用于肠内营养的患者，如胃肠道张力下降、急性胰腺炎，有严重消化和吸收功能障碍者禁用。

第四节 肠外营养药

第一亚类 氨基酸类制剂

复方氨基酸注射液是目前肠外营养中主要的蛋白质供给形式，充分满足机体的蛋白质需求，合理选择不同配方氨基酸注射液，可望达到较好的营养治疗目的。是营养治疗的三大宏量营养素之一。目前临床应用的氨基酸制剂主要有以下几类。

1. **平衡型氨基酸制剂** 复方氨基酸注射液（18AA）。

2. **疾病适用型氨基酸制剂（半必需氨基酸或条件必需氨基酸）**

（1）用于**肾病**的氨基酸制剂：复方氨基酸注射液**（9AA）**、复方α–酮酸片。由于严重肾功能衰竭以及急慢性肾功能衰竭患者肠外营养支持。

（2）用于**肝病**的氨基酸制剂：复方氨基酸注射液（**6AA**）、复方氨基酸注射液（15AA）、复方氨基酸注射液（20AA）。治疗肝性脑病、慢性迁延性肝炎、慢性活动性肝炎引起的氨基酸代谢紊乱。

（3）用于**颅脑损伤**的氨基酸制剂：赖氨酸注射液。

（4）**免疫调节型氨基酸注射液**：**丙氨酰谷氨酰胺**注射液。谷氨酰胺是一种重要的条件必需氨基酸，静脉用药时将其制成二肽，即丙氨酰谷氨酰胺单独添加。

（5）用于创伤（应激）的氨基酸制剂。

3. **小儿用氨基酸注射液** 小儿复方氨基酸注射液（19AA–Ⅰ）。其中**8种氨基酸人体自身无法合成，称为必需氨基酸**；有些氨基酸人体虽能合成，但在特殊情况下不能满足正常的需要，称为半必需氨基酸，组氨酸对于婴儿是必需氨基酸；酪氨酸对于早产儿、半胱氨酸对于早产儿及足月儿都是必需氨基酸。对于肾病患者，酪氨酸是**必需氨基酸**；对于肝病患者，半胱氨酸是必需氨基酸。

氨基酸根据其侧链结构又分为：芳香族氨基酸、脂肪族氨基酸和杂环氨基酸。芳香族氨基酸包括苯丙氨酸、色氨酸和酪氨酸。在脂肪族氨基酸中，亮氨酸、异亮氨酸和缬氨酸的侧链只是烃链，且又带有支链，故称支链氨基酸。

值得注意的是，若要保证氨基酸的充分利用，前提是给予足够的非蛋白热量，即葡萄糖和脂肪提供的热量，否则补充的氨基酸会被当作热量消耗。

一、药理作用与作用机制

1. 合成蛋白质。

2. 氮平衡作用。

3. 转变为糖或脂肪。

4. 参与酶、激素及部分维生素的组成。

二、临床用药评价

（一）作用特点

在氨基酸代谢的过程中**可产生大量氯离子，从而导致酸中毒**。在临床应用尤其是大量应用时，应密切监测患者的酸碱平衡状态，适量加入5%碳酸氢钠注射液，使pH调整至7.4。

（二）药物相互作用

1. **精氨酸与谷氨酸钠或谷氨酸钾联合应用，可增加治疗肝性脑病的疗效。**

2. 精氨酸可使细胞内钾转移至细胞外，而螺内酯可减少肾脏钾排泄，两者联用时可引起高钾血症。有报道合并严重肝脏疾病的代谢性碱中毒患者，**在应用螺内酯后应用精氨酸出现严重并可致命的高钾血症。**

（三）典型不良反应和禁忌证

1. **不良反应** 静注速度过快可致发热、头痛、心悸、寒战，也可致血栓性静脉炎，应及时减慢滴注速度，以 **15 滴/分**为宜。

2. **禁忌** ①严重氮质血症患者；②严重肝功能不全者；③氨基酸代谢障碍者；④肾功能不全及无尿患者；⑤酸中毒未纠正前。

第二亚类　脂肪乳类制剂

肠外营养须强调双能量来源的重要性，即能量必须由糖和脂肪一起提供，脂肪供能应占非蛋白热卡 30% ~ 50%。除了供能，脂肪乳剂的另一重要作用是提供必需脂肪酸，脂肪乳是肠外营养时机体的能量来源之一。如长链脂肪乳、鱼油脂肪乳。

由于人体缺乏在脂肪酸 n − 7 碳以下位点的脱氢酶系，不能合成 ω − 3 族的 α − 亚麻酸和 ω − 6 族的亚油酸。这两种脂肪酸必须由食物中供给，称为"必需脂肪酸"。

普通肠外营养中的脂肪多为植物来源，传统的脂肪乳产品中不含鱼油。鱼油脂肪乳在调节脂肪代谢、降低炎性反应及改善组织器官功能方面均有促进。

中/长链脂肪乳注射液

【药理作用与作用机制】中/长链脂肪乳注射液为需要接受静脉营养的患者提供能量和必需脂肪酸。

【适应证】肠外营养药，能量补充剂。

第十五章　生殖系统用药、性激素及生育用药

要点提示

①各类代表药及其主要作用机制与作用特点。②代表药的典型不良反应。

第一节　女性激素类

第一亚类　雌激素类

常用的有以下几类。①天然雌激素：卵巢、肾上腺皮质和胎盘所产生的雌激素，有雌二醇、雌酮和雌三醇。其中雌二醇的活性最强，雌三醇的活性最弱，后者是前两者的代谢产物。②雌激素合成衍生物：当前广泛用于临床的雌激素，是雌二醇为母体结构的合成衍生物；例如炔雌醇（乙炔雌二醇）、尼尔雌醇，由于在体内不易被代谢破坏，因而口服效价大大提高。雌二醇的酯类衍生物如戊酸雌二醇，因能沉积于注射局部，缓慢吸收，故有长效作用。③全合成雌激素：是全合成的非甾体化合物，如己烯雌酚，口服有效，作用强，但不良反应多。

一、药理作用与作用机制

雌激素能通过减少下丘脑促性腺激素释放激素（GnRH）的释出，导致卵泡刺激素（FSH）和黄体生成激素（LH）从垂体的释放也减少，从而抑制排卵。男性 LH 分泌减少可使睾丸分泌睾酮降低。

二、临床用药评价

（一）作用特点

雌二醇可通过皮肤、黏膜、皮下、肌肉等各种途径吸收，口服后经胃肠道迅速吸收，在肝脏中被破坏而失活，口服效价很低，不易口服。炔雌醇和非甾体雌激素如己烯雌酚，在肝脏中代谢较慢，故口服有效。

（二）典型不良反应和禁忌

1. 典型不良反应　不规则阴道流血、点滴出血、突破性出血、长期出血不止或闭经、困倦、尿频或排尿疼痛、严重或突发的头痛、乳房胀痛和（或）肿胀；体重增加或减少。

2. 禁忌

（1）已知或怀疑患有乳腺癌者禁用。

（2）已知或怀疑患有雌激素依赖性肿瘤者禁用。

（3）急性血栓性静脉炎或血栓栓塞者禁用。

（4）未明确诊断的阴道不规则流血者禁用。

（5）妊娠早期不要使用己烯雌酚，全身用药可能导致胎儿畸形，阴道用药也应注意。

三、代表药品

戊酸雌二醇

【适应证】①补充雌激素不足，如萎缩性阴道炎、女性性腺功能减退症、外阴阴道萎缩、绝经期血管舒缩症状、卵巢切除、原发性卵巢衰竭等；②晚期前列腺癌（乳腺癌、卵巢癌患者禁用）；③与孕激素类药物合用，能抑制排卵，可作避孕药。

第二亚类　孕激素类

分类：天然孕激素及合成衍生物，黄体酮、醋酸甲羟孕酮、地屈孕酮等。

一、药理作用与作用机制

长期应用可抑制垂体前叶黄体生成素（LH）的释放，抑制排卵；有维持早孕和抑制子宫肌肉收缩作用，具有保胎作用。

二、临床用药评价

（一）作用特点

黄体酮口服后迅速经胃肠道吸收，在肝脏内很快失活，故以往**不能口服**。近来已**有经微粒化后的产品，可以口服**，但生物利用度很低，仅为2%。注射液肌内注射后迅速吸收，$t_{1/2}$仅数分钟。甲羟孕酮可用于月经不调，注射剂可作为长效避孕药，还可用于绝经后乳腺癌及子宫内膜癌的治疗。某些雄激素活性高的孕激素可引起女性后代男性化。

（二）临床应用

（1）功能性子宫出血。
（2）痛经和子宫内膜异位。
（3）黄体功能不全。
（4）先兆流产和习惯性流产。
（5）经血过多或闭经。
（6）避孕。

第二节　阴道局部用药

抗滴虫及抗厌氧菌药——甲硝唑、替硝唑、克林霉素。
抗真菌药——克霉唑、咪康唑、益康唑、联苯苄唑、制霉菌素。
抗病毒药——重组人干扰素 α2a。
其他类——聚甲酚磺醛、硝夫酞尔等。

1. 聚甲酚磺醛

【药理作用与作用机制】本品是一种高酸性物质，对坏死或病变组织有选择性凝固和排除作用，能使病变组织易于脱落，使局部收敛止血，促进组织再生和上皮重新覆盖。而对正常鳞状上皮组织无作用，**在阴道内可杀死多种病原微生物，如厌氧菌、滴虫和念珠菌，且能维持阴道酸性环境**。

【适应证】①治疗宫颈慢性炎症、柱状上皮外移（糜烂）；②阴道感染（细菌性阴道炎、滴虫性阴道炎和念珠菌性外阴阴道炎）的治疗；③宫颈取活检或息肉后止血；④外科皮肤伤口或肢体溃疡的局部治疗；⑤外阴尖锐湿疣的治疗。

【注意事项】①本品只能局部用药，严禁内服；②阴道用药时会有白色坏死组织脱落，为正常现象，老年患者慎用；③治疗期间避免性交；④月经期间停止治疗；⑤妊娠期不宜阴道用药；⑥如为皮肤伤口，不宜用刺激性肥皂清洗；⑦有刺激性，注意避免接触眼睛。

2. 干扰素 α2a

【药理作用与作用机制】重组人干扰素 α2a 栓和 α2b 栓为两种不同型别干扰素的制剂。**干扰素可治疗由病毒引起的宫颈病变。**

第三节　退乳药

泌乳素是产后开始和维持泌乳所必需的物质；对于早产、死胎后或分娩后不需要或不宜哺乳者，需要抑制乳汁分泌而退乳。

临床用于退乳的药物有两类：①**多巴胺受体激动药，如溴隐亭**、甲麦角林，它们能刺激丘脑下部泌乳素抑制因子（多巴胺）的释放，直接抑制腺垂本合成和释放泌乳素，使血清泌乳素浓度下降，乳汁分泌减少至停止，既可用于产后退乳，也可防治乳溢症，以及高泌乳素血症引起的男性性功能低下。②**雌激素：雌二醇、己烯雌酚。**此二药在较大剂量时均能抑制腺垂体泌乳素的释放，从而减少乳汁分泌，用于退乳。

溴隐亭

【药理作用与作用机制】选择性地激动多巴胺（DA）受体。一般剂量时激动 D_2 受体，发挥抗震颤麻痹作用；**小剂量时激动突触前膜 D_3 受体，使多巴胺释放减少。**它可激动垂体细胞的多巴胺受体，使垂体催乳激素及生长激素释放减少；作为催乳激素的抑制剂，可制止生理性泌乳及伴随的闭经或不排卵。可用于肢端肥大症的辅助治疗。

第四节　促性腺激素

代表药品：绒促性素、尿促性素。

绒促性素

【药理作用与作用机制】为妊娠期妇女尿中提取的促性腺激素类药物。对女性能促进和维持黄体功能使黄体合成孕激素。**可促进卵泡生成和成熟**，并可模拟生理性的促黄体生成素（LH）的高峰而**促排卵**。对男性能使垂体功能不足者的睾丸产生雄激素，促使睾丸下降和男性第二性征的发育。

【适应证】

（1）青春期前隐睾症的诊断和治疗。

（2）垂体功能低下所致的男性不育，可与尿促性素合用。长期促性腺激素功能低下者，还应辅以睾酮治疗。

（3）**垂体促性腺激素不足所致的女性无排卵性不孕症**，常在氯米芬治疗无效后，联合应用本品与尿促性素以促进排卵。

（4）用于**体外受精以获取多个卵母细胞，需与尿促性素联合应用。**

（5）女性黄体功能不全的治疗。功能性子宫出血、妊娠早期先兆流产、习惯性流产。

第五节　促性腺激素释放激素类似物

代表药物：戈那瑞林、亮丙瑞林、曲普瑞林、丙氨瑞林。

戈那瑞林

【药理作用与作用机制】本品注射给药后使垂体释放黄体生成素（LH）和卵泡刺激素（FSH）增加，约**两周后**，因降调节作用，垂体进入不应期，**垂体释放黄体生成素和卵泡刺激素明显减少，**使卵巢内卵泡发育受抑制，雌激素降低到去势水平，内源性黄体生成素过高影响诱发排卵效果，用药使垂体释放黄体生成素明显减少后，**可提高诱发排卵效果。**对雌激素依赖性疾病有治疗作用。

【适应证】鉴别诊断男性或女性由于下丘脑或垂体功能低下所引起的生育障碍，性腺萎缩性的性腺功能不足、乳溢性闭经、原发和继发性闭经、绝经和早熟绝经、垂体肿瘤、垂体的器官损伤和事实上的下丘脑功能障碍等。

在正常经期的卵泡期给药，应做好避孕措施。

第六节　女性避孕药

第一亚类　短效口服避孕药

一、药理作用与作用机制

多数短效口服避孕药系由孕激素和雌激素配伍组成，主要作用是抑制排卵。**单用孕激素可用作探亲避孕药或事后避孕药。**

二、临床用药评价

目前常用的短效口服避孕药有炔诺酮、甲地孕酮、炔诺孕酮、左炔诺孕酮、去氧孕烯等孕激素，与炔雌醇组成各种复方制剂。**去氧孕烯和孕二烯酮并无雄激素作用，**不降低高密度脂蛋白（HDL），故**优于左炔诺孕酮，**已被广泛应用。

紧急避孕药不应与米非司酮混淆使用。**紧急避孕药是不抗早孕或致畸的，而米非司酮有终止妊娠的作用。**

三、代表药品

1. **左炔诺孕酮**

【药理作用与作用机制】其活性比炔诺孕酮强 1 倍，故使用剂量可减少一半。

【用法用量】单方制剂用作**紧急避孕药**，即在无防护措施或其他避孕方法偶然失误时使用：在房事后 72h 内服一片（粒），如为 0.75mg，需隔 12h 后再服 1 次。

紧急避孕药是避孕失误的紧急补救避孕药，不是引产药。越早服用越好。可在月经周期任何时间服用。也**不宜作为常规避孕药。**

2. 去氧孕烯

【药理作用与作用机制】本品为强效孕激素，其孕激素活性较炔诺酮强 18 倍、较炔诺孕酮强 1 倍。口服后 $t_{1/2}$ 为 21 ~ 42.5h。最大特点是无雄激素作用，还可升高高密度脂蛋白（HDL）。抗雌激素活性亦强于炔诺酮和左炔诺孕酮，具有显著的排卵抑制作用。去氧孕烯常与炔雌醇组成复方制剂口服避孕。

3. 孕二烯酮

【药理作用与作用机制】本品**为迄今孕激素作用最强而使用剂量最低的一种避孕药**。其孕激素活性为左炔诺孕酮的 2 倍，并无雄激素和雌激素活性，有抗雌激素作用。

4. 双炔失碳酯

【药理作用与作用机制】本品为**具有抗着床作用的避孕药**，并无孕激素活性，其雌激素活性为炔雌醇的 1/36。小剂量与孕激素有协同作用，大剂量则有抗孕激素活性的作用。本品不受月经周期限制，只需在房事后服 1 片即可。

第二亚类　长效避孕药

长效避孕药多为孕激素与长效雌激素配伍或通过剂型改变而达到长效避孕的目的。①口服长效避孕药：**左炔诺孕酮、氯地孕酮与炔雌醚配伍**，均可作为每月口服一次的长效避孕药。②注射长效避孕针：复方己酸羟孕酮注射液、复方庚酸炔诺酮注射液均为每月一次的避孕药。羟孕酮的孕激素活性为黄体酮的 7 倍，无雌激素活性。③埋植剂：左炔诺孕酮埋植剂以低量恒定缓慢释药，有效期为 5 年。④含药阴道环：左炔诺孕酮避孕环和甲硅环亦为低量恒定缓慢释放的剂型，有效期为 3 ~ 12 个月。⑤含药宫内节育器：孕酮节育器是一种缓释系统，能提高避孕有效率，降低脱落率，有效期为 5 年。

第三亚类　事后避孕药

米非司酮

【药理作用与作用机制】本品**为强抗孕激素药**，能与孕酮受体及糖皮质激素受体结合，对子宫内膜孕酮受体的亲和力比黄体酮强 5 倍，对受孕动物各期妊娠均有引产效应，可作为非手术性抗早孕药。口服**可用于终止停经 49 日内的妊娠**，常与米索前列醇合用。

第四亚类　阴道杀精药

壬苯醇醚

【药理作用与作用机制】本品为非离子型表面活性剂，是目前使用**最普遍的一种外用杀精子药**。无法使卵受精，达到避孕目的。

【适应证】**短期避孕**。

第七节　其他妇科用药

醋酸棉酚

【药理作用与作用机制】醋酸棉酚对卵巢及子宫内膜、肌层甾体激素受体有抑制作用，从而使子宫内膜和肌层明显变薄，月经量减少；醋酸棉酚通过抑制肾脏髓袢升支粗段（$Na^+ - K^+ - Cl^-$）联合转运系统，使 Na^+、K^+、Cl^- 重吸收减少，致使肾脏排钾。

【适应证】治疗妇科疾病，包括子宫功能性出血、子宫肌瘤并月经过多、子宫内膜异位症等。

第八节　子宫收缩药及引产药

可选择性兴奋子宫平滑肌。用药后可表现为子宫节律性收缩或强直性收缩。引起子宫节律性收缩的药物，可用于产前催产、引产；引起子宫强直性收缩的药物，多用于产后止血或子宫复原。

1. **垂体后叶制剂**　①垂体后叶素：从动物脑神经垂体中提取，其成分除含有缩宫素（催产素）外，还因含加压素量较多，现产科已少用；②缩宫素：小剂量使子宫产生与正常分娩相似的收缩，大剂量能使子宫产生强直性收缩。

2. **麦角制剂**　包括麦角流浸膏、麦角新碱、甲麦角新碱，**子宫平滑肌有兴奋作用，可增强宫缩。主要用于产后子宫出血或子宫复原不佳。**与缩宫素相比有以下不同：①作用强而持久；②不仅对子宫底，而且对子宫颈部都有很强的收缩作用，剂量稍大即产生强直性收缩，**故不适用于催产或引产。**

3. **前列腺素类（PG）**　前列腺素类药物有地诺前列酮（PGE_2）、硫前列酮（PGE_2类似物）、地诺前列素（$PGF_{2\alpha}$）、卡前列素氨丁三醇、吉美前列素（PGE_1衍生物）、卡前列甲酯（15 - 甲基 $PGF_{2\alpha}$ 甲酯）及米索前列醇（PGE_1类似物）。与生殖药理密切相关的是**前列腺素 E_1（PGE_1）、前列腺素 E_2（PGE_2）和前列腺素 $F_{2\alpha}$（$PGF_{2\alpha}$）3 种。**此类药物能选择性地兴奋子宫平滑肌，使其产生节律性收缩，并软化和扩张子宫颈，促使宫口开全和胎儿娩出，**临床用于中期引产、足月妊娠引产及治疗性流产。**

4. **促进子宫颈成熟的药物**　代表药物有同化激素类，如普拉睾酮；前列腺素类，如地诺前列酮等。此类药物有松弛子宫颈管、**促进宫颈成熟、使宫口开大、缩短分娩时间及提高引产成功率等作用。**

第九节　抗早产药

早产，系指妊娠在 28～37 周（196～259 日）之间结束者。此时娩出的新生儿发育尚未成熟，体重在 2500g 以下，称"未成熟儿"，通常死亡率较高，占新生儿死亡率首位。抗早产药可松弛子宫平滑肌，抑制其收缩，有利于胎儿在宫内安全生长，防止早产。

抗早产药包括利托君和硫酸镁。利托君为肾上腺素 β_2 受体激动剂，可激动子宫平滑肌中的 β_2 受体，抑制子宫平滑肌的收缩频率和强度，减少子宫的活动而延长妊娠期。同时由于其可使腺苷酸环化酶的活性增强（cAMP 增多）而产生保胎作用。**硫酸镁的镁离子能直接抑制子宫平滑肌的动作电位，对子宫平滑肌的收缩产生抑制作用，使宫缩频率减少，强度减弱，用于早产的治疗。**

第十节　雄激素类和男性生殖系统用药

第一亚类　雄激素及睾酮衍生物

一、药理作用与作用机制

雄激素（androgen）由男性睾丸分泌；女性卵巢和肾上腺皮质也会分泌少量雄激素，需转化成睾酮（以及双氢睾酮）才能发挥生理作用。

睾酮或双氢睾酮对靶组织的影响是通过与细胞的胞质上的雄激素受体（AR）结合而发挥作用的。

具体药理作用如下。

（1）对性器官和第二性征的作用（男性化作用）：促进生殖器官的生长发育；毛发的生长；促使皮脂腺增生和分泌（皮肤增厚，痤疮）；喉结的生长并致声音变得低沉；对行为的影响（增加体能和攻击性，引起阴茎勃起）；对男性胎儿的性分化作用。

（2）对骨骼和骨骼肌的作用（同化作用）：增加骨骼肌生长。睾酮还能促进肌肉的形成，尤其是在运动的辅助下效果更为明显。

（3）红细胞生成：睾酮及其衍生物对正常造血细胞有兴奋作用。可以增强红细胞生成素的产生及作用，对干细胞转变成红细胞也有直接的刺激作用。

二、临床用药评价

1. 主要用于以下情形。

（1）男性雄激素替代治疗：**用于原发性及继发性男性性腺功能减退症患者的替代治疗。**

（2）治疗妇科疾病：如与雌激素合用减少产后妇女的乳房充血；**达那唑治疗子宫内膜异位症。**绝经后妇女，使用雄激素联合雌激素作为替代治疗，可减少单用雌激素时子宫内膜出血发生的风险，同时性欲有增加。也可用于绝经前妇女乳腺癌的治疗。

（3）用作蛋白质合成代谢药：雄激素和其衍生物配合饮食与运动，可作为因创伤、手术或长期制动及 AIDS 疾病造成的患者蛋白质流失、肌肉萎缩的治疗手段。

（4）作为生长刺激剂使用：对体质性的青春期发育延缓的男性患儿，**雄激素可刺激身体的线性生长，达到预期的身高。**

（5）衰老的治疗：对雄激素水平低下的老年男性可以使用雄激素进行替代治疗，可有效增加男性老年人的骨矿化、肌肉量和红细胞比容恢复。

（6）血管性水肿：血管性水肿是遗传性疾病，长期使用雄激素治疗对血管性水肿有预防作用。

（7）男性原发性（特发性）不育症：给予外源性雄激素会刺激精子的形成及促进附睾内精子的成熟。

（8）可使高密度脂蛋白 HDL 水平降低，低密度脂蛋白 LDL 水平增加，增加动脉粥样硬化和心血管不良反应的概率。

2. 苯丙酸诺龙、司坦唑醇、达那唑，这类睾酮的衍生物也称为蛋白同化类固醇或同化激素。

3. 使用合成代谢类固醇可使运动员的力量和竞技能力增强，迅速提高运动成绩。这类药物固有的蛋白同化活性的副作用对女运动员的影响更为显著。**运动员禁用。**

4. 特殊人群用药

（1）儿童使用雄激素可引起儿童过早雄性化，以加速骨骺闭合，从而降低成年后的身高。

（2）雄激素及睾酮衍生物已证实或高度怀疑具有致畸性，**可导致女性胎儿男性化**（阴道畸形、阴蒂增大及形成类似男性阴囊样结构），妊娠期前三个月使用雄激素致畸的危害最大；使用雄激素的备孕妇女应该告知雄激素可能对胎儿的危害。

三、代表药品

1. 十一酸睾酮

【适应证】①原发性或继发性睾丸功能减退；②男性儿童体质性青春期延迟；③乳腺癌转移的姑息性治疗；④再生障碍性贫血的辅助治疗；⑤中老年部分雄性激素缺乏综合征；⑥类风湿关节炎。

2. 达那唑

【适应证】用于子宫内膜异位症的治疗，也可用于治疗纤维囊性乳腺病、自发性血小板减少性紫癜、遗传性血管性水肿、系统性红斑狼疮、男子女性化乳房、青春期性早熟。

【用法用量】口服。

第二亚类　治疗男性勃起功能障碍药

按剂型分为口服药物和非口服药物两类。非口服药物包括前列地尔（前列腺素 E_1，PGE_1），酚妥拉明，罂粟碱（常与酚妥拉明合用）和雄激素及其衍生物。①前列地尔治疗勃起功能障碍的机制是抑制阴茎组织中 α 肾上腺素能受体活性，舒张海绵体平滑肌和扩张阴茎动脉血管加速血流，可采取阴茎海绵体注射给药。②罂粟碱与酚妥拉明两个药物常联用治疗神经性和血管性勃起功能障碍。用法是**阴茎海绵体注射给药。**③雄激素补充治疗可增强性欲和改善勃起功能，睾酮水平较低的勃起功能障碍患者，雄激素与 5 - 磷酸二酯酶（PDE - 5）抑制剂合用对勃起功能障碍改善有增效作用，尤其是对于单用 PDE - 5 抑制剂效果不满意者。

口服药物是 PDE - 5 抑制剂，该类药物是目前治疗勃起功能障碍最常用的药物。

一、药理作用与作用机制

正常人在性刺激过程中，阴茎海绵体神经元末梢释放非肾上腺素能非胆碱能神经介质一氧化氮（NO）和血管活性肠肽等，NO 激活阴茎海绵体平滑肌细胞内鸟苷酸环氧化酶，促使鸟苷三磷酸（GPT）转化为环磷酸鸟苷（cGMP），导致平滑肌细胞中钙离子减少，使得海绵体内平滑肌松弛，海绵窦扩张，血液流入而使阴茎勃起。**PDE - 5 抑制剂正是通过抑制海绵体 PED - 5 升高 cGMP 水平，激发或维持阴茎勃起。它们都是勃起功能障碍首选治疗药物。**

代表药物：西地那非（伟哥）、伐地那非、他达拉非。

二、临床用药评价

（一）作用特点

1. PDE-5 抑制剂主要用于如下情形：①**治疗勃起功能障碍**；②**肺动脉高压**。

2. 该类药物对于存在肝肾疾病、消化性溃疡和有出血者慎用。

（二）药物相互作用

1. 西地那非与硝酸酯类药（硝酸甘油、硝酸异山梨酯）合用，由于两类都能引起血压降低，联合使用，发生严重的低血压的可能性非常大。因此，**西地那非禁用于正在使用硝酸酯类的男性。**

2. 与 CYP3A4 抑制剂（西咪替丁、红霉素、克拉霉素、伊曲康唑、利托那韦、茚地那韦、沙奎那韦等）合用，可影响该类药的肝脏代谢。与上述药物合用时应减量。

3. 与 α_1 受体拮抗剂合用，原则上**可增加发生低血压的风险**，因此避免两类药物合用，但他达拉非与坦索罗辛 **（0.4mg/d）合用是个例外。**

（三）典型不良反应

1. 低血压：推荐剂量下血压会有下降，表现为头痛、面部潮红、消化不良、鼻塞和眩晕。

2. 阴茎异常勃起。

3. 视觉障碍和眼症状；蓝绿色分辨不清，光感增强，**多见于使用西地那非的患者，而他达拉非或伐地那非的使用者则很少见。**

三、代表药品

西地那非

【适应证】用于勃起功能障碍。

【临床应用注意】在已有心血管危险因素存在时，**用药后性活动有发生非致命性/致命性心脏事件的危险。** 在性活动开始时如出现心绞痛、头晕、恶心等症状，须终止性活动。

第十六章　眼科、耳鼻喉科用药

①药物分类及主要作用特点。②主要适应证和不良反应。

第一节　眼科用药

按药物作用机制及临床应用情况，眼科用药涉及眼局部使用的**包括抗感染药、糖皮质激素类药、非甾体抗炎药、抗变态反应药、散瞳与睫状肌麻痹药、血管收缩剂和减充血剂、免疫抑制剂，以及青光眼治疗药物、干眼症治疗药物、白内障治疗药物、眼用抑制新生血管药物、眼科诊断用药等。**

1. **抗眼部感染药**　抗眼部细菌感染药用于敏感菌引起的结膜炎、角膜炎、沙眼、睑缘炎、泪囊炎等眼部感染。**抗菌药联合糖皮质激素**如妥布霉素地塞米松滴眼液（眼膏）和四环素可的松眼膏，在杀菌或抑菌的同时**抑制各种因素引起的眼部炎症反应。**抗眼部病毒感染药用于单纯疱疹性角膜炎、带状疱疹病毒眼部感染的治疗。**碘苷为嘧啶类抗病毒药**，通过抑制磷酸化酶或代替胸腺嘧啶核苷渗入病毒 DNA 中，产生有缺陷的 DNA，使病毒停止繁殖或失去活性而得到抑制，使用日久出现角膜染色小点或浑浊，不易消失；更昔洛韦眼部凝胶对巨细胞病毒作用最强；重组人干扰素 α2b 滴眼液具有广谱抗病毒、抑制细菌增殖及提高免疫功能等作用。

2. **青光眼用药**　青光眼的眼压升高是引起视神经、视野损害的主要因素，也是目前青光眼治疗中唯一被证实能够有效控制的危险因素；**降眼压是目前临床治疗青光眼的重要方法。**

青光眼分为闭角型和开角型两种，两者早期症状有着原则性不同，闭角型青光眼多数双眼同时发生。闭角型青光眼病因与浅前房、窄前房有关，可通过手术的方法治疗，同时需要药物解除前房角关闭；**开角型青光眼与房水流出障碍有关，**常用药物**抑制房水生成和促进房水外流，**治疗青光眼。

青光眼用药分类如下。

（1）拟胆碱药：毛果芸香碱**选择性直接兴奋 M 胆碱受体，**引起缩瞳，缩瞳引起前**房角间隙扩大，**房水易回流，**眼压下降，并有**睫状肌收缩，悬韧带松弛，使晶状体屈光度增加，故视近物清楚，看远物模糊，**调节痉挛**等作用。**可用于治疗原发性青光眼，包括急、慢性闭角型青光眼，开角型青光眼，继发性青光眼**等。若意外出现毛果芸香碱毒性反应，如出现出汗、流涎、恶心、呕吐、腹泻等毒性反应，可及时给予 M 受体拮抗剂阿托品对抗。

（2）β 受体拮抗剂：代表药有噻吗洛尔、倍他洛尔、苄替洛尔、左布诺洛尔和美替洛尔。能减少睫状体的房水生成，促进房水排出；可用于原发性**开角型青光眼。**但有**明显副作用，不适合长期使用。**

（3）前列腺素类似物：代表药有拉坦前列素，曲伏前列素、贝美前列素和他氟前列素。曲伏前列素用于开角型青光眼，用药后眼部颜色皮肤发黑，眼的睫毛变长。

（4）α₂受体激动剂：溴莫尼定、安普乐定可促进房水流出和减少房水生成。

（5）碳酸酐酶抑制剂：布林佐胺、乙酰唑胺减少房水生成。

（6）复方制剂：代表药物有拉坦噻吗、曲伏噻吗、贝美素噻吗洛尔、布林佐胺噻吗洛尔。复方制剂的使用既可以减少药物滴眼的次数，提高用药依从性，又可以减少抑菌剂对眼部的不良影响，**已成为未来发展的趋势**。

3. 散瞳药　散瞳类药物包括不同浓度的阿托品、托吡卡胺、复方托吡卡胺滴眼液等。

抗胆碱药阿托品，可拮抗眼内肌 M 胆碱能受体，使瞳孔括约肌和睫状肌松弛，从而使**瞳孔散大**；阿托品使睫状肌松弛，拉紧悬韧带使晶状体变扁平，减低其屈光度，同时造成**调节麻痹**。应用后可使**眼压明显升高**，有激发青光眼急性发作的危险，**青光眼、前列腺肥大者禁用**。

硫酸阿托品眼用凝胶散瞳药可用于虹膜睫状体炎、检查眼底前的散瞳、验光配镜屈光度检查前的散瞳，一次 1 滴，一日 3 次。

4. 治疗干眼症药　主要为不同类型的人工泪液类。①润滑作用类：主要成分是**高分子聚合材料，玻璃酸钠、羟丙甲基纤维素、羧甲基纤维素钠、卡波姆、聚乙二醇、右旋糖酐 70** 等。②细胞因子类：包括碱性成纤维细胞生长因子、表皮生长因子，促进角膜上皮细胞的再生，缩短受损角膜愈合时间。

聚乙二醇滴眼液干眼症用药属于高分子聚合物，具有亲水性和成膜性，在适宜浓度下，能起人工泪液的作用。用于暂时缓解由于眼睛干涩引起的灼热和刺痛症状。根据病情需要滴眼，一次 1~2 滴；使用前摇匀。

玻璃酸钠是广泛存在于动物和人体内的生理活性物质，是由 N–乙酰氨基葡萄糖和葡糖醛酸组成的高分子黏多糖。具有生理性的酸碱度和离子强度，无毒，无色，抗原性低，不引起炎症反应。玻璃酸钠滴眼液替代泪液，可缓解干眼造成的眼表组织损伤。滴入结膜囊，一次 1~2 滴，一日 4~6 次。

5. 治疗视网膜黄斑变性　常见的有糖尿病视网膜病变、年龄相关性黄斑病变、缺血性视网膜中央静脉阻塞等。血管内皮生长因子（VEGF）是最主要的血管生成调节因子。**代表药有雷珠单抗、康柏西普、阿柏西普。作用机制是竞争性地抑制 VEGF 与受体的结合，从而抑制内皮细胞增殖和血管新生。**雷珠单抗注射液用于治疗湿性（新生血管性）年龄相关性黄斑病变。经玻璃体内注射给药，一次 0.5mg，一个月给药 1 次。

6. 其他类眼科用药　缓解视疲劳类的药物多以对症治疗为主，含**血管收缩剂萘甲唑啉**成分，为 α 受体激动剂，可收缩结膜血管，减轻眼部充血症状，**但不宜长期用药**。眼局部麻醉药是眼科手术常用药物，如丙美卡因，点于角膜和结膜表面，产生局麻作用。眼科独有的诊断用药，如荧光素钠和吲哚菁绿。白内障的治疗方法包括手术治疗和药物治疗，**目前唯一能够治愈白内障的方式只有手术**。

第二节　耳鼻喉科用药

耳鼻喉科疾病用药分为全身应用和局部应用药物两类。仅概述局部应用的药物。

1. **局部麻醉药**　通过抑制神经细胞膜的钠离子通道起到阻断神经兴奋与传导作用。利多卡因为中效酰胺类局麻药，作用强于普鲁卡因；丁卡因为长效酯类局麻药，麻醉强度为普鲁卡因的 16 倍。

2. **血管收缩药**　肾上腺素 α 受体激动药麻黄碱、去氧肾上腺素、肾上腺素 α_1 受体激动药羟甲唑淋、赛洛唑啉、萘甲唑啉使外周血管收缩，缓解鼻黏膜充血肿胀引起的鼻塞。

3. **组胺 H_1 受体拮抗药**　左卡巴斯汀、氮䓬斯汀、酮替芬；可消除组胺与 H_1 受体结合而产生的过敏症状，用于季节性及常年性过敏性鼻炎的预防与治疗。局部用糖皮质激素发挥局部抗炎作用。

4. **鼻黏膜保护药**　复方薄荷脑滴鼻液（薄荷与樟脑等配成液体石蜡溶液）有抑菌作用、抑制痛觉神经和刺激腺体分泌；**氯己定鱼肝油中氯己定为双胍类表面活性剂型杀菌药**，鱼肝油有保护黏膜、防止上皮干燥结痂作用。此两种鼻黏膜保护药用于干燥性鼻炎和萎缩性鼻炎；呋麻滴鼻液除抑菌外，还可使鼻黏膜血管收缩，减轻鼻黏膜充血症状。缓解急、慢性鼻炎的鼻塞。

5. **耳部用药**　如治疗中耳炎、外耳道炎的抗菌药氯霉素滴耳液、氧氟沙星滴耳液、环丙沙星滴耳液等发挥局部抗菌作用；克霉唑溶液用于耳道及中耳念珠菌感染。

6. **咽喉部用药**　西地碘及碘喉片在唾液作用下可释放出碘，直接氧化和卤化菌体蛋白；**度米芬系季铵盐类阳离子型表面活性剂，属于广谱杀菌药**；此两类药对多种微生物有杀灭作用，可用于咽喉炎及扁桃体炎等。

7. **纤毛激动药与黏液促排药**　桃金娘油在上、下呼吸道黏膜均能迅速发挥溶解黏液，促进分泌的作用，刺激黏膜纤毛运动，且尚有抗炎作用。用于急、慢性鼻窦炎和支气管炎及支气管扩张等。**氨溴索为溴己新在体内的代谢产物，能促进呼吸道黏膜浆液腺的分泌**，用于治疗伴痰液分泌不正常及排痰功能不良的急、慢性呼吸道疾病（如慢性支气管炎急性加重、喘息性支气管炎、支气管扩张及气管哮喘的祛痰治疗）。

第十七章　皮肤及外用药

🔅要点提示

①药物分类及主要作用机制、作用特点和适应证。②皮肤寄生虫感染治疗药物正确使用方法及禁忌证。

皮肤病发生在人体表面，外用药可直接涂搽，使病变好转或消退，达到治疗目的或用于防护健肤。皮肤及外用药分为系统用药及局部用药两类。系统用药包括给予抗生素、抗组胺药、免疫抑制剂、糖皮质激素类等。局部用药包括给予抗感染药物、消毒防腐药及皮肤清洁药、糖皮质激素制剂，以及治疗银屑病、皮炎、湿疹、痤疮及酒渣鼻、白癜风及黄褐斑等药物。辅助治疗药物，包括润肤剂、保湿剂等，是皮肤病治疗或巩固疗效的一个重要手段。

理想的皮肤病治疗策略应是直接针对病因（病原）的治疗，但实际上皮肤病绝大多数属于对症治疗；如以瘙痒为主要症状的，可选用外用止痒药；皮肤过度角质增生可选用角质剥脱药物治疗。临床应用可从三个方面考虑：**首先是药物的性质和作用**，如清洁剂、保护剂、止痒剂、消毒抗菌剂、抗真菌剂、抗病毒剂、杀虫剂、收敛剂、角质促成剂、角质剥脱剂、腐蚀剂、遮光剂和刺激剂等。**其次是药物剂型**，如溶液、洗剂、撒布剂、酊剂等。

决定外用药物临床疗效的关键因素是外用药物的经皮吸收情况。皮肤科常用的糖皮质激素制剂，应根据病变部位的不同而选择不同浓度、不同强度的药物，如面部的损害应选择低浓度、弱效的 1% 丁酸氢化可的松软膏，而手掌足跖的损害应选择强效制剂，如 0.05% 倍他米松或氯倍他索软膏等。

长期局部用糖皮质激素制剂，尤其是高浓度、强效的制剂，在用药的局部皮肤可出现毛细血管扩张、色素增加、萎缩和易发生感染等问题，如地蒽酚软膏、维 A 酸类制剂外用后对皮肤有一定刺激作用，可引起局部皮肤潮红、脱屑。大面积使用皮肤外用药，尤其当用药浓度高、使用面积大、用药时间长时，药物经皮吸收量增大，进入血循环的量大大增加，进而**产生全身性不良反应。**

外用药物时的注意事项：①**掌握正确的用药方法。**②**药物浓度要适当。**对于刺激性药物，应从低浓度开始，逐渐递增。如维 A 酸类制剂，应从低浓度、小面积开始，逐步递增至高浓度、大范围。③**用药要考虑患者的年龄、性别、皮损部位。**如儿童不宜使用强效的糖皮质激素制剂；皮肤皱褶及黏膜部位不应使用高浓度、有刺激性的药物。④**注意用药部位和个体差异，**皮肤吸收药物的能力，因部位不同而有所差别。在前臂正常皮肤上涂布氢化可的松溶液，约 1% 被吸收，但在额部的吸收量可高出 6 倍，在阴囊高出 42 倍；但是，在跖弓则仅有 1/7 被吸收。在炎症性湿疹皮肤，药物经皮吸收量增加；脱屑性银屑病的吸收屏障则几乎不存在。外用糖皮质激素制剂之前，若能使皮肤的含水量增加，则药物透皮量可提高 5 倍。因此，建议先将皮肤浸泡于水中 5min，擦干后再涂上药膏。⑤**用药部位一旦出现刺激症状，或有红肿、皮肤瘙痒等反**

应，应立即停药，清洗患处后，到医院就诊。⑥用药量要适当。

皮肤科外用药品种繁多，本章大致将其分为皮肤寄生虫感染治疗药、痤疮治疗药、皮肤真菌感染治疗药、皮肤用糖皮质激素、增色素药、抗银屑病药等。

第一节　皮肤寄生虫与感染治疗药

疥疮由疥螨引起，既可通过直接接触传染，也可通过患者用过的衣物而间接传染。虱病包括头虱、体虱、阴虱。患者大多为卫生条件差、群居生活的人。

治疗疥螨主要是外用药，**林旦霜疗效最佳**，其次是**10％克罗米通乳膏、苯甲酸苄酯、5％～10％硫黄软膏**，被公认为特效药。

一、药理作用与作用机制

（一）药理作用

1. 升华硫接触皮肤后，转化为硫化氢和五硫黄酸，而其有杀菌及杀虫作用。还能去除油脂，有角质促成和角质溶解作用。

2. 林旦是杀灭疥虫的有效药物，亦有杀灭虱和虱卵的作用，与疥虫和虱体体表接触后，透过体壁，引起其**神经系统麻痹而死**。

3. 克罗米通**有局部麻醉作用，可治疗各型瘙痒症**，并有特异性杀灭疥螨的作用，可作用于疥螨神经系统，使疥螨麻痹死亡。

4. 苯甲酸苄酯在高浓度时可杀灭疥虫，**作用优于硫黄**。

5. **莫匹罗星**是由荧光假单胞菌培养液产生的代谢物——**假单胞菌A**。可逆性地与异亮氨酸转移RNA合成酶结合，阻止异亮氨酸渗入，终止细胞内含异亮氨酸的蛋白质合成而起作用；它的抗菌作用主要是在高浓度时杀菌或在低浓度时起抑菌作用。为外用抗生素，适用于各种细菌性皮肤感染；不适用于鼻内和眼内，哺乳期妇女慎用。

（二）作用机制

1. 升华硫接触皮肤后转化为硫化氢和五硫黄酸而产生杀虫、杀菌（细菌和真菌）作用。

2. 林旦与疥虫和虱体体表接触后，透过体壁进入体腔和血液，引起神经系统麻痹而致死。

3. 克罗米通对芥螨有杀灭作用，机制可能是作用于疥螨神经系统使其麻痹而死亡。

4. 莫匹罗星主要是可逆性地与异亮氨酸转移RNA合成酶结合，阻止异亮氨酸渗入，终止细胞内含异亮氨酸的蛋白质合成而起作用。

二、临床用药评价

（一）典型不良反应和禁忌

1. **典型不良反应**　用药后，少数患者有轻度刺激症状，如灼热感、瘙痒、皮疹等。克罗米通偶见过敏反应。**长期大量使用林旦，诱发癫痫**等。硫黄长期大量局部用药，有刺激性。

2. **禁忌**　对相应药物过敏者禁用。癫痫病史/中枢神经系统器质性病变者、妊娠期及哺乳期妇女、**4岁以下儿童禁用林旦、苯甲酸苄酯**。急性渗出性皮肤病禁用克罗米通。

（二）特殊人群用药

1. **儿童**　儿童使用5%硫黄软膏（成人用10%），4岁以下者最好先用2.5%软膏。儿童不主张用20%软膏，易出现皮肤刺激反应。**患者涂药前，先用肥皂洗净全身皮肤，涂药时先将少量药膏放在手掌内，从指间开始，将药膏涂遍全身皮肤，破损处不要涂药**。涂药后再用滑石粉薄撒一层，再穿换洗衣服。每晚涂药1次，连续3~5日为1个疗程。病情顽固的未愈者可重复治疗。疗程结束后再彻底换洗衣被。

林旦治疗疥疮时，4岁以上儿童应减量，用药6h后洗浴，将药液彻底洗去；4岁以下儿童禁用。

2. **妊娠期及哺乳期妇女**　林旦治疗疥疮时，妊娠期妇女禁用。妊娠期及哺乳期妇女禁用苯甲酸苄酯。

三、代表药品

林旦

【适应证】 外用于疥疮和阴虱病。

（1）疥疮：药物应涂抹在自颈部以下全身各部位，**用药24h后洗浴**。换下的衣服及床单等均应煮沸消毒。必要时首次治疗1周后可重复治疗1次。**4岁以上儿童应减量，并在6h后洗浴以洗去药液**。成人一次用药量不超过30g。

（2）虱病：药物涂于干燥头发和头皮上，保留3~5min后清洗，24h重复治疗。

（3）阴虱病：应剃去阴毛后涂搽本品，一日3~5次。

【临床应用注意】 家庭成员、集体宿舍成员中密切接触者均应同时接受治疗，药品不应与碱性物质或铁器接触，**涂药前勿用热水和肥皂洗澡**，以免增加吸收。若长期大量使用，可产生较大的神经毒性（如癫痫发作），有癫痫病史者及4岁以下婴幼儿禁用。

第二节　痤疮治疗药

一、药理作用与作用机制

（一）药理作用

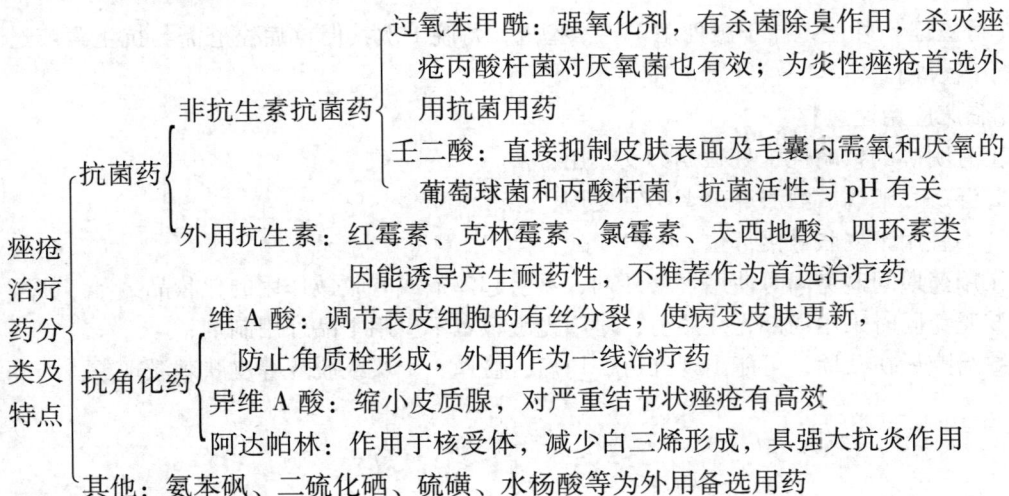

痤疮治疗药分类及特点
- 抗菌药
  - 非抗生素抗菌药
    - 过氧苯甲酰：强氧化剂，有杀菌除臭作用，杀灭痤疮丙酸杆菌对厌氧菌也有效；为炎性痤疮首选外用抗菌用药
    - 壬二酸：直接抑制皮肤表面及毛囊内需氧和厌氧的葡萄球菌和丙酸杆菌，抗菌活性与pH有关
  - 外用抗生素：红霉素、克林霉素、氯霉素、夫西地酸、四环素类　因能诱导产生耐药性，不推荐作为首选治疗药
- 抗角化药
  - 维A酸：调节表皮细胞的有丝分裂，使病变皮肤更新，防止角质栓形成，外用作为一线治疗药
  - 异维A酸：缩小皮质腺，对严重结节状痤疮有高效
  - 阿达帕林：作用于核受体，减少白三烯形成，具强大抗炎作用
- 其他：氨苯砜、二硫化硒、硫磺、水杨酸等为外用备选用药

不同浓度与剂型的壬二酸、氨苯砜、二硫化硒、硫黄和水杨酸等药物也具有抑制痤疮丙酸杆菌、抗炎或者轻微剥脱作用。

（二）特殊人群用药

1. 儿童 系统用抗生素可选择大环内酯类如红霉素或阿奇霉素，避免使用四环素类抗生素，12 岁以下儿童也尽量不用口服维 A 酸类药物。

2. 妊娠或哺乳期妇女 备孕女性：妊娠 3 个月以上，一般可安全用药。

妊娠期妇女：①轻度痤疮，外用壬二酸和克林霉素是安全的（妊娠分级 B）；②轻度及中度痤疮，外用为主，必要时可配合短期口服大环内酯类抗生素（尽可能避免妊娠期前 3 个月），四环素类（妊娠分级 D）禁用。③重度痤疮，可外用或系统治疗，严重的患者可以考虑短期系统使用泼尼松治疗。

3. 哺乳期妇女 外用过氧苯甲酰和壬二酸；系统用大环内酯类抗生素，可短期使用。

二、代表药品

1. 过氧苯甲酰

【适应证】用于治疗寻常痤疮。严重时，可与抗生素、维 A 酸制剂或硫黄－水杨酸制剂合用。将病变部位用肥皂和清水洗净。

【临床应用注意】

①若出现严重刺激反应应立即停药，并予以适当的治疗。症状消退后可重新恢复治疗；

②本品不得用于眼睛周围或黏膜处；

③本品能漂白毛发，不宜用在有毛发的部位；与有颜色物品接触时，可能出现漂白或褪色现象；

④不宜用于皮肤皱褶部位；

⑤用药期间避免用药部位过度日光照晒；

⑥局部用药有发生皮肤反应的可能；

⑦对本品过敏者、皮肤急性炎症或破溃处禁用。

2. 维 A 酸

【适应证】外用，涂于患处用于寻常痤疮，每晚 1 次，但重症痤疮需与抗生素或过氧苯甲酰合用。

【临床应用注意】

①有明确的致畸性，妊娠期妇女禁用；

②湿疹、晒伤、酒渣鼻患者不宜使用；

③不宜用于皮肤皱褶部位；

④用药期间避免同时使用含磨砂剂、易引起痤疮或有收敛作用的化妆品；

⑤避免同时采用局部光疗照射，对阳光敏感者不应用本品外用制剂；

⑥治疗最初几周，可能出现红斑、灼痛、瘙痒、干燥或脱屑等皮肤刺激现象。

第三节　皮肤真菌感染治疗药

一、药理作用与作用机制

皮肤真菌感染分为浅部及深部两大类。浅部真菌病主要包括皮肤癣菌病，如手癣、足癣、体癣、股癣、甲癣及头癣等，还有念珠菌病和花斑糠疹等，临床常见。

（一）药理作用

绝大多数局限性浅表的真菌感染都可使用外用抗真菌制剂治疗。这类外用药物较多，常用的有咪唑类药物，如咪康唑、联苯苄唑、益康唑、酮康唑和克霉唑等，丙烯胺类药物如特比萘芬、萘替芬等，还有吗啉类阿莫罗芬和吡啶酮类环吡酮胺等。

水杨酸、苯甲酸、十一烯酸、冰醋酸等兼有角质溶解和抑真菌作用，也常用于治疗皮肤真菌感染。剂型有乳膏剂、软膏剂、散剂、凝胶剂和溶液剂等。

（二）作用机制

本节的皮肤真菌感染治疗药包括抗生素类、唑类、丙烯胺类、吗啉类和吡啶酮类。

皮肤抗真菌药的作用机制可归纳为：①直接作用于真菌细胞膜，破坏细胞膜脂质结构及功能；②影响真菌细胞膜麦角甾醇的生物合成，使真菌细胞膜的通透性发生改变，使细胞重要内容物漏失；③作用于真菌细胞壁，主要影响壳多糖、葡聚糖、甘露聚糖和甘露聚糖–蛋白质复合体；④干扰真菌的核酸合成及功能。克霉唑除了通过①、②机制，还可抑制氧化酶和过氧化酶的活性，导致过氧化氢在细胞内过度聚积，引起真菌亚细胞结构变性和细胞坏死，也可对白色念珠菌抑制其从芽孢转变为具侵袭性菌丝的过程而起到抗真菌作用。

二、临床用药评价

抗生素类抗真菌药分为多烯类抗生素（如两性霉素 B 和制霉菌素等）与非多烯类抗生素（如灰黄霉素），其中**两性霉素 B 抗真菌活性最强，是唯一可用于治疗深部和皮下真菌感染的多烯类药物**。其他多烯类仅限于局部应用治疗浅表真菌感染。

制霉菌素抗真菌作用和机制与两性霉素 B 相似，**对念珠菌属的抗菌活性较高，且不易产生耐药性**。口服吸收很少，仅适于肠道白色念珠菌感染。**因毒性大，不宜用作注射给药**；局部应用，5 岁以下儿童慎用。

唑类：分为咪唑类和三唑类。联苯苄唑应用同克霉唑，慎用于患处有糜烂、渗液或皲裂者。

丙烯胺类：包括萘替芬和特比萘芬，为角鲨烯环氧化酶的非竞争性、可逆性抑制剂。用于浅表真菌感染，2 岁以下儿童禁用。

吗啉类：本类药物有阿莫罗芬，为局部抗真菌药，通过干扰真菌细胞膜麦角固醇的合成导致真菌死亡。禁用于儿童，尤其是婴幼儿。

吡啶酮类：本类药有环吡酮胺，作用于真菌细胞膜。**高浓度使细胞膜的渗透性增加，钾离子和其他内容物漏出，细胞死亡。此药渗透性强，可渗透过甲板。**

第四节　皮肤用糖皮质激素

皮肤用糖皮质激素具有消炎、止痒和抑制皮损发作的作用。

一、药理作用与作用机制

（一）药理作用

根据外用糖皮质激素的药理作用强度大致可分为弱效、中效、强效和超强效四类。

类别	代表药物
弱效	布地奈德、醋酸氢化可的松
中效	醋酸地塞米松、丁酸氢化可的松、醋酸曲安奈德
强效	糠酸莫米松、二丙酸倍氯米松、氟轻松、哈西奈德（0.025%）
超强效	卤米松、哈西奈德（0.1%）、丙酸氯倍他索

（二）作用机制

糖皮质激素分子穿入细胞膜后与细胞质中特异性糖皮质激素受体结合，形成配体－受体复合物。**可抑制磷酸酯酶 A 的活性，从而抑制了多种炎性介质的生成**，如前列腺素、白三烯、血小板活化因子等。

外用糖皮质激素分子的一个直接作用是使血管收缩，从而减轻组织水肿，减轻红斑，抑制发热；还可对炎性细胞产生作用。

二、临床用药评价

（一）作用特点

1. **初始治疗特点**　①强效、超强效适合重度皮损；②中效适合特应性皮炎、湿疹、重症面部皮炎；③弱效适合眼睑皮炎、轻度面部皮炎等。

2. **糖皮质激素的抗炎作用特点**：①作用广，能抑制多种原因引起的炎症；②能抑制炎症各个阶段，炎症早期能提高血管的紧张性，减轻充血，降低毛细血管的通透性，同时抑制白细胞浸润和吞噬反应，减少各种炎症因子的释放，减轻渗出、水肿，从而改善红肿、热痛、过敏等症状；③**抗炎不抗菌**，糖皮质激素类药物对病原体并无抑制或杀灭作用。糖皮质激素在抑制炎症、减轻症状的同时，也**降低人体的防御功能，可致感染扩散**，阻碍创口愈合等。

（二）典型不良反应和禁忌

1. **典型不良反应**　①常见播散或加重用药局部的皮肤感染、皮肤萎缩、毛细血管扩张、接触性皮炎、口周皮炎、痤疮、色素沉着或减退及多毛等。②长期外用，尤其**外用强效药者，可引起激素依赖性皮炎，多见于面部**；③长期大面积外用或加封包使用强效、超强效糖皮质激素，由于经皮吸收累积量增加，可发生系统性不良反应，如库欣综合征等。

2. **禁忌**　外用糖皮质激素不能用于皮肤溃疡或有皮肤萎缩的部位，也不能用于局部有明显细菌、真菌及病毒感染的疾病，如卤米松禁用于水痘、脓疱病、口周皮炎、寻常痤疮等患者。**任何外用激素制剂均不应长期、大面积使用；尤其是强效、超强效**

者，停药应缓慢。

（三）特殊人群用药

1. **儿童、老年人** 宜选择弱效或软性激素，如地奈德、糠酸莫米松。由于儿童皮肤薄嫩、代谢及排泄功能差，长期大面积应用也会全身吸收，产生系统不良反应。儿童使用强效激素制剂，连续使用不应超过 2 周。婴儿尿布皮炎尤应慎用，外用激素制剂应限于 5～7 日内。

2. **妊娠期及哺乳期妇女** 尤其孕早期妇女勿用含氟激素；哺乳期妇女勿在乳房部位应用。

三、代表药品

1. 糠酸莫米松

【适应证】 外用于治疗对糖皮质激素有效的皮肤病，如接触性皮炎、特应性皮炎、湿疹、神经性皮炎及银屑病等瘙痒性及非感染性炎症性皮肤病。

2. 曲安奈德

【适应证】 外用适用于治疗接触性皮炎、脂溢性皮炎、神经性皮炎、湿疹、银屑病、盘状红斑狼疮等对糖皮质激素外用有效的皮肤病。局部注射可用于瘢痕疙瘩、肥厚性瘢痕、腱鞘炎、滑囊炎及肩周炎等的治疗。

第五节 增色素药

白癜风是一种病因不明、顽固难治的色素脱失性皮肤病，目前认为与自身免疫、色素细胞的自毁、遗传因素、微量元素异常及精神因素等有关。使用增色素药，并配合一定光照，可提高皮肤的光敏反应，对白癜风有一定治疗作用。

1. 代表药物有补骨脂素及其衍生物；重金属元素及其化合物；肾上腺皮质激类；其他光敏剂。外用的增色素药通过一定的光敏反应，使皮肤上出现黑色素沉着，用于治疗白癜风。

2. **作用机制**

（1）甲氧沙林光敏性强，可被 320～400nm 长波紫外线所激活，在紫外线、可见光或红光等光线的作用下**可使黑素细胞中的酪氨酸酶活力增加，促使黑素细胞形成**，用于治疗白癜风；选择性抑制表皮细胞的 DNA 合成和有丝分裂，从而减慢表皮细胞的更新速度，对银屑病起治疗作用。

（2）补骨脂素和异补骨脂素来源于豆科植物的果实补骨脂，成分主要为呋喃香豆素类化合物，有抗肿瘤、促进皮肤色素再生、抗衰老等作用。

3. **甲氧沙林**溶液为补骨脂素衍生物，光敏反应后**可促使黑色素形成**；三甲沙林是一种合成的补骨脂素衍生物，活性较甲氧沙林强，但毒性也较强。在白化病中，**三甲沙林能增加皮肤对日光的耐受性，但不能形成黑色素**。

4. 甲氧沙林可口服或外用，治疗白癜风、银屑病、蕈样肉芽肿，也可用于掌跖脓疱病、湿疹、特应性皮炎、扁平苔藓等的治疗。需同时**与长波紫外线（UVA）合用**，以增加皮肤对日光的耐受性。为减少服药对胃肠道的刺激，**应与食物或牛奶一起服**。治疗银屑病，需 8～10 次治疗后才见效。治疗白癜风的疗效则出现得慢些。

5. 照射紫外线，一日或隔日 1 次，光照时，应戴墨镜并遮盖正常皮肤；12 岁以下儿童、年老体弱者及妊娠期妇女禁用，不得同时服用其他光敏性药物。

6. 使用白癜风治疗药物增加色素时，不宜食用含呋喃香豆素类食物，如胡萝卜、芥菜、香菜、无花果、酸橙或芹菜。

第六节 治疗银屑病药

银屑病是常见的慢性复发性的疾病，是一种角朊细胞过度增生的炎症性皮肤病，发病率较高。以往，银屑病临床治疗多以外用抗角化药为主，辅以长期调养。

一、药理作用与作用机制

（一）药理作用

银屑病用药可分为局部和全身用药两大类。局部用药又分为煤焦油类、树脂类沥青衍生物（地蒽酚）、局部用补骨脂类、其他用药等；全身用药包括全身用补骨脂类和维 A 酸类等。

此类药物可纠正或缓解银屑病疾病进程，主要**作用于皮肤表皮细胞，抑制其细胞有丝分裂**，改善表皮细胞增殖速率和恢复其正常分化状态。

（二）作用机制

①地蒽酚通过作用于表皮细胞内的酶，②卡泊三醇为维生素 D_3 的衍生物，作用于皮肤角质形成细胞，③维 A 酸类与表皮细胞的维 A 酸细胞核受体有高亲和力，煤焦油可抑制表皮细胞的有丝分裂，使皮肤增生速率恢复正常。

二、临床用药评价

（一）作用特点

抗角化药作用特点有：①与维 A 酸细胞核受体有较高亲和力，如维 A 酸类似物；②能抑制皮肤角质形成细胞的过度增生和诱导其分化，从而使银屑病表皮细胞的增生和分化得到纠正，如维生素 D_3 的衍生物卡泊三醇；③通过角蛋白表达正常化，促进角朊细胞末端分化，如维 A 酸类的阿维 A 酯、阿维 A；④可抑制表皮细胞的有丝分裂，使皮肤增生速率恢复正常，如煤焦油；⑤抑制细胞代谢酶代谢，使酶失去活性，降低增生表皮的有丝分裂，使表皮细胞增殖恢复正常，如地蒽酚。

（二）药物相互作用

1. **煤焦油** 与光敏药物合用，可加剧光敏感作用，**不得与甲氧沙林或三甲沙林合用**。

2. **地蒽酚** ①与皮质激素合用，可减轻其刺激性，银屑病复发率高，引起脓疱型银屑病反跳，应慎合用；②尿素可增加其透皮吸收，可降低其使用浓度而减轻其皮肤刺激；③水杨酸可防止地蒽酚氧化为蒽酮而保护了其药理作用；④胺类药物可促进其氧化失活，故脂溶性胺可抑制角质层中其引起的炎症反应；⑤与煤焦油合用，比单用本品刺激性小且不影响本品抗银屑病活性。

3. **阿维 A 酯** ①与痤疮制剂、含脱屑药制剂联合外用可加剧皮肤局部刺激和干燥作用；②与异维 A 酸、维 A 酸、维生素 A 等合用，可增加毒性，应避免同服；③与甲氨蝶呤、苯妥英等肝毒性药物合用，可增加药物性肝炎等肝毒性的发生；④与光敏药物合用，可增强光敏作用；⑤与四环素合用，可增加颅内压，增加大脑假性肿瘤发生。

4. 阿维A酯 ①与维生素A和其他维A酸类合用，可引起维生素A过多症；②与甲氨蝶呤合用，肝毒性增加，原因为肝毒性相加和甲氨蝶呤清除率下降；③与四环素合用，出现作用相加的颅内压升高；④与低剂量的孕激素类避孕药合用，可能导致避孕失败，应避免合用；⑤合用苯妥英钠，需监测苯妥英钠游离血药浓度；⑥不宜与圣·约翰草合用，可导致服用阿维A酯和激素类避孕药的女性发生意外怀孕和出生缺陷。

5. 他扎罗汀 与四环素、氟喹诺酮、吩噻嗪、磺胺类等有光敏性的药物合用，会增强光敏性。

第七节 消毒防腐药

代表药物：过氧乙酸、聚维酮碘、氯己定、戊二醛、依沙吖啶、硼酸等。

一、药理作用与作用机制

（一）药理作用

消毒防腐药是**指用化学方法来达到杀菌、抑菌和防腐目的的抗菌药**，它分为消毒药和防腐药两类。消毒防腐药能杀灭（消毒药）或抑制（防腐药）病原微生物的生长，但不一定能杀灭所有的微生物，消毒药可杀灭病原微生物，而**防腐药能抑制病原微生物生长繁殖**。两者之间没有严格界限，消毒药在低浓度时仅有抑菌作用，而在高浓度时也有杀菌作用。

（二）作用机制

有的药能**使病原微生物蛋白质凝固变性**；有的与微生物酶系统结合，干扰其功能；有的能降低细菌表面张力，增加其细胞膜通透性，造成溃破或溶解，结果使病原微生物生长受到阻抑或死亡。

二、临床用药评价

（一）作用特点

1. 药物浓度影响疗效 一般来说，药物浓度越高，其杀菌抑菌效果越好。但有的药物需选择适宜的浓度，如**70% ~75%乙醇比90% ~95%的杀菌效果要高**，95%乙醇可使细菌细胞壁蛋白凝固，蛋白形成一层保护膜，如苯酚的水溶液有强大的杀菌作用，其甘油剂和油溶液则作用显著降低。

2. 病变部位的pH亦能影响其疗效 如苯甲酸在微酸性环境下，比在碱性环境中有效。

3. 病原微生物本身对本类药物的敏感性也不相同 如苯酚的杀菌作用强，但对病毒无效；**70% ~75%乙醇对细菌、病毒（包括新型冠状病毒）有效；病毒对碱类敏感，对酚类耐药**；又如真菌对羟苯乙酯敏感，对氧化剂效果差。苯甲酸在微酸性环境下比碱性环境有效；三氯叔丁醇防腐pH不能超过5。

三、代表药品

1. 过氧乙酸 酸性强氧化性消毒液。

【适应证】0.5% ~2.5%浓度可用于室内表面、病房用品、医疗器械、水果、蔬菜、餐具、纺织品、皮肤等环境、空气和预防消毒。

随用随配，配制时要保证浓度，因为溶液不稳定。

2. **聚维酮碘**　是外用广谱强效杀菌药，对细菌、病毒、真菌、原虫和芽孢都有效；且大多数微生物对碘不耐药。

【适应证】用于皮肤消毒、黏膜冲洗，医务人员刷手、泡手，注射、手术部位皮肤消毒，不需用乙醇脱碘。

3. **氯己定**　阳离子表面活性剂。

【适应证】洗液或乳膏剂用于皮肤或伤口的消毒和清洗。口腔凝胶、喷剂或漱口液用于治疗口腔感染，又用作器械消毒药、滴眼药的防腐药。

4. **戊二醛**

【适应证】用于器械消毒，也可用于治疗寻常疣和多汗症。

5. **硼酸**

【临床应用注意】禁止作为药品及食品的防腐剂，禁止内服。